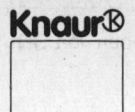

Alternativ Heilen

Herausgegeben von Gerhard Riemann

Dieses Buch wurde auf chlor- und säurefreiem Papier gedruckt.

Deutsche Erstausgabe April 1993
© 1993 für die deutschsprachige Ausgabe
Droemersche Verlagsanstalt Th. Knaur Nachf., München
Das Werk einschließlich aller seiner Teile ist urheberrechtlich geschützt.
Jede Verwertung außerhalb der engen Grenzen des Urheberrechtsgesetzes ist
ohne Zustimmung des Verlages unzulässig und strafbar. Das gilt insbesondere für
Vervielfältigungen, Übersetzungen, Mikroverfilmungen und die Einspeicherung
und Verarbeitung in elektronischen Systemen.
Titel der Originalausgabe »De Homeopathische Vrouwengids«
© 1991 Uitgeverij Homeovisie bv, Alkmaar
Originalverlag Uitgeverij Homeovisie bv, Alkmaar
Umschlagillustration Susannah zu Knyphausen, München
Satz DTP ba · br
Druck und Bindung Ebner Ulm
Printed in Germany
ISBN 3-426-76006-1

2 4 5 3 1

Marianne Meijer
Leo Huijsen

Homöopathie für Frauen

Ins Deutsche übertragen von Clemens Wilhelm

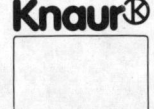

Inhalt

Vorwort

Samuel Hahnemann hat uns mit der Homöopathie zu einem
neuen Verständnis von Gesundheit und Krankheit geführt.
Nach der homöopathischen Lehre sind Krankheiten und ihre
Symptome Anzeichen einer Störung der Lebenskraft, einer
Beeinträchtigung der Lebensenergie, Folge, nicht Ursache
geistiger, seelischer oder körperlicher Unausgewogenheit. Die
Homöopathie kann helfen, die körpereigene Heilungsenergie
zu stärken und die aufgetretene Störung zu beheben, bevor die
Krankheit sich verschlimmert und sich tiefergehende Aus-
drucksmöglichkeiten sucht, wobei schwerwiegendere Symptome und Beschwerden auftreten.
Das Vorgehen nach homöopathischen Prinzipien gibt dem
Menschen die Möglichkeit, seine Fähigkeiten des Fühlens,
Wahrnehmens, Beobachtens von Veränderungen und Verglei-
chen zu entwickeln, und er lernt, klarer die Zusammenhänge
zwischen seiner Vergangenheit und Gegenwart herzustellen.
Hieraus entsteht ein tieferes Verständnis für die eigenen Beschwerden, die man vor dem Hintergrund früherer Befindlich-
keiten und Erkrankungen betrachten und sinnvoll einordnen
kann.
Selbstmedikation ist eine Möglichkeit, sich selbst zu erfahren.
Man muß dabei selbst fühlen, wahrnehmen und sich beobachten. Dieser Prozeß ist von unschätzbarem Wert, denn wer es
gelernt hat, mit seinem Körper und Geist Zwiesprache zu
halten, hält den Schlüssel für seine eigene Gesundheit in
Händen.
Frauen sind dazu prädestiniert, sich dieses Schlüssels zu be-
dienen. Sie verfügen von Natur aus über eine große intuitive
Einsicht und ein feines Empfinden. Außerdem bieten die hormonellen Einflüsse, die sich im Laufe der Jahre in ganz unter-

schiedlicher Weise äußern, eine günstige Gelegenheit zur Beobachtung des eigenen Körpers und Geistes.

Die sinnvolle Kombination dieser Eigenschaften und Fähigkeiten mit den Möglichkeiten der Homöopathie wird zu einer Stärkung der Lebenskraft und damit zu einer erheblichen Verbesserung der Gesundheit beitragen.

Das vorliegende Buch hilft Ihnen in vielfacher Weise: Es liefert klare und übersichtliche medizinische Informationen, die notwendig sind, um Einblick in die komplexen Funktionen des weiblichen Körpers zu erhalten. Außerdem enthält es leicht verständliche Anweisungen, die eine sinnvolle homöopathische Selbstmedikation ermöglichen. Schließlich findet man noch viele praktische Tips für die begleitende Behandlung und Linderung einer Vielzahl von Beschwerden. Ein Buch, das in Ihrer Gesundheitsbibliothek bisher gefehlt hat! Ich wünsche Ihnen viel Vergnügen beim Lesen und gute Gesundheit.

Anna M. Kruyswijk-van der Heijden
Homöopathische Ärztin

Hinweise zur Benutzung

Dieses Buch ist unterteilt in eine systematische Übersicht über den weiblichen Körper und seine Erkrankungen (Teil I), ein alphabetisches Verzeichnis der in diesem Buch genannten homöopathischen Heilmittel (Teil II) und einen Anhang mit allgemeinen Angaben über Homöopathie, Anwendungsgebiete, Selbstbehandlung und Ernährung.

Teil I DER WEIBLICHE KÖRPER

In Kapitel 1 werden die verschiedenen Abschnitte im Leben einer Frau dargestellt. Zum einen werden die körperlichen Entwicklungen wie Wachstum, Pubertät und Alter betrachtet, zum anderen die geistig-seelische Entwicklung.

In Kapitel 2 bis 8 werden die einzelnen Beschwerden behandelt. Jedes Kapitel ist in derselben Weise gegliedert.

In jedem Kapitel werden eine Reihe von Beschwerden in alphabetischer Reihenfolge behandelt, zum Beispiel im Kapitel »Schwangerschaft, Geburt und Stillen«: »Abstillen«, »Beschädigtes Gewebe nach der Geburt«, »Bluthochdruck« usw. Hier findet die Leserin eine Beschreibung der Beschwerde (Woran ist sie zu erkennen?), der möglichen Ursachen (Wie kann man ihr vorbeugen?), eventuelle Ernährungshinweise und allgemeine Regeln für eine entsprechende Lebensführung. Schließlich werden eine Reihe homöopathischer Heilmittel genannt, die für die jeweilige Krankheit geeignet sind. Dabei wird unterschieden zwischen Mitteln für die innere (Tropfen, Tabletten, Kügelchen) und Mitteln für die äußere Anwendung (Salben und Gelees). Falls sich die Krankheit nicht zur Selbstbehandlung eignet, folgt die Empfehlung, einen homöopathischen Arzt oder Heilpraktiker aufzusuchen.

Teil II HOMÖOPATHISCHE HEILMITTEL

In Teil II finden Sie weitere Informationen über die in diesem Buch genannten homöopathischen Heilmittel. Wenn man zum Beispiel bei einer Beschwerde zwischen zwei Mitteln schwankt, kann man in diesem Abschnitt weitere Informationen über beide Mittel nachschlagen. Das erleichtert möglicherweise die Entscheidung. Für jedes Heilmittel ist folgendes angegeben:

– Das Arzneimittelbild (bei Einzelmitteln). Dies ist die Summe aller Symptome, die mit diesem Mittel behandelt werden können. Das bedeutet nicht, daß alle Symptome auftreten müssen. Die typischsten Symptome müssen jedoch deutlich erkennbar sein.
– Bei Komplexmitteln oder äußerlich anzuwendenden Mitteln die Zusammensetzung.
– Die Indikationen, das heißt die Beschwerden, bei denen dieses Mittel in Teil I genannt ist.
– Angaben darüber, wie ein Mittel angewandt werden kann: Potenzierung und Dosierung.
– Eventuelle Warnhinweise.

ANHANG

Am Ende dieses Buches finden Sie einen Anhang mit den notwendigen Informationen über die Wirkungsweise der Homöopathie: Woher kommt das Verfahren, wie werden die Mittel hergestellt, und wie wirken sie? Weiterhin findet sich hier ein Kapitel über die Selbstbehandlung: Wann kann man es selbst mit einem Mittel versuchen, und wann muß man zum Arzt bzw. Heilpraktiker? Darüber hinaus finden sich hier Informationen über die Einnahme homöopathischer Mittel: allgemeine Dosis und Dosierung, wie lange man das Mittel einnehmen darf usw. Den Abschluß bildet ein Kapitel über

Ernährung und Gesundheit, in dem Sie nachlesen können, was vollwertige Ernährung ist, wie die Mahlzeitenscheibe funktioniert, welche Ernährung während der Schwangerschaft zu empfehlen ist, was man bei vegetarischer Ernährung usw. beachten muß.

Homöopathie für Frauen wurde mit größter Sorgfalt zusammengestellt, damit die Leserin selbst das richtige, zu ihren Beschwerden passende homöopathische Heilmittel auswählen kann. Trotzdem können der Autor, der Herausgeber und/oder Dritte keinerlei Verantwortung dafür übernehmen, daß sich die zu erwartenden Resultate in jedem Fall einstellen, ebensowenig wie für eventuelle anderweitige Konsequenzen bei unsachgemäßer Anwendung der Ratschläge aus diesem Buch. Ist eine Störung oder Krankheit nicht genannt oder ist das Krankheitsbild nicht eindeutig einer der beschriebenen Erkrankungen zuzuordnen, dann sollte man einen homöopathischen Arzt oder Heilpraktiker zu Rate ziehen.

Teil I

DER WEIBLICHE KÖRPER

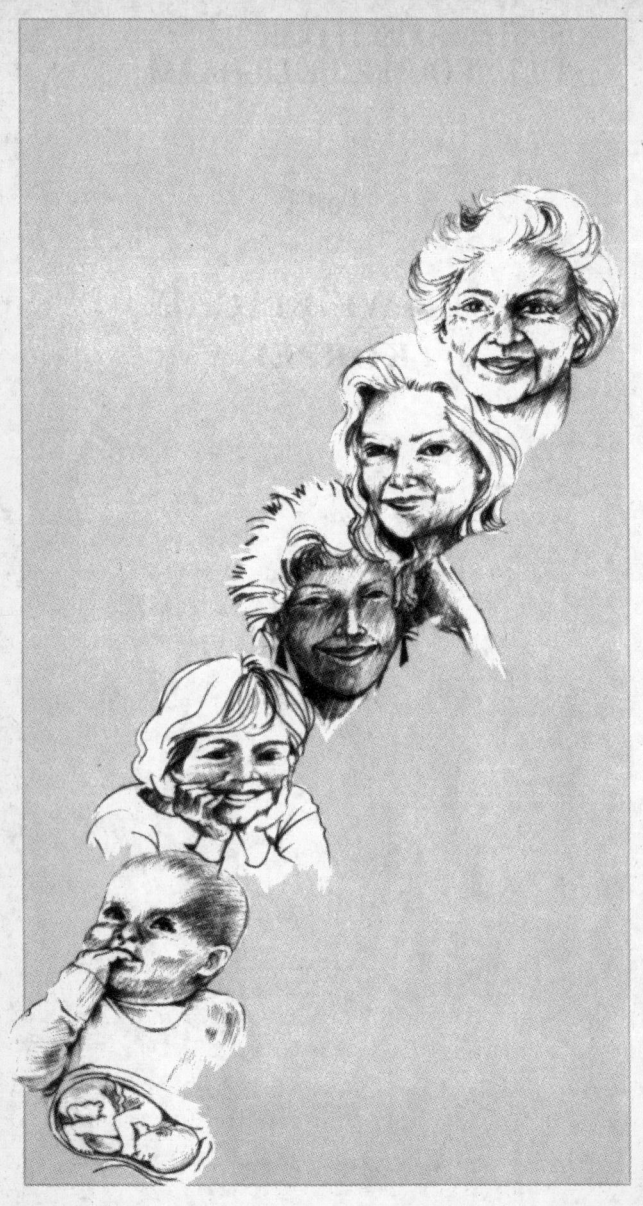

1. Wachstum und Entwicklung

In diesem Kapitel werden die körperliche und die geistig-seelische Entwicklung der Frau dargestellt. Es werden wichtige Lebensphasen wie Pubertät und mittleres Lebensalter (Wechseljahre) behandelt. Dem Alterungsprozeß widmen wir besondere Aufmerksamkeit.

Körperliche Entwicklung

Von der Befruchtung zur Geburt

Das Geschlecht eines Babys hängt von der Kombination der Chromosomen (Träger des Erbguts) ab, die bei der Befruchtung entsteht. Die weibliche Eizelle besitzt stets ein X-Chromosom. Die männlichen lebensfähigen Samenzellen besitzen entweder ein X- oder ein Y-Chromosom. Durch das Aufeinandertreffen der Chromosomen können daher zwei Kombinationen entstehen, nach denen sich das Geschlecht des Babys richtet. Wenn die Eizelle von einer Samenzelle mit einem Y-Chromosom befruchtet wird, entsteht die Kombination XY, und das Kind wird ein Junge. Hat die Samenzelle ein X-Chromosom, entsteht aus der Kombination XX ein Mädchen. Nach der Befruchtung, die meist im Eileiter erfolgt, beginnt die Zellteilung, und die junge Frucht wandert in die Gebärmutter, wo sie sich einnistet.

Der weibliche oder männliche Embryo ist nach etwa acht Wochen schon weitgehend fertig ausgebildet. Die übrige Entwicklung beschränkt sich neben der Entwicklung der Geschlechtsmerkmale hauptsächlich auf das Wachstum und die Gewichtszunahme des Babys.

Bei Neugeborenen gibt es kleine Unterschiede zwischen Mäd-

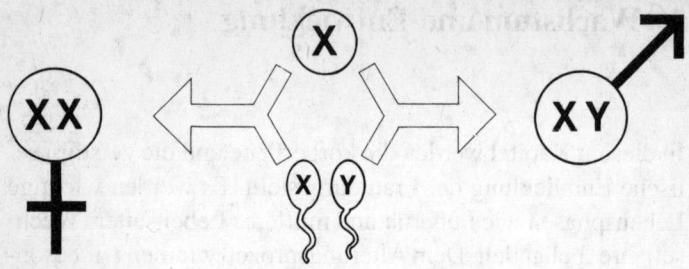

Die Chromosomenkombination bestimmt das Geschlecht des Kindes;
X plus X ergibt ein Mädchen, X plus Y einen Jungen

chen und Jungen. Mädchen sind durchschnittlich kleiner und
leichter als Jungen. Da Neugeborene mit einem Geburtsgewicht unter 2500 Gramm ohne Rücksicht auf die Schwangerschaftsdauer klinisch als Frühgeburten gelten, werden etwas
mehr Mädchen »zu früh geboren« als Jungen. Während der
ersten Lebensjahre holen jedoch »zu früh geborene« Babys
den Rückstand gegenüber Babys mit normalem Geburtsgewicht ohne weiteres auf.
Die Überlebenschancen für zu früh geborene Babys sind in den
letzten Jahren stark gestiegen, und die Säuglingssterblichkeit
liegt in der Bundesrepublik heute bei etwa 0,8 Prozent gegenüber etwa 5,5 Prozent im Jahre 1950.

Wachstum
Nach der Geburt ist ein Baby durchschnittlich 50 Zentimeter
groß, nach drei Monaten und nach einem Jahr etwa 75 Zentimeter. Das Geburtsgewicht schwankt zwischen 2500 und
4000 Gramm. Nach fünf Monaten wiegt ein Baby doppelt
soviel wie nach der Geburt, nach einem Jahr das Dreifache.
Zwischen dem zweiten und dem sechsten Lebensjahr steht das
Längenwachstum des Kindes im Vordergrund, während die
Gewichtszunahme weniger ausgeprägt ist. Zwischen dem
sechsten und dem zehnten Lebensjahr ist wiederum das Grö-

ßenwachstum geringer, während die Gewichtszunahme relativ stärker ist.

Eine Tabelle für die Normalgröße und das Normalgewicht je Lebensalter enthält natürlich nur Durchschnittswerte. Ein Kind großer Eltern wird gewöhnlich größer als ein Altersgenosse mit kleineren Eltern. Körpergröße und -bau sind erblich bedingt. Außerdem kann ein Kind schneller oder langsamer seine endgültige Körpergröße erreichen und während bestimmter Zeiten von der »Norm« abweichen. Im allgemeinen erreicht ein Kind seine endgültige Körpergröße schneller als sein endgültiges Gewicht.

Schließlich ist noch festzustellen, daß während der letzten hundert Jahre sowohl die durchschnittliche Größe als auch das durchschnittliche Gewicht zugenommen haben. Dies dürfte vor allem ernährungsbedingt sein. Frauen wie Männer waren früher kleiner und leichter. Im Jahr 1955 zum Beispiel war eine zweiundzwanzigjährige Frau durchschnittlich 1,63 Meter groß und wog 58 Kilogramm, während ein gleichaltriger Mann 1,76 Meter groß war und 69,5 Kilogramm wog. Zum Vergleich hier eine Tabelle mit den Durchschnittswerten des Jahres 1980:

Alter	Mädchen	Jungen
2 Jahre	87 cm und 12 kg	88 cm und 13 kg
6 Jahre	118 cm und 21 kg	115 cm und 21,5 kg
10 Jahre	141 cm und 32 kg	142 cm und 32 kg
14 Jahre	164 cm und 51 kg	166 cm und 50 kg
16 Jahre	167 cm und 56 kg	177 cm und 62 kg
22 Jahre	169 cm und 61 kg	182 cm und 75 kg

Pubertät

Die Pubertät ist die Zeit, in der sich körperlich und geistig der Übergang zum Erwachsenenalter vollzieht und der Jugendliche geschlechtsreif wird. Bei Mädchen beginnt die Pubertät

zwischen dem neunten und dem vierzehnten Lebensjahr und
endet zwischen dem vierzehnten und achtzehnten Lebensjahr.
Meist setzen die Veränderungen um das zehnte Lebensjahr ein
und erreichen um das vierzehnte Lebensjahr einen Höhepunkt.
Die erste Menstruation (Menarche) gilt aus medizinischer
Sicht als Gipfel der körperlichen Pubertät. Die psychischen
Veränderungen dieser Zeit können jedoch noch mehrere Jahre
in Anspruch nehmen.

Wenn schon vor dem achten Lebensjahr Pubertätserscheinungen auftreten, spricht man von einer verfrühten Pubertät. Im
Falle eines viel zu frühen Wachstums von Brüsten und Schamhaar ist eine ärztliche Untersuchung notwendig. Damit soll in
erster Linie die Ursache der Hormonbildung abgeklärt werden,
doch ist damit sinnvollerweise eine Beratung zum Schutz des
Mädchens verbunden. Das Kind wird ja in einem solchen Fall
von seiner Umgebung viel älter eingeschätzt, als es tatsächlich
ist, weshalb es womöglich mit bestimmten Erwartungen konfrontiert wird, denen es natürlich noch nicht entsprechen kann.
Ein Mädchen in diesem Alter ist bei eventuellen sexuellen
Annäherungsversuchen noch relativ hilflos.

Aus ärztlicher Sicht gilt eine Pubertät als verspätet, wenn sie
mit dem sechzehnten Lebensjahr noch nicht begonnen hat,
doch neigt man heute immer mehr dazu, diese Grenze auf das
vierzehnte Lebensjahr festzulegen. Ein solcher verspäteter
Beginn kann familiär (erblich) bedingt sein oder seine Ursache
in einem zu geringen Körpergewicht haben. Auch bestimmte
Krankheiten verzögern manchmal das Einsetzen der Pubertät,
zum Beispiel Krankheiten mit langen Fieberperioden, chronische Nierenkrankheiten oder eine träge Schilddrüse. Weiterhin können Funktionsstörungen der Hirnanhangdrüse oder der
Eierstöcke vorliegen.

In der Zeit vor der Pubertät (unter zehn Jahren) ist die Körperform oft knabenhaft: Die Brust ist noch nicht entwickelt, und
das Achsel- und Schamhaar fehlt noch. Die körperlichen Ver-

änderungen der Pubertät entstehen durch die Erzeugung der Östrogene, das sind Hormone, die vor allem in den Eizellen gebildet werden, von denen bei jeder Frau von Geburt an etwa 400 000 angelegt sind.

Der ganze Körper wird in der Pubertät rundlicher und weniger knabenhaft. Das Becken bekommt eine andere Form, um das Gebären zu ermöglichen, und das Längenwachstum beschleunigt sich. Die Brüste beginnen zu schwellen, und die Brustwarzen treten hervor. Das Wachstum der Brüste setzt oft nicht bei beiden genau gleichzeitig ein, und die Wachstumsgeschwindigkeit kann schwanken. Der Größenunterschied zwischen linker und rechter Brust gleicht sich später weitgehend wieder aus, doch bleibt bei den meisten Frauen ein geringer Unterschied bestehen. Wenn sich die Brustentwicklung verzögert, können manchmal homöopathische Mittel helfen, diese Entwicklung in Gang zu bringen (siehe auch in Kapitel 7 unter »Brustentwicklung, zu geringe«).

Das Gesicht wird voller. Scham- und Achselhaare beginnen zu wachsen, und die Entwicklung der inneren und äußeren Geschlechtsorgane setzt ein. Die Schleimhaut der Vagina wird dicker. Häufig tritt einige Monate vor der ersten Regel ein geringer vaginaler Ausfluß auf.

Um die Zeit der ersten Menstruation erscheint häufig Jugendakne an Gesicht, Brust und Rücken. Jugendakne ist eine Folge davon, daß die Eierstöcke jetzt auch kleine Mengen männlicher Hormone erzeugen. Dies führt zu einer stärkeren Aktivität der Talgdrüsen, wodurch die Pickel entstehen (die homöopathische Behandlung von Akne wird in Kapitel 8 behandelt). Daneben können die männlichen Hormone gelegentlich einen leichten, flaumigen Haarwuchs am ganzen Körper verursachen, der jedoch wieder verschwindet, wenn der Zyklus im Laufe der Zeit regelmäßiger wird. Auch die Stimme kann vorübergehend etwas heiser klingen. Das Wachstum der Brüste setzt sich gegen Ende der Pubertät weiter fort. Das Scham-

haar ist dicker geworden, und auch das Achselhaar ist weiter
gewachsen.

Das Mädchen sollte über seine sich entwickelnde Sexualität
und alle Dinge, die damit zu tun haben, Bescheid wissen. Dazu
gehört auch die Kenntnis von Verhütungsmitteln. Wichtig ist
in diesem Zusammenhang, daß die Eltern eine häusliche Atmosphäre geschaffen haben, in der es dem Mädchen möglich
ist, unverklemmt Fragen zu stellen und vertrauensvoll über
seine eventuellen Probleme zu sprechen.

Die erwachsene Frau

Zwischen dem sechzehnten und achtzehnten Lebensjahr
kommt diese körperliche und seelische Entwicklungsphase
zum Abschluß; die Menstruation tritt dann zuverlässig und
regelmäßig ein, offiziell ist die Pubertät jetzt abgeschlossen.
Die Körperform wird jetzt voller und runder, und das Kno-
chenwachstum hört auf. Die meisten Mädchen haben um das
achtzehnte Lebensjahr ihre endgültige Größe und ihr endgültiges (Normal)gewicht erreicht.

Die Geschlechtsorgane sind nun ausgereift. Der Kehlkopf ist
gewachsen, wodurch die Stimme etwas tiefer wird. Puls und
Atemfrequenz werden langsamer, die Körpertemperatur sinkt,
und die Lungenkapazität nimmt zu. Körperlich ist aus der
Pubertierenden jetzt eine erwachsene Frau geworden.

Neben diesem Wachstum und dieser Entwicklung setzt in der
Pubertät auch schon der Alterungsprozeß ein. Einige Körperfunktionen bilden sich jetzt schon zurück (so nimmt die Seh-
schärfe allmählich ab), und am Ende des dritten Lebensjahr-
zehnts ist der Alterungsprozeß bereits voll im Gange. Der
Höhepunkt der körperlichen Energie ist bereits mit dem zwölften Lebensjahr überschritten.

Dies klingt recht bedrohlich, doch merkt man von diesen
Veränderungen zunächst kaum etwas. Die wirklichen Alters-
erscheinungen spüren wir erst im höheren Alter, wenn wir

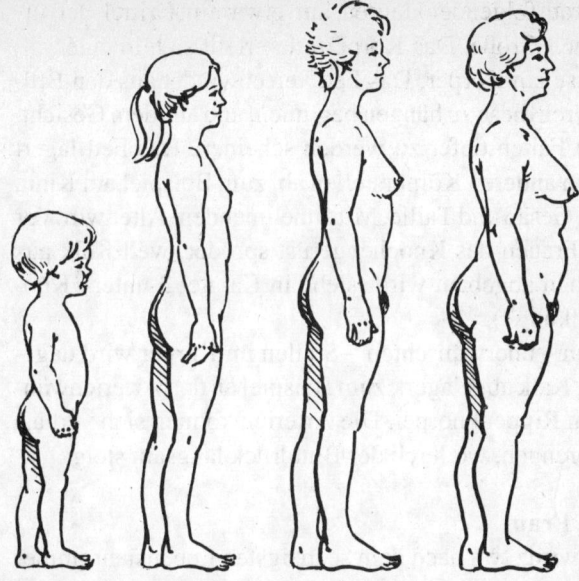

Entwicklung vom Kind zur erwachsenen Frau

äußerlich und an unseren Kräften die körperlichen Veränderungen wahrnehmen: Bei der Frau, die auf das fünfte Lebensjahrzehnt zugeht, läßt beispielsweise die Spannkraft der Haut nach, wodurch Fältchen entstehen.

Mittleres Alter

Bei Erreichen des mittleren Alters (um das 45. Lebensjahr) hat die Körperkraft bereits deutlich abgenommen. Auch einige geistige Fähigkeiten sind zurückgegangen; es fällt zum Beispiel immer schwerer, Neues zu lernen. Die Hormonproduktion der Frau geht zurück, und irgendwann zwischen dem 48. und 55. Lebensjahr setzen die Wechseljahre ein. Durch die geringere Erzeugung von Pigment (natürlichem Farbstoff) beginnt oft das Haar grau zu werden. Nach der Menopause hört die Fruchtbarkeit der Frau auf, und die Gebärmutter schrumpft in den darauffolgenden Jahren auf etwa ein Drittel der ursprünglichen Größe. Das Körperfett verteilt sich in einer anderen Weise am Körper. Das Fett verschwindet aus den Brüsten, wodurch diese zu hängen beginnen, und aus dem Gesicht, so daß die Falten tiefer zu werden scheinen. Das Fett lagert sich jetzt an anderen Körperstellen ab, zum Beispiel am Kinn, an Hüften, Gesäß und Taille. Mit zunehmendem Alter wird vor allem bei Frauen das Knochengerüst spröder, weil Kalk aus den Knochen abgebaut wird (siehe in Kapitel 3 unter »Knochenentkalkung«).

An anderen – unerwünschten – Stellen im Körper wird dagegen häufig Kalk abgelagert, zum Beispiel an den Arterienwänden und im Rippenknorpel. Die Arterien können sich verhärten und verengen, wodurch der Blutdruck langsam steigt.

Die ältere Frau

Das Alter wird etwa nach dem sechzigsten Lebensjahr immer deutlicher spürbar. Das Körpergewicht nimmt ab. Hohe Töne werden nicht mehr so gut wahrgenommen. Viele Frauen stellen fest, daß ihr Haupthaar dünner wird, während es in manchen Fällen oft im Gesicht zu wachsen beginnt. Die Gesichtszüge verändern sich, nicht nur wegen der anderen Verteilung des Fetts, sondern auch dadurch, daß einige Gesichtsknochen kleiner werden, vor allem der Unterkiefer. Auch der Ausdruck der Augen wird matter. Die Gelenke sind weniger elastisch und vor allem morgens etwas steif.

Um das 75. Lebensjahr läßt die Leistungskraft verschiedener Körperfunktionen nach. Innere Organe wie Herz, Nieren und Leber werden kleiner, und ihre Funktion wird dementsprechend schlechter. Dies äußert sich unter anderem in einer Verlangsamung der Stoffwechselgeschwindigkeit des ruhenden Körpers. Die Körpertemperatur liegt durchschnittlich ein Grad niedriger als bei einer Fünfundzwanzigjährigen, und eine Fünfzigjährige besitzt gerade noch 50 Prozent der Muskelkraft

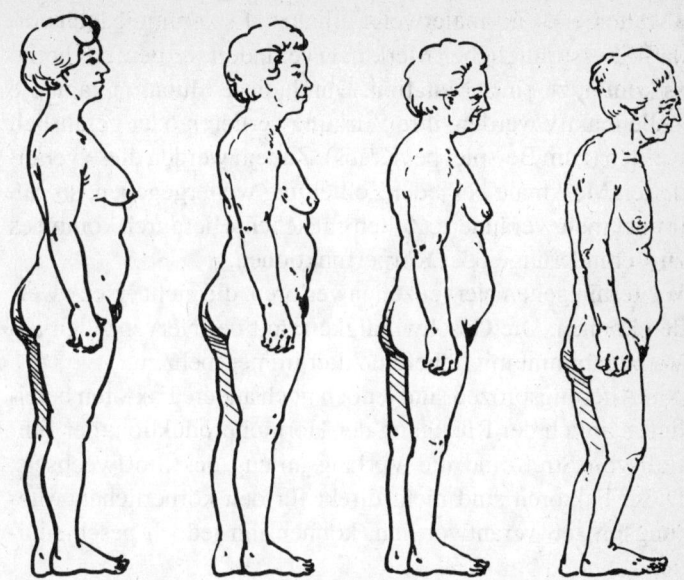

Nach dem mittleren Lebensalter wird das Älterwerden deutlich sichtbar

einer Zwanzigjährigen. Die Wirbelsäule verkürzt sich, bedingt durch eine Abflachung der Wirbel und der Bandscheiben. Dadurch wird auch der Rücken etwas krumm. Die Bewegungsfähigkeit ist eingeschränkt. Die Hände können zu zittern beginnen, und auf dem Handrücken können Alterspigmentierungen auftreten. Die geistigen Fähigkeiten gehen zurück.

Ursachen des Alterungsprozesses

Die genaue Ursache des Alterungsprozesses ist noch nicht bekannt, doch gibt es einige Theorien darüber. Die jüngste und wahrscheinlichste Theorie ist diejenige der sogenannten Zellmutation oder Zellveränderung. Wenn in unserem Körper Zellen absterben, werden sie meist durch neue Zellen ersetzt. Neue Zellen entstehen durch Zellteilung. Durch die Teilung bleiben die ursprünglichen Merkmale (Chromosomen) der

»Mutterzelle« normalerweise erhalten. Es kommt jedoch vor,
daß die ursprünglichen Merkmale verändert werden; das heißt,
es kommt zu einer Mutation. Durch diese Mutation kann die
Zelle inaktiv werden, ihre Wirkung verlieren oder gefährlich
werden (zum Beispiel bei Krebs). Zudem werden diese veränderten Merkmale bei jeder Zellteilung weitergegeben, so daß
immer mehr veränderte Zellen entstehen. Hierdurch kommt es
zu Veränderungen der Körperfunktionen.
Weiterhin gehen Nervenzellen verloren, die nicht ersetzt werden können. Die Geschwindigkeit, mit der Nervenzellen absterben, nimmt mit höherem Alter immer mehr zu.
Am Alterungsprozeß sind jedoch noch andere Faktoren beteiligt, nämlich der Rückgang der Hormonproduktion, der Einfluß von Streß und die Verlangsamung des Stoffwechsels.
Diese Faktoren sind nicht direkt für den körperlichen Alterungsprozeß verantwortlich, können ihn jedoch beschleuni-
gen.
Alterungsveränderungen können verzögert werden durch eine
gesunde, vollwertige Ernährung, durch ausreichend körperliche Bewegung, Entspannung und eine positive Lebenseinstel-
lung.

Emotionelle und geistige Entwicklung

Wenn man den Lebenslauf des Menschen in drei Phasen
gliedert, kann man grob die folgende Einteilung vornehmen:
bis zwanzig Jahre als die Zeit des Kennenlernens der Außen-
welt und der (persönlichen) Innenwelt, zwanzig bis vierzig
Jahre als die Zeit der aktiven Auseinandersetzung mit der
Umwelt wie mit sich selbst, vierzig Jahre bis zum Tod als die
Zeit der Besinnung. Natürlich sind die Übergänge von der
einen zur anderen Lebensphase fließend. Diese Gliederung
gibt auch nur Durchschnittswerte an.

Bei jedem Menschen laufen von der Geburt bis zum Alter drei Entwicklungen parallel nebeneinander ab. Die erste ist die körperliche (biologische) Entwicklung, die wir oben besprochen haben. Die zweite ist die seelische Entwicklung (Denken, Wollen, Fühlen) und die dritte die geistige Entwicklung (der Erwerb von Lebensweisheit und Wissen). Diese Entwicklungen gehorchen jeweils eigenen Gesetzen, doch hängen sie eng miteinander zusammen und beeinflussen sich gegenseitig.

In der ersten Lebensphase (bis zwanzig Jahre) steht die körperliche Entwicklung im Vordergrund, doch hat sie erheblichen Einfluß auf die geistige und emotionelle Entwicklung. Im Baby- und Kleinkindalter ist das Kind noch für die verschiedensten Eindrücke offen und lernt vor allem durch die Nachahmung seiner Umgebung. Dies ist also eine sehr wichtige formende Periode. Sicherheit und Geborgenheit durch ein regelmäßiges Leben und durch liebevolle Zuwendung und Aufmerksamkeit sind in dieser Zeit für das Kind von allergrößter Bedeutung.

Etwa um das sechste Lebensjahr kommt das Kind in die Schule. Ein Schulkind ist noch immer für die Umgebung offen, wenn auch weniger als das Kleinkind. Diese Zeit ist gut für die Entwicklung der Kreativität, Spontaneität und sozialen Vielseitigkeit. In dieser Zeit wendet sich das Schulkind häufiger nach innen und übt das eigene Denken, Fühlen und Wollen durch Phantasietätigkeit und Spiel. Das Kind lebt hin und wieder gewissermaßen in einer eigenen Welt, die von einer großen Mauer umgeben zu sein scheint, die die Wirklichkeit ausschließt. In dieser Phantasiewelt kann das Kind durch Tagträume, Phantasien und Spiel alles tun und alles sein, was es in der Wirklichkeit noch nicht sein kann. In der zweiten Hälfte der Schulzeit (etwa ab dem) zehnten Lebensjahr) bezieht das Kind jedoch die Welt immer mehr in seine Phantasie und sein Spiel ein.

Die Pubertät ist neben den körperlichen Veränderungen auch

durch emotionelle Unsicherheit und Verhaltensveränderungen
geprägt. Typisch für diese Zeit ist die Beschäftigung mit sich
selbst, die Auseinandersetzung mit dem »Ich« und der quälen-
den Frage, was andere von einem halten. Daneben gehört zum
Prozeß des Erwachsenwerdens das Streben nach Unabhängigkeit vom Elternhaus, während man andererseits doch noch die
Unterstützung der Erwachsenen braucht. Auch nimmt man
sich in diesem Alter das Recht, das Verhalten der Eltern zu
kritisieren, während man selbst keinerlei Kritik oder Beein-
flussung des eigenen Verhaltens akzeptiert. In der Pubertät ist
man häufig launisch ohne eindeutigen Grund, oder man neigt
dazu, alles ausschließlich vom eigenen Standpunkt aus zu
beurteilen. Ein großer Teil des pubertären Verhaltens beruht
auf Unsicherheit, Unsicherheit wegen des eigenen Äußeren,
der Pickel, des Gewichts, der richtigen Kleidung, des »Dazu-
gehörens« und natürlich auch der Beziehung zwischen Mädchen und Jungen.

In der zweiten Lebensphase, etwa vom zwanzigsten bis zum
vierzigsten Lebensjahr, steht die emotionell-psychische Entwicklung im Vordergrund. In diesen Jahren bildet sich die
Persönlichkeit weiter aus. Man setzt sich (bewußt oder unbewußt) bestimmte Ziele im Leben, entscheidet sich für eine
Beziehungsform, einen Beruf, eine Karriere, eine Familie usw.
In der dritten Lebensphase, jenseits des vierzigsten Lebensjahres, tritt der Einfluß der körperlichen Verfassung wieder
deutlich in der Vordergrund. Diese Zeit des spürbaren und
sichtbaren körperlichen Niedergangs kann zu psychischen
Problemen führen. Die jüngere und körperlich vitalere Generation kann zu einer Bedrohung werden, zum Beispiel was die
Attraktivität für das andere Geschlecht betrifft. In dieser Phase
kann es sehr wichtig sein, aus der Hilfe und dem Wissen, die
man Jüngeren bieten kann, neuen Selbstwert zu schöpfen. Das
nahe Bevorstehen des Ruhestandes oder ein wachsendes Bewußtsein für das Lebensende mögen zu der Frage führen, was

man im Leben erreicht hat, was davon wichtig ist und was man noch tun möchte. Diese Phase des Prüfens führt schließlich im Idealfall zum reifen Menschen, der die für ihn wahren Werte des Lebens erkannt hat und auf einen Schatz an (Lebens)weisheit und Toleranz zurückgreifen kann.

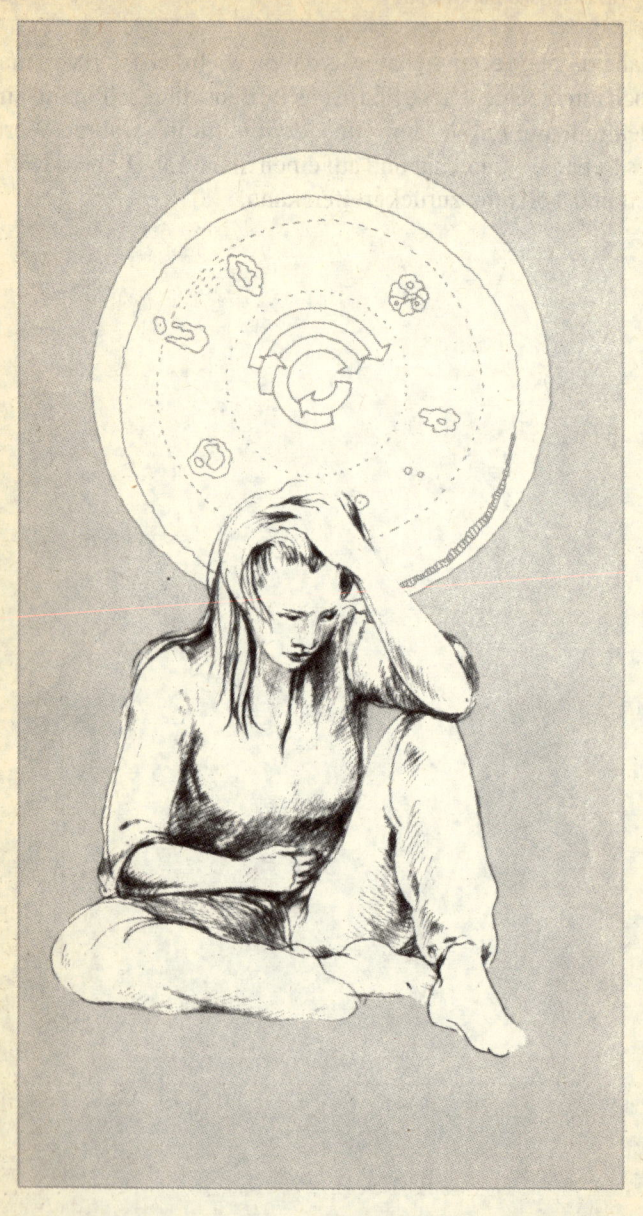

2. Die Menstruation

»Menstruation« ist die Bezeichnung für die monatliche Blutung aus der Scheide infolge der Abstoßung der Gebärmutterschleimhaut. Das Wort »Menstruation« kommt vom lateinischen *menstruus,* was »monatlich« bedeutet. Man spricht auch von der »Regel« oder »Periode«. Die Menstruation ist das äußere Zeichen für den fortlaufenden Zyklus der Reifung von Eizellen und hormonalen Veränderungen im Körper der Frau, wobei sowohl körperliche als auch seelische Beschwerden auftreten können. Strenggenommen kann man nur von einer Menstruation sprechen, wenn vor der Blutung ein Eisprung stattgefunden hat. Wenn man zum Beispiel die Pille nimmt, tritt kein Eisprung ein, und man spricht in diesem Fall nicht von Menstruation, sondern von einer Entzugsblutung.

Der Menstruationszyklus

Die hormonelle Steuerung

Die Menstruationsblutung bildet einen Teil des gesamten Menstruationszyklus, der von der Hypophyse gesteuert wird. Die Hypophyse ist eine kleine Drüse an der Unterseite unseres Gehirns, die Hormone erzeugt. Die Hypophyse sondert unter anderem das Follikelreifungs- bzw. follikelstimulierende Hormon (FSH) ab, das über das Blut in die Eierstöcke gelangt. Dieses Hormon stimuliert, wie der Name schon sagt, das Wachstum und die Reifung der Follikel (Eizellen). Während der Reifung bilden die Follikel im Eierstock Östrogene. Die Östrogene bewirken, daß die Gebärmutterschleimhaut sich verdickt und sich dadurch auf die mögliche Einnistung einer befruchteten Eizelle vorbereitet. Andererseits sorgen sie dafür,

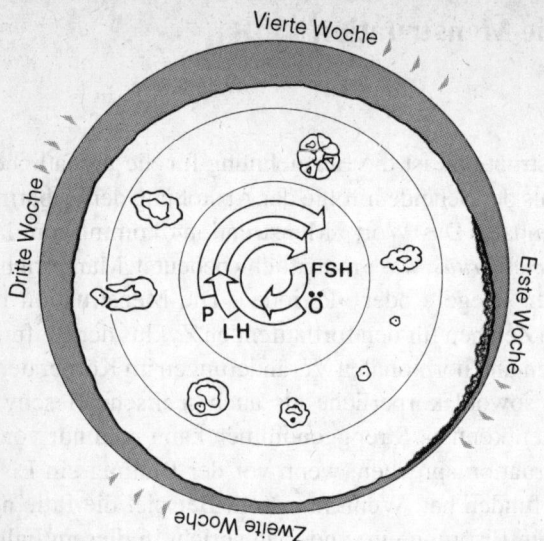

Schematische Darstellung des Menstruationszyklus; der innere Kreis zeigt
die hormonalen Vorgänge, der mittlere Kreis stellt das Wachstum der Eizelle, den Eisprung und den Abbau des unbefruchteten Eis dar, der äußere
Kreis zeigt den Aufbau und Abbau der Gebärmutterschleimhaut
FSH = follikelstimulierendes Hormon; Ö = Östrogen; LH = luteinisieren-
des Hormon; P = Progesteron

daß die Produktion von FSH durch die Hypophyse gehemmt
wird, damit die Eizellen nicht unaufhörlich wachsen.
Etwa in der Mitte des Zyklus gibt die Hypophyse neben dem
FSH auch das luteinisierende Hormon (LH) an die Eierstöcke
ab. Der reife Follikel wächst dadurch in zwei Tagen sehr
schnell und platzt auf, so daß ein Ei frei wird. Dies ist der
sogenannte Eisprung (Ovulation). Danach kann eine Befruchtung erfolgen.
Die zurückgebliebenen Zellen des aufgeplatzten Follikels bilden jetzt unter dem Einfluß des LH neben Östrogen auch das
Hormon Progesteron. Der Follikel bekommt dadurch eine
gelbe Farbe, weshalb er als Gelbkörper (Corpus luteum) be-

zeichnet wird. Das Progesteron sorgt dafür, daß die Gebärmutterschleimhaut genügend Nährstoffe für ein eventuell vorhan-
denes befruchtetes Ei abgibt. Wenn keine Befruchtung erfolgt,
verringert sich nach zehn bis zwölf Tagen die Aktivität des
Gelbkörpers wieder. Die Bildung insbesondere des Hormons
Progesteron geht dadurch so stark zurück, daß die Gebärmutterschleimhaut nicht mehr ausreichend aktiviert wird. Nach
zwei bis drei Tagen löst sich die Gebärmutterschleimhaut ab:
Die Menstruation setzt ein.

Die Menstruationsblutung

In den Eierstöcken eines Mädchens sind bei der Geburt etwa
400 000 unreife Eizellen angelegt. Hiervon reifen zwischen
Pubertät und Menopause nur etwa 380 Eizellen, meist abwechselnd in einem der beiden Eierstöcke. In den übrigen Eizellen
setzt zwar ein Reifungsprozeß ein, der aber nicht zum Abschluß kommt; das Wachstum der Eizellen hört auf, und sie
schrumpfen.

Ein reifes Ei, das nicht befruchtet wird, büßt seine Lebensfä-
higkeit ein. Da der Östrogen- und Progesteronspiegel sinkt,
löst sich zwei Wochen nach dem Eisprung die umgebaute
Gebärmutterschleimhaut wieder ab. Bei der Menstruationsblutung werden das unbefruchtete Ei und die Schleimhaut
zusammen mit etwas Blut ausgestoßen. Dieser ganze Zyklus

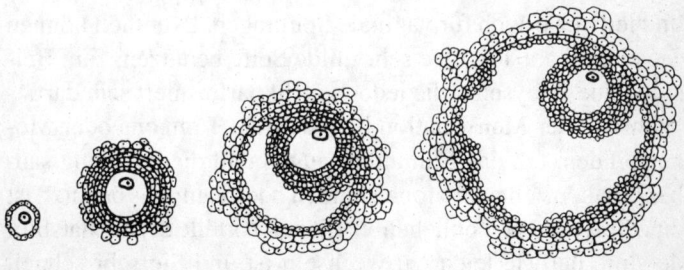

Der Wachstums- und Reifungsprozeß einer Eizelle

wiederholt sich fortlaufend etwa alle 28 Tage. Die Blutung
dauert meist vier bis sechs Tage, jedoch gibt es auch Blutungen
von zwei bis zehn Tagen. Meist schwankt die Dauer auch von
Monat zu Monat. Nach der ersten Menstruation (Menarche)
dauert es meist über ein Jahr, bis sich ein einigermaßen fester
Zyklus eingependelt hat.

Untersuchungen haben ergeben, daß eine Frau bei der Menstruation durchschnittlich 30 bis 120 Milliliter Blut verliert,
aber es scheint oft mehr zu sein, als es in Wirklichkeit ist.
Unter normalen Umständen bleibt das Menstruationsblut flüssig, weil es gerinnungshemmende Stoffe enthält. Manchmal
scheint es, als ob man zusammen mit dem Blut auch kleine
Gewebestückchen verlieren würde. Dabei handelt es sich dann
um Stücke der abgestoßenen Schleimhaut oder Blutgerinnsel.
Blutgerinnsel können ein Zeichen dafür sein, daß die Blutung
so stark ist, daß die Gebärmutter nicht genügend gerinnungs-
hemmenden Stoff erzeugen kann.

Hygiene während der Blutung

Außer der üblichen täglichen Körperpflege brauchen im Grunde während der Menstruation keine besonderen Maßnahmen
ergriffen zu werden. Man wäscht den Unterleib morgens und
abends einfach mit Wasser, am besten ohne Seife, da Seifenprodukte die Haut reizen oder das bakterielle Gleichgewicht
stören können. Letzteres gilt auch für Intimsprays, Deodorants
und teilweise auch für vaginale Spülungen. Eventuell können
Sie einmal am Tag eine sehr milde Seife benutzen, zum Beispiel eine Babyseife, die jedoch nicht parfümiert sein darf.

Während der Menstruation benutzt man Tampons oder Monatsbinden, um das Blut aufzusaugen und die Kleidung sau-
berzuhalten. Ob man Monatsbinden oder Tampons benutzt, ist
eine Frage der persönlichen Vorliebe. Vorteile der Monatsbinde sind, daß sie leicht zu wechseln ist und Sie sehr schnell
wissen, wann es wieder Zeit dafür ist. Nachteile sind, daß Sie

sie beim Tragen stets spüren, sie riechen, Sie damit nicht schwimmen können (durch die Monatsbinde kann Blut in das Wasser gelangen) und daß Monatsbinden mit Feuchtigkeitsschutz Zersetzungsprozesse begünstigen sowie Reizungen verursachen können. Tampons fühlen Sie nicht (sofern sie in der richtigen Weise eingeführt wurden), man riecht sie nicht, Sie können damit auch schwimmen, und sie führen kaum zu Reizungen. Ein Nachteil des Tampons kann sein, daß man weniger gut kontrollieren kann, wann er wieder erneuert werden muß (dies ist eine Frage der Erfahrung: durchschnittlich alle vier Stunden). Manche Frauen haben Schwierigkeiten mit dem Einsetzen bzw. Wechseln des Tampons, weil sie sich zum Beispiel auf einer fremden Toilette nicht genügend entspannen können. Die meisten Frauen haben dieses Problem jedoch nicht. Tampons kann man auch benutzen, wenn man noch Jungfrau ist. Meist ist die natürliche Öffnung im Jungfernhäutchen groß genug, oder man kann sie durch vorsichtiges Eindrücken des Tampons ein wenig erweitern. Minitampons sind besonders geeignet, wenn man gerade zu menstruieren begonnen hat, jedoch nehmen sie weniger Feuchtigkeit auf und müssen daher bei einer starken Blutung häufiger gewechselt werden.

Menstruationsverschiebung

Vor und während der Menstruation können unangenehme Begleiterscheinungen auftreten. Häufig sind Krämpfe im Unterleib, die auch in die Oberschenkel, in das Gesäß und oder den Rücken ausstrahlen können, Kopfschmerzen, Müdigkeit und psychische Labilität. Diese Beschwerden können die Leistungsfähigkeit beeinträchtigen, zum Beispiel wenn man kurz vor einer wichtigen Prüfung oder einem Bewerbungsgespräch die Regel bekommt. Unangenehm ist es auch, wenn die Beschwerden an dem Tag beginnen, an dem man in Urlaub fährt. Sie können versuchen, diese Beschwerden zu beheben (siehe

weiter unten »Prämenstruelles Syndrom [PMS]«), oder man
kann in Erwägung ziehen, die Menstruation zu verschieben,
wenn alles andere nicht hilft. Falls man die Pille nimmt, geht
dies dadurch, daß man – nach Rücksprache mit dem Arzt – die
Einnahme einige Tage früher absetzt (verfrühen) oder mit dem
nächsten Streifen weitermacht (verzögern). Wenn Sie eine
Mehrphasenpille benutzen, können Sie die Menstruation nur
mit den farbigen Pillen für die letzten Tage des Zyklus verschieben.

Wenn eine Behandlung mit homöopathischen Mitteln bzw.
nach Naturheilverfahren nicht hilft, kann man auch mit dem
Arzt über eine Hormonbehandlung sprechen. Mit einer Proge-
steronkur kann man die Menstruation verschieben. Man beginnt vier bis fünf Tage vor dem Tag der erwarteten Periode
und nimmt das Präparat ein, bis keine Verschiebung mehr
nötig ist. Man kann den Menstruationszeitpunkt auch mit einer
Kur mit Östrogen und Progesteron verfrühen. Damit muß man
am fünften Tag des Zyklus beginnen, wenn die Menstruation
fast oder gerade aufgehört hat. Anschließend muß man die
Tabletten mindestens zehn Tage einnehmen. Wenn man sie
wieder absetzt, tritt nach zwei bis drei Tagen die Blutung ein.

Mögliche Beschwerden

Akne während der Menstruation
Siehe Kapitel 8.

Brüste, schmerzende
Empfindlichkeit oder Schmerzen in den Brüsten treten vor
allem in den ersten Tagen vor und während der Menstruation auf. Bei der einen Frau bleibt die Erscheinung auf ein
Spannungsgefühl in den Brüsten oder Druckempfindlich-
keit bei Berührung beschränkt, während bei anderen Frauen

ein echter ständiger Schmerz besteht. In der letzten Woche vor der Menstruation schwellen die Brüste wie auch die Brustwarzen häufig etwas an und werden empfindlicher. Das Drüsengewebe in den Brüsten reagiert auf die hormonellen Veränderungen des Zyklus; häufig ist das Gewebe deutlicher zu fühlen, sie sind härter oder man fühlt Knötchen, die nach der Menstruation wieder verschwinden. Diese Beschwerden kann man dadurch vermindern, daß man während der Tage, an denen man Brustbeschwerden hat, einen gut stützenden BH trägt. Daneben kann auch die richtige »Pille« diese Beschwerden häufig bessern; man kann in Absprache mit dem Arzt ein anders zusammengesetztes Präparat versuchen, wenn die Pille, die man im Moment einnimmt, nicht gegen die Beschwerden wirkt.

Zum Einnehmen
Bryonia D6: Schmerzen in den Brüsten während der Menstruation; die Brüste fühlen sich heiß, schwer und hart an; stechende Schmerzen. Die Beschwerden verschlimmern sich durch Bewegung und durch Wärme; sie bessern sich durch Ruhe, Kühle und durch Druck auf die schmerzende Stelle.
Phytolacca D6: Die Brüste sind hart, sehr schmerzend, druckempfindlich und von bläulicher Farbe vor und während der Menstruation. Neigung zu Brustentzündungen und Problemen beim Stillen. Phytolacca wirkt vor allem auf die Drüsen und das Stütz- und Bindegewebe. Verschlimmerung durch Kälte und feuchtes Wetter sowie nachts. Besserung durch Liegen.

Endometriose

Endometriose ist eine Erkrankung, die mit dem Endometrium zu tun hat, der Gebärmutterschleimhaut. Normalerweise wird die Gebärmutterschleimhaut jeden Monat an der Innenwand der Gebärmutter aufgebaut und während der Menstruationsblutungen wieder abgestoßen. Bei Endometriose befindet sich Endometriumgewebe auch an »falschen« Stellen, zum Beispiel in den Eierstöcken, im Bauchraum, in der Blase oder sogar im Darm. Bei der Menstruation blutet dieses Endometriumgewebe mit. Dies kann die verschiedensten Schmerzen zur Folge haben und manchmal auch die Ursache von Unfruchtbarkeit sein, wenn diese Schleimhautstücke die Eileiter oder Eierstöcke blockieren. Der Schmerz beginnt wegen des Anschwellens der Endometriuminseln bereits vor der Menstruation. Vielfach wird der Schmerz mit jeder Menstruation schlimmer, und nach einiger Zeit kann der Schmerz während des gesamten Zyklus bestehen bleiben. Weiterhin können Schmerzen beim Verkehr auftreten, insbesondere beim Eindringen. Im Falle von Endometriuminseln in Darm oder Blase kann beim Stuhlgang oder Wasserlassen Blutverlust auftreten.

Wie Endometriose genau entsteht und warum manche Frauen sie bekommen, andere nicht, ist noch nicht völlig geklärt, doch ist diese Erkrankung häufiger als man glaubt. Etwa 10 bis 20 Prozent aller Frauen zwischen dem zwanzigsten und fünfundvierzigsten Lebensjahr leiden daran, wobei jedoch nicht immer Beschwerden bestehen müssen. Beschwerden treten vor allem bei kinderlosen Frauen zwischen dem dreißigsten und vierzigsten Lebensjahr auf. Frauen, die keine oder erst im späteren Alter Kinder wollen, bilden daher eine Risikogruppe. Es ist eine wachsende Gruppe, weil immer mehr Frauen sich für ihren Beruf entscheiden oder länger arbeiten wollen. Endometriose wird deshalb manchmal auch die Krankheit der »Karrierefrauen« genannt. Inzwischen hat sich gezeigt, daß Endometriose bei Frauen, die die Pille nehmen, weniger Beschwerden verursacht. Die in der Pille enthaltenen Hormone schwächen die Menstruation und die Entwicklung der Gebärmutterschleimhaut ab, wodurch die Gefahr einer Endometriose verringert wird. Bei Frauen, die eine Spirale tragen, dürfte die Krankheit etwas häufiger auftreten.

Endometriose kann nur durch frauenärztliche Untersuchung festgestellt werden. Die Behandlung richtet sich unter anderem danach, ob die Frau Kinder haben möchte und wie schwer die Erkrankung ist. Behandlungsmöglichkeiten sind neben anderem Hormongaben und operative Eingriffe, doch läßt sich Endometriose auch homöopathisch behandeln. Selbstmedikation hingegen ist nicht ratsam.

Kopfschmerzen, hormonal bedingte

Kopfschmerzen können Teil des Prämenstruellen Syndroms (PMS, siehe dort) sein und etwa eine Woche vor der Menstruation auftreten. Zu den Begleiterscheinungen gehören unter anderem: Stimmungsschwankungen, Reizbarkeit und Konzentrationsschwäche. Bei PMS verschwindet der Kopfschmerz meist, sobald die Blutung einsetzt. Daneben kann Kopfschmerz aber auch als isolierte Beschwerde in den ersten Tagen der Menstruation auftreten, oft von Unterleibskrämpfen begleitet.

Auch die Pille kann Kopfschmerzen auslösen. Es ist meist ein drückender Schmerz, bei dem man das Gefühl hat, ein straffes Band um den Kopf zu haben. In manchen Fällen tritt sogar Migräne auf. Manchmal hilft es, eine Pille mit einer anderen Zusammensetzung zu versuchen. Wenn man jedoch vor der Einnahme der Pille niemals Probleme mit Kopfschmerzen hatte und diese erst seit diesem Zeitpunkt auftraten, kann ein Wechsel zu einem anderen Verhütungsmittel angezeigt sein. Dies sollten Sie dann mit Ihrem Arzt besprechen.

Zum Einnehmen
Cyclamen Pentarkan: Komplexmittel bei Kopfschmerzen oder Migräne während der Menstruation.

Belladonna D6: Pochender Schmerz in den Schläfen oder
an der Stirn, der plötzlich kommt und geht. Empfindung des
Blutandrangs zum Kopf, der heiß und rot ist. Verschlimmerung durch Lärm und Geräusche, durch Licht und Liegen.

Sepia D6: Starke, anfallsartige Kopfschmerzen zu Beginn
der Menstruation mit schwacher Blutung. Stechende
Schmerzen an der Stirn oder linksseitig, mit Übelkeit und
Erbrechen.

Menstruation, Ausbleiben der

Das erste, woran man bei einem Ausbleiben der Menstruation denkt, ist eine Schwangerschaft. Wenn man seit der
letzten Menstruation ungeschützten Verkehr hatte oder man
vermutet, daß etwas mit der Verhütung nicht geklappt hat,
sollte man sich schnell mit einem Schwangerschaftstest
Gewißheit verschaffen. Wenn man schon Schwanger-
schaftserscheinungen hat wie zum Beispiel morgendliches
Erbrechen, Müdigkeit am Tage und überempfindliche Brüste, ist die Ursache offensichtlich. Auch nach der Geburt,
vor allem wenn man stillt, kann es einige Zeit dauern, bis
die Menstruation wieder in Gang kommt (siehe hierzu
Kapitel 5, das ganz der Schwangerschaft gewidmet ist).
Ein anderer Grund für das Wegbleiben der Menstruation ist
vor allem bei etwas älteren Frauen der Eintritt der Menopause, der Wechseljahre. In diesem Fall müssen auch noch
andere Erscheinungen vorliegen, wie zum Beispiel Hitzewallungen, Stimmungsschwankungen oder Schweißausbrüche. Die Wechseljahre können auch relativ früh eintreten, zum Beispiel wenn die Zahl der Eizellen von Geburt an
gering ist und der Vorrat daher früh aufgebraucht wird
(siehe hierzu Kapitel 3, in dem die Menopause behandelt
wird).

Wenn die genannten Ursachen ausscheiden und die Menstruation trotzdem plötzlich ausbleibt, ist dies nicht sofort

Grund zur Panik. Erst wenn die Menstruation mehrmals ausbleibt, sollte man zum Arzt gehen. Wenn allerdings neben dem Ausbleiben der Menstruation noch weitere Beschwerden auftreten, ist der Arztbesuch schon früher angezeigt. Wenn die Menstruation länger als vier Monate ausbleibt, spricht der Arzt von einer sekundären Amenorrhoe. Dieser Form der Amenorrhoe kann eine Vielzahl von Ursachen zugrunde liegen: starke Veränderungen des Körpergewichts, zum Beispiel bei Anorexia nervosa (siehe Kapitel 8), rascher Gewichtsverlust durch eine strenge Diät oder extreme sportliche Betätigung oder gerade ein viel zu hohes Körpergewicht. Auch psychische Probleme (zum Beispiel Verlust eines Angehörigen oder Beendigung einer Beziehung) oder Spannungen (Prüfung, Verliebtheit, Streß am Arbeitsplatz, Umzug, usw.) können zum Ausbleiben der Menstruation führen. In diesem Fall spricht man auch von einer Streß-Amenorrhoe. Wenn sich das Problem löst oder die Ursache der Spannung beseitigt wird, setzt die Menstruation auch wieder ein. Dasselbe geschieht im Prinzip, wenn man unbedingt schwanger werden will und dies nicht sofort gelingt oder wenn man sich gerade große Sorgen macht, daß man ungewollt schwanger geworden ist. Dies kann einen so sehr beschäftigen, daß durch diese Anspannung die Menstruation ausbleibt.

Es ist ein relativ seltener Fall, daß das Ausbleiben der Menstruation durch eine Erkrankung bedingt ist, doch sind auch hier eine Reihe von Möglichkeiten zu nennen. Es kann eine Funktionsstörung der Hypophyse vorliegen, deren Hormone die Menstruation regeln. Auch die sogenannten polyzystischen Ovarien (siehe Menstruationszyklus, unregelmäßiger) können die Ursache dafür sein, daß die Menstruation längere Zeit ausbleibt. Weiterhin kann es eine Veränderung der Eierstöcke infolge von Bestrahlung oder der Einnahme von Zytostatika sein, oder aber eine Störung,

durch die das Menstruationsblut nicht abfließen kann; in
diesem Fall hat man zwar monatlich Leibschmerzen, aber
keine Blutung.
Eine homöopathische Selbstbehandlung kommt hier nicht
in Frage, man muß zum homöopathischen Arzt bzw. Heilpraktiker gehen.

Menstruation, Ausbleiben der ersten

Wenn bei einem sechzehnjährigen Mädchen die Menstruation noch nicht eingesetzt hat, liegt eine Abweichung vom
Durchschnitt vor. Der Arzt spricht hier von einer primären
Amenorrhoe. In den meisten Fällen ist dies kein Grund zur
Beunruhigung; die Pubertätsentwicklung ist lediglich verzögert. Wenn andere ausgeprägte Pubertätserscheinungen
festzustellen sind wie zum Beispiel Wachstum der Brüste
und des Schamhaars, ist dies ein Zeichen dafür, daß die
Eierstöcke bereits mit der Bildung von Geschlechtshormonen begonnen haben. Häufig ist ein solcher »Spätstart«
erblich bedingt. Ein zu niedriges Körpergewicht kann ebenfalls den Menstruationszyklus verzögern. Wenn das Gewicht unter 45 Kilogramm liegt, kann dies als Ursache
vermutet werden. Daneben können auch Spannungen und
Probleme den Zyklus beeinflussen.
Etwa jedes zwanzigste Mädchen im sechzehnten Lebensjahr hatte noch keine Periode. Eine Untersuchung ist in
diesem Fall nur erforderlich, wenn auch andere Pubertätserscheinungen nicht oder kaum feststellbar sind; das heißt,
wenn sich Brüste und Schamhaar noch nicht entwickeln.
Selbstverständlich kann man immer zum Hausarzt gehen,
wenn man eine Klärung wünscht. Wenn mit dem achtzehnten Lebensjahr noch keine Menstruation eingetreten ist, ist
eine ärztliche Untersuchung aber auf jeden Fall notwendig.
Gehen Sie zu einem homöopathischen Arzt oder Heilpraktiker, wenn Sie eine homöopathische Behandlung wün-

schen. Es gibt verschiedene Mittel, die bei einer zu langsamen Entwicklung helfen können. Das folgende Mittel kann man selbst versuchen.

Zum Einnehmen
Pulsatilla D6: Ein Mittel, das die Eierstöcke stimulieren kann, wenn um das sechzehnte Lebensjahr noch keine Regelblutung eingetreten ist; einen Monat einnehmen, eine Woche aussetzen, höchstens vier Monate lang.

Menstruation, Schmerzen während der

Die häufigsten Menstruationsbeschwerden sind Menstruationsschmerzen- oder krämpfe. Der Menstruationsschmerz reicht von einem ziehenden Gefühl im Leib bis zu starken Krämpfen. Der Schmerz kann zur Innenseite und/oder Vorderseite der Oberschenkel, zu den Hüften und zum Kreuz ausstrahlen. Meist sind die Krämpfe zu Beginn der Blutung am stärksten. Die eine Frau hat hiermit nur wenige Stunden Schwierigkeiten, während die andere einige Tage ans Bett gefesselt ist. Etwa sieben von zehn menstruierenden Frauen leiden mehr oder weniger stark unter Menstruationsschmerzen. Eine besonders schmerzhafte Menstruation wird als Dysmenorrhoe bezeichnet. Gelegentlich treten auch Übelkeit und Erbrechen auf. Bezüglich sonstiger Beschwerden im Zusammenhang mit der Menstruation wie Kopfschmerzen, Müdigkeit, Niedergeschlagenheit oder Reizbarkeit (siehe Prämenstruelles Syndrom [PMS]).

Durch die Summe der hormonellen Veränderungen kann der Menstruationsschmerz nach dem Ingangkommen der Menstruation sehr heftig sein. Die Ärzte sprechen hier von einem sogenannten essentiellen Menstruationsschmerz; diese Form beginnt etwa ein Jahr nach der ersten Menstruation – wenn reife Eizellen ausgestoßen werden – und sollte zwischen dem zwanzigsten und fünfundzwanzigsten

Lebensjahr wieder aufhören. Mehr als die Hälfte aller Frauen leiden bzw. litten unter essentiellen Menstruationsschmerzen. Die Untersuchung ergibt keine Abweichung oder Krankheit, die diesen Schmerz verursachen würde. Der Schmerz gilt daher als primäre Beschwerde. Dieser Schmerz, der meist nicht beständig vorhanden ist, sondern in Wellen zunimmt und wieder abnimmt, beginnt einige Stunden vor der Blutung und läßt meist nach, wenn die Blutung kräftig in Gang gekommen ist. Bei starken Schmerzen können gleichzeitig weitere Beschwerden auftreten, wie zum Beispiel Übelkeit und Erbrechen, Durchfall, Kopfschmerzen und Schwindel. Für den essentiellen Menstruationsschmerz ist das Hormon Progesteron verantwortlich, da es eine Anspannung der Gebärmuttermuskulatur hervorruft. Kurz vor der Regelblutung sinkt der Progesterongehalt, doch geschieht dies bei vielen Frauen offenbar nicht rasch genug. Die Gebärmutter muß sich daher besonders kräftig zusammenziehen, um das Blut auszustoßen. Daneben löst auch der hormonähnliche Stoff Prostaglandin, der in der Gebärmuttermuskulatur erzeugt wird, Krämpfe aus.

Bei ungewöhnlich schmerzhaften Menstruationen sollten Sie einen homöopathischen Arzt oder Heilpraktiker aufsuchen. Aspirin sollte man besser nicht einnehmen, da dieses Mittel die Blutgerinnung hemmt, wodurch der Blutverlust zunimmt.

Schmerzmittel auf der Basis von Paracetamol helfen in den meisten Fällen gut. Es gibt auch spezielle Schmerzmittel gegen Menstruationsschmerzen, die die Bildung von Prostaglandin hemmen.

Vom essentiellen Menstruationsschmerz zu unterscheiden ist der organisch bedingte Menstruationsschmerz, bei dem ein körperlicher Befund vorliegt. Organischer Menstruationsschmerz entsteht vor allem bei Frauen ab dem 25. Lebensjahr. Hierfür gibt es eine Vielzahl von Ursachen:

Myom (siehe Kapitel 6), Endometriose (siehe dort), Spirale, Absetzen der Pille (die häufig eine Minderung des Menstruationsschmerzes bewirkt), Sterilisierung, Polypen oder Entzündungen der Gebärmutter oder Mißbrauch von Abführmitteln. Bei organisch bedingten Menstruationsschmerzen kann der Arzt oder Gynäkologe die Ursache bei der Untersuchung meist feststellen und eine Behandlung durchführen. Wenn keine organische Ursache gefunden wird, kann der Arzt auch die Pille oder ein Schmerzmittel verschreiben.

Eine Wärmflasche auf dem Unterleib, ein warmes Bad oder ein Orgasmus können den Schmerz (vorübergehend) vermindern. Manche Frauen stellen fest, daß der Krampf bei einer bestimmten Haltung geringer wird, zum Beispiel beim Liegen mit angezogenen Knien oder gebeugtem Sitzen. Fencheltee (krampflösend) hilft oft. Aber es gibt auch einige homöopathische Mittel. Bei starken Schmerzen das gewählte Mittel gegebenenfalls nach einer Viertelstunde und am ersten Tag insgesamt sechs- bis achtmal einnehmen. Danach dreimal täglich einnehmen, bis der Schmerz abgeklungen ist.

Zum Einnehmen
Magnesium phosphoricum Pentarkan: Homöopathisches Komplexmittel bei Menstruationsschmerzen mit Krämpfen.
Colocynthis D6: Bei krampfartigen Menstruationsschmerzen, Besserung durch Vornüberneigen oder Anlehnen mit dem Bauch an einem Tisch.

Menstruation, unregelmäßiger Zyklus

Ein regelmäßiger Menstruationszyklus von genau 28 Tagen ist nur ein Durchschnittswert. Die meisten Zyklen liegen von Frau zu Frau verschieden zwischen 25 und 35 Tagen.

Wenn man einmal drei oder vier Tage auf seine Regel warten mußte, ist dies noch kein Grund, von einem unregelmäßigen Zyklus zu sprechen. Es ist natürlich nicht einfach, die genaue Grenze zwischen regelmäßig und unregelmäßig festzulegen. Im allgemeinen geht man davon aus, daß der Unterschied zwischen dem längsten und dem kürzesten Zyklus nicht mehr als eine Woche betragen darf. Größere Schwankungen sind normal in den ersten Jahren der Periode sowie in der Zeit nach dem 45. Lebensjahr, da dann die Fruchtbarkeit schwindet.

Faktoren, die Einfluß auf den Zyklus haben können, sind unter anderem Spannungen, Emotionen, rasche Gewichtsveränderungen, Krankheiten, bestimmte Arzneimittel und das Absetzen der Pille. Falls keiner dieser Faktoren zutrifft, könnte eine Erkrankung vorliegen. Nachfolgend eine Übersicht der Ursachen, die bei unregelmäßigen Blutungen in Frage kommen.

Anovulatorische Blutungen: Bei Mädchen und jungen Frauen treten gelegentlich unregelmäßige Blutungen ohne vorangehenden Eisprung auf. Diese Blutungen sind häufig stärker als normale Menstruationsblutungen, doch treten keine krampfartigen Schmerzen auf. Häufig ist der Zyklus über Monate unregelmäßig.

Beginn der Wechseljahre: Wenn man auf die Wechseljahre zugeht, wird der Zyklus meist unregelmäßiger. Häufig handelt es sich auch in diesem Fall um anovulatorische Blutungen, das heißt Blutungen ohne Eisprung.

Unterfunktion der Schilddrüse: Dies kann die Ursache für einen unregelmäßigen Zyklus, eine zu lange und zu starke Regelblutung sein. Weitere Symptome dieser Erkrankung sind unter anderem Müdigkeit, Frieren, Gewichtszunahme, Trägheit und Verstopfung.

Polyzystische Ovarien: Dieses Syndrom, bei dem im Eierstock mehrere Zysten (mit Flüssigkeit gefüllte Geschwulste) vorhanden sind, ist durch lange Phasen ohne Blutverlust gekennzeichnet, auf die Phasen mit unregelmäßigen Blutungen ohne Schmerzen folgen. Manchmal tritt durch eine übermäßige Hormonproduktion auch starker Haarwuchs (Hirsutismus) auf.

Fehlgeburt oder *Bauchhöhlenschwangerschaft:* Eine Fehlgeburt beginnt häufig mit leichtem Blutverlust aus der Vagina, der nach einigen Tagen stärker wird. Meist liegen auch krampfartige Schmerzen im Unterleib vor. Diese Beschwerden treten auch bei einer Bauchhöhlenschwangerschaft auf. Die Möglichkeit einer Bauchhöhlenschwangerschaft ist besonders dann gegeben, wenn eine Sterilisierung nicht einwandfrei gelungen ist, wenn man eine Spirale trägt oder vor kurzem eine Eileiterentzündung hatte.

Weitere Ursachen für unregelmäßige Blutungen sind: Gebärmutterentzündung, Polypen, ein Myom oder Gebärmutter(hals)krebs. Die Ursache muß abgeklärt werden, um eine Behandlung einleiten zu können.

Menstruation, zu kurzer oder zu langer Zyklus

Wenn die Zeit zwischen zwei Menstruationen über einige Monate 24 Tage oder kürzer dauert, spricht man von einem zu kurzen Zyklus oder Polymenorrhoe. Man hat dann viel schneller nacheinander die Regel, als »normal« ist. Im ersten Jahr der Periode und im Jahr vor dem Klimakterium können die Menstruationen ebenfalls schneller aufeinanderfolgen als üblich. Dies ist eine normale Erscheinung. Aus medizinischer Sicht besteht erst dann Anlaß zu einer Untersuchung, wenn der Zyklus mehrmals hintereinander kürzer ist als 21 Tage, diese kurze Periode als unangenehm empfunden wird oder wenn zugleich starke Blutungen auftreten. Auch dann, wenn man gerne ein Kind möchte, sich aber keine Schwangerschaft einstellt, muß untersucht werden, ob dies am zu kurzen Zyklus liegen kann.

Ein bleibend zu kurzer Zyklus kann dadurch entstehen, daß die erste Phase des Zyklus zu kurz ist und der Eisprung erheblich früher als normal eintritt. Auf die Reifung der Eizelle hat dies kaum Einfluß; eine Befruchtung ist meist trotzdem möglich. Es kann aber auch daran liegen, daß die zweite Phase des Zyklus zu kurz ist. Der Gelbkörper (Corpus luteum, siehe hierzu die Einleitung dieses Kapitels) beendet dann die Hormonerzeugung zu schnell, wodurch die befruchtete Eizelle keine Gelegenheit zur Einnistung bekommt. Die Blutung und Abstoßung der Gebärmutterschleimhaut beginnt dann zu früh, wodurch auch die Eizelle abgestoßen wird. Eine Schwangerschaft ist in einem solchen Fall praktisch nicht möglich. Schließlich können auch anovulatorische Blutungen vorliegen, wobei überhaupt keine reifen Eizellen gebildet werden. Auch in diesem Fall ist natürlich keine Schwangerschaft möglich. Blutungen dieser Art treten vor allem im ersten Jahr der Periode und in dem Jahr vor dem Klimakterium auf.

Wenn die Zeit zwischen zwei Monatsblutungen mehrmals hintereinander länger als 35 Tage dauert, kann man von einem zu langen Menstruationszyklus sprechen. Wenn keine weiteren Beschwerden bestehen wie zum Beispiel starke Blutungen, unerwünschter Haarwuchs oder Ausbleiben einer gewünschten Schwangerschaft, ist im Prinzip keine Untersuchung notwendig.

Der Zyklus kann sich verlängern, wenn die Eireifung länger dauert als normal. Dies braucht weiter kein Problem zu sein. Häufig liegt dann eine hormonale Störung vor. Dies ist häufig im ersten Jahr der Periode und in den Jahren vor dem Klimakterium der Fall. Bei einem viel zu geringen Körpergewicht findet sich häufig die Verbindung von einem zu langen Zyklus mit einer geringen Blutung. Bei starker Abmagerung (Anorexia nervosa) kann die Menstruation sogar ganz ausbleiben. Bei langen Phasen ohne Blutverlust, an die sich Perioden mit unregelmäßigen Blutungen ohne Schmerzen anschließen, können polyzystische Ovarien (siehe »Menstruation, unregelmäßiger Zyklus«) die Ursache sein. Hierbei tritt manchmal auch übermäßiger Haarwuchs (Hirsutismus) auf.

Zum Einnehmen

Calcium carbonicum D6: Zu kurzer Zyklus, langwierig und großer Blutverlust; bei stark gebauten Frauen, die leicht schwitzen, unter kalten Händen leiden und leicht frieren.

Ignatia D6: Zu kurzer Zyklus mit Krämpfen während der Menstruation. Bei Frauen mit dunklem Haar und dunklen Augen, die schnell weinen.

Pulsatilla D6: Zu langer Zyklus (etwa fünf bis sechs Wochen) bei schüchternen Frauen mit blondem oder hellbraunem Haar. Leidet häufig unter Diarrhoe oder abwechselnd Diarrhoe und Verstopfung. Hat selten Durst, verträgt keine Wärme.

Menstruation, zu starke

Bei einer zu starken Blutung mit Gerinnseln, die länger als eine Woche anhält, spricht man von Menorrhagie. Eine zu starke Menstruationsblutung, die länger als eine Woche dauert, wird als Hypermenorrhoe bezeichnet. Ein zu starker Blutverlust liegt vor, wenn man in einer Woche insgesamt mehr als 80 bis 100 Millimeter Blut verliert. Wieviel ist das? In der Praxis kann man von einem zu großen Blutverlust sprechen, wenn man zum Beispiel immer einen doppelten Schutz tragen muß (etwa Tampon und Monatsbinde) oder wenn man Tampon oder Binde alle zwei Stunden wechseln muß. Bei großen Gerinnseln (über 2 Zentimeter) liegt immer auch ein hoher Blutverlust vor. Manchmal können langwierige und starke Blutungen zu Blutarmut führen. Anovulatorische Blutungen (Blutungen ohne einen voran-

gegangenen Eisprung) sind meist ähnlich stark. Solche
Blutungen treten vor allem im ersten Jahr der Periode und
im Jahr vor dem Klimakterium auf.

Wenn die Progesteronproduktion nach dem Eisprung zu
schnell aufhört, wird das Wachstum der Gebärmutterschleimhaut gestört. Auch in diesem Fall ist die Blutung
stärker als normal und dauert oft länger als eine Woche.

Auch eine Unterfunktion der Schilddrüse kann vielfach die
Ursache einer zu langen und zu starken Menstruation sein.
Weitere Symptome dieser Erkrankung sind unter anderem
Müdigkeit, leichtes Frieren, Gewichtszunahme, Trägheit
und Verstopfung.

Starke Monatsblutungen treten auch bei Zuckerkrankheit
auf. Weitere Symptome für Zuckerkrankheit sind häufiges
Wasserlassen und Trinken, Gewichtsveränderungen trotz
normalen Eßverhaltens, schlechte Wundheilung und Müdigkeit.

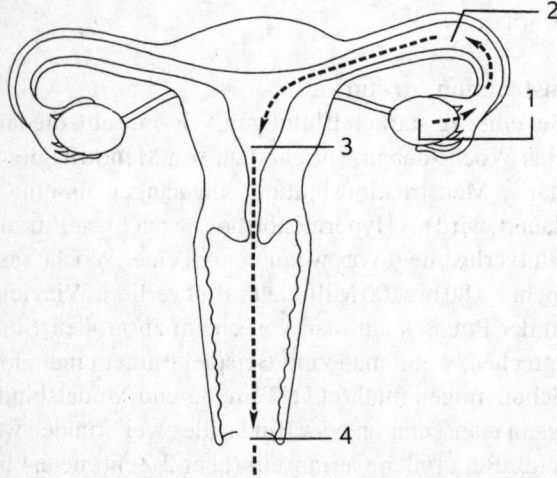

Die Eizelle wandert während des Menstruationszyklus vom Eierstock
über den Eileiter zur Gebärmutter. Wenn keine Befruchtung eintritt,
wird sie während der Menstruationsblutung ausgeschieden.

Vom Tragen einer Spirale ist unbedingt abzuraten, wenn man ohnehin Probleme mit starken oder schmerzhaften Blutungen hat, da eine Spirale solche Beschwerden noch verschlimmert. Übermäßige Einnahme von Abführmitteln kann den Blutverlust verstärken, ebenso die regelmäßige Einnahme von Aspirin bei Menstruationsschmerzen. Weitere (medizinische) Ursachen, die geprüft werden können: Gebärmuttermyom oder -polypen, Gebärmutterentzündung, Gebärmutterkrebs, Fehlgeburt oder eine Störung der Blutgerinnung. Wenn regelmäßig ein zu starker Blutverlust und langwierige Menstruationsblutungen auftreten, ist ein homöopathischer Arzt oder Heilpraktiker zu befragen. Die Ursache einer zu starken Menstruationsblutung ist in vielen Fällen durch eine ergänzende gynäkologische Untersuchung festzustellen, bei der auch eine geeignete Therapie gefunden wird.

Zum Einnehmen
Calcium carbonicum D6: Menstruationszyklus zu kurz, Blutung langwierig, mit hohem Blutverlust. Bei kräftigen Frauen, die leicht schwitzen (vor allem an der Stirn), mit kalten Händen, leicht frierend.
Millefolium D1: Bei hohem Blutverlust, die Menstruation dauert aber kürzer als eine Woche (Hypermenorrhoe).

Prämenstruelles Syndrom (PMS)
Schätzungsweise 50 Prozent aller menstruierenden Frauen leiden in der Zeit zwischen Eisprung und Regelblutung an mehr oder weniger lästigen Beschwerden. Diese Beschwerden häufen sich in den Tagen vor der Regelblutung und verschwinden wieder, sobald die Menstruation einsetzt. Diese Symptome faßt man unter dem Begriff Prämenstruelles Syndrom oder kurz PMS zusammen. Die Ärzteschaft war unter anderem aufgrund der Vielfalt der Symptome

jahrelang skeptisch, ob es ein PMS gibt. Vielleicht kennt die eine oder andere Leserin noch einen Arzt, der die Existenz dieser Erkrankung bestreitet: Lassen Sie sich davon nicht irremachen.

Ein häufiges Symptom sind starke Stimmungsschwankungen. Nervosität und Unruhe wechseln ab mit Reizbarkeit oder sogar Aggressivität, und man kann am selben Tag noch Probleme mit Niedergeschlagenheit, Selbstmitleid oder Angstzuständen bekommen. Daß die Konzentrationsfähigkeit und die Arbeitsfreude beeinträchtigt sein können, weiß ohnehin jede Frau. Wenn man unter Stimmungsschwankungen leidet, läßt man sich schneller als sonst auf einen Wortwechsel ein, oder man bricht wegen einer Kleinigkeit in Tränen aus. Dies ist für die Betreffende selbst unangenehm, weil plötzlich die ganze Persönlichkeit verändert zu sein scheint. Auch für die Umgebung sind diese Launen belastend, weil man nicht weiß, was man nun von der Betreffenden halten soll. Zudem ist dieses Phänomen oft für jene unbegreiflich, die es niemals am eigenen Leib erlebt haben (zum Beispiel Männer).

Weitere Beschwerden, die zum Symptomenkreis des Prämenstruellen Syndroms gehören, sind Schlaflosigkeit, Kopfschmerzen, Herzklopfen, allergische Erscheinungen (zum Beispiel Juckreiz an den Augenlidern) und Schmerzen in den Brüsten. Auch Rücken- und Unterleibsschmerzen sind häufig (siehe auch »Menstruationsschmerzen«). Weiterhin können geschwollene Füße und Unterschenkel infolge von Flüssigkeitsansammlungen auftreten, ebenso Gewichtszunahme bis zu einigen Kilo, Darmbeschwerden wie Durchfall und Verstopfung, vermehrter vaginaler Ausfluß und verschiedene Hauterscheinungen (ein bekanntes Beispiel sind Pickel kurz vor der Menstruation).

Wenn man am PMS leidet, sollte man sieben bis vierzehn Tage vor der Regel den Genuß von Salz einschränken, damit der Körper nicht zuviel Flüssigkeit festhält. Pflanzliche, möglichst kaltgepreßte Öle verwenden (Sonnenblumen- oder Olivenöl) und den Fett- und Zuckergenuß einschränken. Höchstens zwei Glas Alkohol pro Tag trinken. Eine Untersuchung in England hat ergeben, daß bei einem großen Teil der teilnehmenden Frauen, die an PMS litten, durch die Umstellung auf Vollwertkost mit reichlich frischem Gemüse, Obst, Nüssen, Fisch und Vollkornbrot eine markante Besserung eintrat.

Das Prämenstruelle Syndrom ist homöopathisch am besten mit einem Konstitutionsmittel zu behandeln. Wenden Sie sich wegen konstitutioneller Mittel an einen homöopathischen Arzt oder Heilpraktiker, auch wenn die Auswahl des geeigneten akuten Mittels schwierig erscheint. Das Mittel einige Monate lang ein- bis zweimal täglich einnehmen, bis die Beschwerden verschwunden sind.

Nachfolgend werden die häufigsten Mittel kurz besprochen; ausführliche Informationen zu jedem Heilmittel finden Sie in Teil III.

Zum Einnehmen

Calcium carbonicum D6: Bei stark gebauten Frauen (häufig mit blondem Haar, heller Haut und blauen Augen), die leicht schwitzen (vor allem an der Stirn); hat kalte Hände. Friert leicht, neigt zu Erkältungen und ist empfindlich gegen Nässe.

Ignatia D6: Dunkelhaariger, schlanker Typ. Häufig überempfindlich und nervös. Sehr starke Stimmungsschwankungen, wird nicht gut mit Kummer fertig. Stechende Kopfschmerzen. Der Zyklus ist kurz, Probleme mit Menstruationsschmerzen.

Lycopodium D6: Reizbarer Typ, der sich über Kleinigkeiten aufregen kann. Müde und jähzornig, versucht jedoch, dies zu verbergen. Geistig beweglich, aber kein gutes Gedächtnis. Neigt früh zu grauem Haar. Liebt Süßigkeiten. Viele Beschwerden treten an der rechten Körperhälfte auf.

Natrium muriaticum D6: Magerer Typ mit trockener Haut. Neigt zu Schwermut und ist gerne allein. Neigt dazu, Kummer und Unfrieden in sich hineinzufressen. Stubenhocker, kann nicht richtig weinen. Stimmungen können rasch wechseln. Liebt Salz und hat guten Appetit.

Nux vomica D6: Aktiver und dynamischer Typ, »Workaholic«, karrierebewußt. Ungeduldig und reizbar, schnell wütend, ärgert sich über alles. Kehrt zu Hause oft die freundliche Seite ihres Charakters heraus. Braucht Stimulanzien wie Kaffee, Tabak oder Alkohol.

Pulsatilla D6: Schüchterner blonder Typ, der unter starken Stimmungsschwankungen leidet (himmelhoch jauchzend, zu Tode betrübt). Sanft, überempfindlich und nachgiebig. Weint schnell und will gerne getröstet werden. Die Menstruation ist zu spät, geringe Blutung.

Sepia D6: Brünette mit schlanker Gestalt und launischer Natur. Traurig und ängstlich, weint, wenn sie über ihre Beschwerden spricht. Gleichgültig gegenüber geliebten Menschen und Tätigkeiten. Die körperlichen Beschwerden liegen häufig linksseitig. Die Scheide ist trocken und brennend.

Zwischenblutungen

Gelegentlich kann mitten im Zyklus eine unerwartete Blutung auftreten, die einer Menstruation ähnelt. Meist liegt dabei die Ursache in einer Störung des hormonalen Gleichgewichts. Zwischenblutungen sind vor allem dann möglich, wenn der Zyklus künstlich durch die Pille geregelt wird und wenn die Pille, die man einnimmt, nicht zu einem paßt. Die Pille kann zum Beispiel zuwenig Progesteron oder Östrogen enthalten, um den Zyklus zu regeln. Dieser Hormonmangel kann auch dadurch entstanden sein, daß man die

Pille ein- oder mehrmals vergessen hat oder daß wegen Erbrechen oder Durchfall keine Wirkung eintreten kann. Auch wenn man aus dem einen oder anderen Grund die Menstruation verschieben will und ohne Unterbrechung mehrere Streifen hintereinander einnimmt, können Zwischenblutungen auftreten. Eine homöopathische Selbstbehandlung ist in diesem Fall sinnlos.

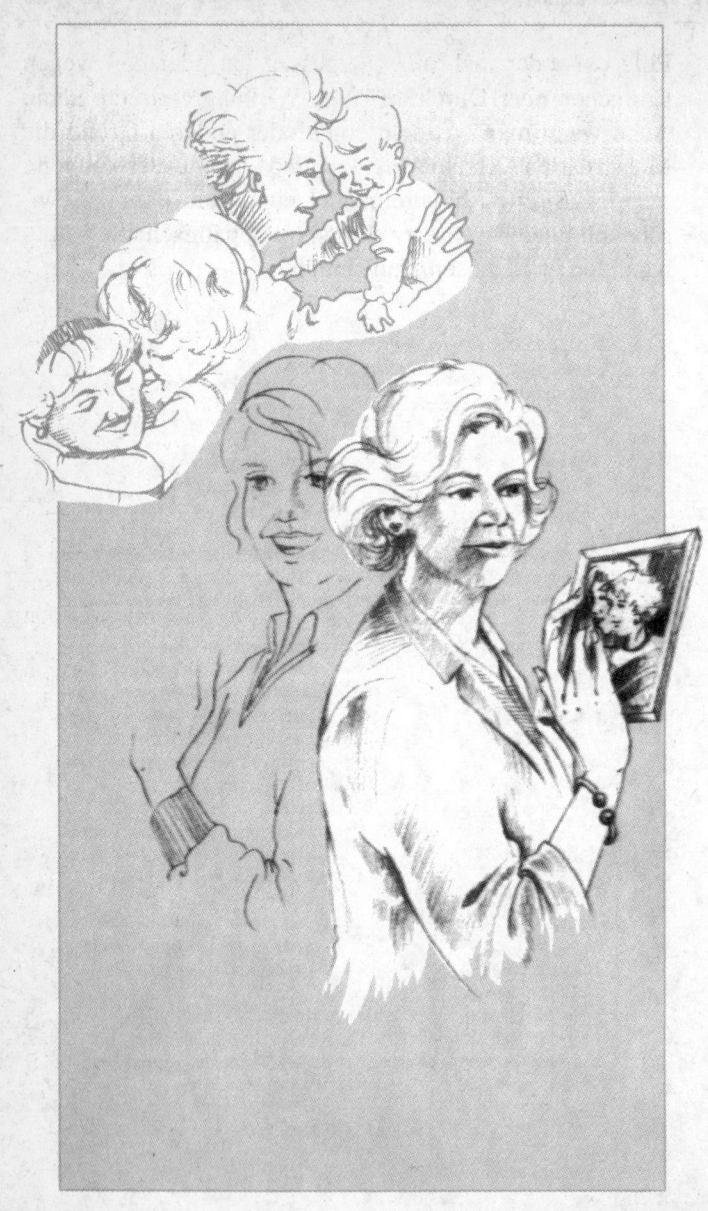

3. Wechseljahre und Menopause

Die Wechseljahre (Klimakterium) sind ein natürlicher Vorgang im Leben einer jeden Frau. Sie umfassen einen Zeitraum von einigen Jahren, in denen die Eierstöcke allmählich immer weniger Östrogene erzeugen. Diese Veränderungen im Hormonhaushalt können verschiedene körperliche und psychische Beschwerden hervorrufen.

Der Zeitpunkt der letzten Menstruation wird als Menopause bezeichnet. Die Zeit um diese letzte Regel ist in gewisser Weise mit der Pubertät vergleichbar, da auch vor der ersten Menstruation (Menarche) verschiedene hormonelle Veränderungen eintreten. Auch hier fällt diese Zeit der hormonalen Umstellung mit einer Lebensphase zusammen, in der man sich die Frage stellt: »Wer bin ich, und was ist in meinem Leben wichtig?« Die spezifischen Beschwerden, die jetzt auftreten, sind jedoch anders als in der Pubertät.

Die körperliche Umstellung

Der medizinische Begriff für die Wechseljahre ist »Klimakterium«: die Summe der Erscheinungen, die am Ende der fruchtbaren Zeit der Frau auftreten.

Die Wechseljahre beginnen, wenn die Eierstöcke allmählich weniger Östrogene erzeugen. Vor der Menopause werden jeden Monat mehr Follikel mit Eizellen verbraucht. Sie wachsen kurz und gehen anschließend zugrunde. Die Ursache hierfür ist vermutlich eine verminderte Empfindlichkeit für das follikelstimulierende Hormon (FSH), das die Hypophyse erzeugt (siehe Kapitel 2). Dies bedeutet auch, daß zuwenig Östrogene gebildet werden.

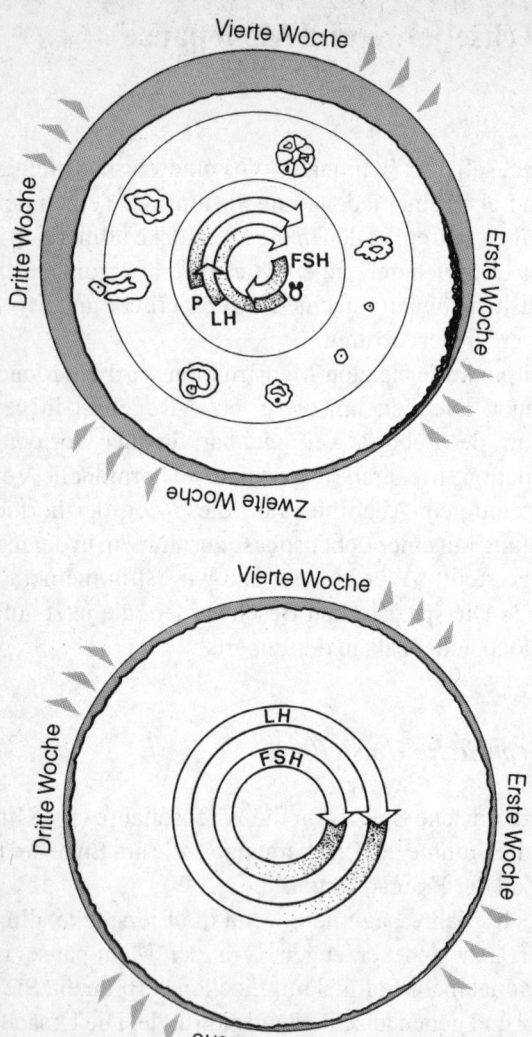

Der Menstruationszyklus vor und nach der Menopause; nach der Menopause ist der Vorrat an Eizellen aufgebraucht, und die monatlichen Blutungen hören auf

Wenn dagegen ein Follikel nicht aufplatzt, tritt gerade das Umgekehrte ein: Es wird fortwährend Östrogen erzeugt. Die Folge ist, daß der Menstruationszyklus unregelmäßig wird. Die Regel folgt einmal kurz aufeinander, bleibt dann lange aus, ist manchmal mit viel, manchmal mit wenig Blutverlust verbunden und zwischendurch wieder normal. Schließlich bleibt die Menstruation ganz aus. Ein bis zwei Jahre nach der letzten Menstruation pendelt sich meist ein gewisser Gleichgewichtszustand ein, bei dem wenig Östrogen, aber relativ viele männliche Hormone erzeugt werden. Durchschnittlich stellen Frauen die ersten klimakterischen Erscheinungen zwischen dem 45. und 47. Lebensjahr fest. Ein zu frühes Klimakterium liegt vor, wenn die Beschwerden vor dem vierzigsten Lebensjahr auftreten.

Der Zeitpunkt der Wechseljahre wird von einer Reihe von Faktoren beeinflußt. In erster Linie ist die erbliche Veranlagung wichtig: Wenn die Mutter früh oder spät in die Wechseljahre kam, ist die Wahrscheinlichkeit groß, daß es beim Kind ähnlich ist. Außerdem richtet sich die letzte Menstruation auch nach dem Zeitpunkt der ersten Menstruation.

Wenn die Menstruation schon früh einsetzte, ist die Wahrscheinlichkeit groß, daß die Wechseljahre spät beginnen. Wenn die erste Menstruation spät lag, werden die Wechseljahre relativ früh einsetzen. Bei Frauen mit Übergewicht treten die Wechseljahre gegenüber dem Durchschnitt spät auf. Frauen, die rauchen, kommen ein bis zwei Jahre früher in die Wechseljahre.

Die Einnahme der Pille hat, soviel man weiß, keinen Einfluß auf die Wechseljahre. Der natürliche Östrogenspiegel sinkt zwar, doch hält die Pille das Niveau künstlich im Gleichgewicht. Vermutlich merkt man dann wenig von den Übergangsbeschwerden.

Die Wechseljahre dauern von den ersten hormonalen Veränderungen bis zu dem Zeitpunkt, zu dem ein neues hormonales

Gleichgewicht erreicht ist; dies nimmt durchschnittlich einen Zeitraum von vier Jahren in Anspruch, jedoch gibt es erhebliche individuelle Unterschiede. Dies bedeutet nicht, daß man auch jahrelang Beschwerden haben muß. Man hat festgestellt, daß bei höchstens 20 Prozent der Frauen die Wechseljahre so starke Beschwerden verursachen, daß sie das tägliche Leben beeinträchtigen, während 20 Prozent der Frauen überhaupt keine Beschwerden haben. Die restlichen 60 Prozent liegen in der Mitte und werden mehr oder weniger große Beschwerden haben. Die häufigsten Symptome sind Hitzewallungen, Kopfschmerzen, Gewichtszunahme, Reizbarkeit, Niedergeschlagenheit, Müdigkeit, Schlaflosigkeit und sexuelle Probleme. Diese und andere Erscheinungen werden in diesem Kapitel besprochen.

Psychische Auswirkungen

Die Wechseljahre sind nicht auf körperliche Veränderungen beschränkt. Das Ausbleiben der Regelblutung und der Verlust der Fruchtbarkeit erinnern daran, daß man älter wird, was zu innerer Auflehnung, Niedergeschlagenheit oder psychischer Labilität führen kann.
Neben den körperlichen Veränderungen ist das mittlere Alter oft auch die Zeit, in der sich in der Familie und am Arbeitsplatz vieles ändert. Frauen, die sich für ein Leben als Hausfrau und Mutter entschieden hatten, haben jetzt immer weniger zu tun. Die Kinder haben inzwischen ein Alter erreicht, in dem sie das Elternhaus verlassen. Die mütterliche Fürsorge wird nicht mehr benötigt; die häusliche Beschäftigung mit den Kindern, ein Teil der sozialen Kontakte und der fröhliche Trubel im Haus gehen verloren. Jede Frau in dieser Lage hat sich damit abzufinden, daß sich ihr Lebensinhalt ändert und daß sie nach einer anderen Tätigkeit Ausschau halten muß.

Viele Frauen neigen in den Wechseljahren dazu, sich an das
Vertraute und Bekannte zu klammern. Manche wissen nicht
recht, wie sie sich gegenüber der andrängenden jüngeren Generation verhalten sollen. Die Auseinandersetzung mit neuen
Herausforderungen oder das Erlernen neuer Dinge erscheint
plötzlich als enorme Aufgabe. Unsicherheit kann das Verhalten beeinflussen. Ein Gefühl der Unsicherheit kann auch dadurch entstehen, daß man sein jugendliches Äußeres verliert
und man Angst hat, körperlich nicht mehr attraktiv zu sein.

Positive Faktoren

Frauen im mittleren Alter können auf eine große Erfahrung
und Lebensweisheit zurückgreifen. Hierin können sie eine
Stütze sehen, um in dieser Phase ihres Lebens eine neue
Orientierung zu finden. Wer im Beruf steht, hat durch seine
Erfahrungen die Möglichkeit, der jüngeren Generation im
Betrieb einen großen Schatz an Wissen weiterzugeben. Weiterhin hat man, wenn die Kinder aus dem Haus sind, mehr Zeit
für sich selbst. Man kann jetzt damit beginnen, eine lange
schlummernde Begabung wieder zu wecken, und man kann
neue Hobbys beginnen oder ein Studium (wieder)aufnehmen.
Es gibt Frauen, die jahrelang keine Zeit hatten, ihr künstleri-
sches Talent zu entwickeln, die dann in späterem Alter eine
beachtliche Begabung zeigen. Viele Frauen sind froh, daß sie
weniger mit ihrem Körper beschäftigt sein müssen: keine
Menstruationsblutungen oder -beschwerden mehr, und keine
Angst vor Schwangerschaft.
Es ist klar, daß Frauen den Wechseljahren oft ängstlich entge-
gensehen, weil man immer nur an die Probleme und Beschwerden denkt. Es ist daher nicht erstaunlich, daß die Meinung vorherrscht, jede Frau habe in den Wechseljahren große
Probleme. Die meisten Frauen bleiben aber körperlich, geistig
und sexuell während und nach der Menopause genauso aktiv
wie davor. Außerdem ist es sicher nicht richtig, seine weibli-

che Identität so stark mit seiner weiblichen Biologie zu ver-
binden. Man ist schließlich viel mehr als sein Körper. Der
Körper altert – ja und? Der Körper der Männer wird auch älter,
nur ist davon weniger die Rede. Auch bei Männern gibt es so
etwas wie Wechseljahre (Klimakterium virile). Die Umstellung findet bei Männern allmählicher statt und fällt daher
weniger auf. Auch bei Männern geht die Hormonproduktion
(von Androgenen) und die Samenzellenproduktion im höheren Alter zurück. Die Potenz nimmt ab, und der Mann ist
manchmal weniger am Sex interessiert. Bei Männern über
sechzig gibt es ebenfalls Hitzewallungen und Schweißausbrüche. Psychische Veränderungen, die mit denjenigen der Frau-
en in den Wechseljahren vergleichbar sind, gibt es bei Männern zwischen dem 45. und 55. Lebensjahr ebenfalls. Sie sind
natürlich mit denselben Problemen konfrontiert wie Frauen in
diesem Alter: der Feststellung, daß man in seinem Beruf kaum
mehr Aufstiegschancen hat und eine gut ausgebildete jüngere
Generation herandrängt, die über das neueste Wissen verfügt
und mit den modernsten Techniken umzugehen versteht. Auch
der Mann verliert eine Aufgabe, wenn seine erwachsenen
Kinder aus dem Haus gehen. Körperliche Veränderungen machen ihm deutlich, daß auch er älter wird: Er wird grau und
kahl, bekommt eine andere Fettverteilung (Neigung zum
Bauch oder Fett im Brustbereich), und seine Potenz läßt nach.
Manche Männer unternehmen einen dramatischen Versuch,
dem unausweichlichen Älterwerden zu entgehen, indem sie
sich einen anderen Beruf suchen oder eine junge Freundin
zulegen.
Klimakterische Beschwerden sind nicht ausschließlich den
psychischen Belastungen der Wechseljahre und des Alterns
zuzuschreiben, aber auch nicht allein den hormonalen Veränderungen; es ist ein Zusammenspiel verschiedener Faktoren. Die eine Beschwerde kann eine unmittelbare Folge einer
hormonalen Veränderung sein, die andere eine sekundäre Fol-

ge anderer körperlicher Symptome wie Hitzewallungen oder Kopfschmerzen; daneben kann die Beschwerde auch mit den psychischen Problemen des Älterwerdens zusammenhängen.

Homöopathie

Die homöopathische Behandlung von Übergangsbeschwerden kann sehr effektiv sein. Allerdings muß man selbst auch etwas dazu tun: gesunde, natürliche Ernährung, Einschränkung des Kaffee- und Alkoholgenusses (vor allem Rotwein) und des Rauchens. Der Kreislauf muß durch Gymnastik, Schwimmen oder Wandern trainiert werden. Auch eine natürliche Regelung des Stuhlgangs kann angeraten sein.

Es gibt eine Reihe von homöopathischen Mitteln, die hervorragend zu klimakterischen Beschwerden passen. Prüfen Sie nach, ob Sie sich selbst in den nachfolgenden Arzneimittelbildern homöopathischer Mittel deutlich wiedererkennen. Wenn ja, können Sie das passende Mittel dreimal täglich in der Potenz D6 drei bis vier Wochen lang einnehmen. Wenn eine Besserung eintritt, zweimal täglich eine Dosis einnehmen, dann einmal täglich und die Behandlung allmählich ausklingen lassen. Wenn keine Besserung eintritt, sollte man das Mittel lieber absetzen und einen homöopathischen Arzt oder Heilpraktiker aufsuchen.

Cimicifuga

Im Verhalten findet man Niedergeschlagenheit, Nervosität, Aufgeregtheit und Unruhe. Weiterhin sind für *Cimicifuga* Gelenk-, Muskel- oder Nervenschmerzen typisch. Die Wechseljahre ziehen sich lange hin, die Regelblutung ist spärlich und dunkel. Weiterhin finden sich Migräne (linksseitig), die vielfach von den Halswirbeln ausstrahlt (Nackenschmerzen),

Schlaflosigkeit und ein hohles Gefühl im Magen mit Appetit-losigkeit.

Die Beschwerden verschlimmern sich durch Kälte und Feuch-tigkeit, am Morgen und zum Zeitpunkt der Regel. Sie bessern sich im Freien, nach einem kleinen Essen und durch Wärme.

Typus: die depressive Frau (häufig mit Nackenbeschwerden) in den Wechseljahren.

Lachesis

Typisch für *Lachesis* sind das Wärmegefühl (Schwitzen) und die Hitzewallungen. Es finden sich körperliche Schwäche, Ruhelosigkeit und unregelmäßige, jedoch starke Regelblutun-gen. Gesprächig, kommt vom Hundertsten ins Tausendste.

Eifersüchtig, depressiv, leidet unter Herzklopfen. Verträgt keinen Kragen am Hals (Gefühl der Beengung) und keinen Wein. Die Beschwerden treten vor allem linksseitig auf.

Die Beschwerden verschlimmern sich während des Schlafs, durch Feuchtigkeit und warmes Wetter sowie durch Wein. Bes-serung, wenn die Regelblutung kräftig in Gang gekommen ist.

Typus: die pausenlos redende Frau in den Wechseljahren mit oben offener Bluse.

Sanguinaria

Bei *Sanguinaria* sind die Hitzewallungen am auffälligsten, wobei sich Gesicht und Hals plötzlich röten. Vielfach tritt gleichzeitig ein Schwächegefühl mit kaltem Schweiß, Herz-klopfen, Schwindel oder Übelkeit auf.

Weiterhin zeigt das Arzneimittelbild Migräne (rechtsseitig), Pickel im Gesicht, Geruchsempfindlichkeit oder brennendes Gefühl an der Zunge. Die Menstruationsblutungen bleiben heftig und stark. Die Beschwerden werden schlimmer durch Wärme, Sonne, Kälte, Zugluft, Geräusche und Süßes und verringern sich in der Dunkelheit und im Schlaf.

Typus: unterschiedlich

Sepia
Meist eine brünette, schlanke Frau mit leicht gelblichem Teint,
die schnell dunkle Ringe um die Augen hat. *Sepia*-Typen sind
in den Wechseljahren häufig gereizt gegenüber Ehemann und
Kindern, niedergeschlagen, übellaunig und möchten gerne
allein sein. Morgens tritt Kopfschmerz auf. Außerdem Probleme mit einem hohlen Gefühl im Magen und Verstopfung.
Daneben wird Weißfluß beobachtet. Trockene Scheidenschleimhaut und daher Schmerzen beim Verkehr. Widerwillen
gegen Sex.
Die Beschwerden verschlimmern sich morgens, abends, bei
Ruhe, nach dem Essen und durch kalte Luft. Besserung mittags, durch Bewegung, im Freien, nach dem Schlafen und
durch Bettwärme.
Typus: schlanke, launische oder reizbare und gleichmütige
Frau in den Wechseljahren mit dunklen Ringen um die Augen.

Sulfur
Leicht reizbare, kräftig gebaute Frauen, die oft wenig auf ihre
Kleidung achten. Hitzewallungen am Tage und nachts, wobei
Schweiß am ganzen Körper ausbricht. Probleme mit brennenden Handflächen und Fußsohlen im Bett und gerötete, brennende Körperöffnungen (Lippen, Anus). Bei diesem Typus
tritt Juckreiz an den Schamlippen und morgendlicher Durchfall auf. *Sulfur*-Typen haben eine trockene, schnell juckende
Haut; der Juckreiz wird durch Wasser schlimmer. Widerwillen
gegen Waschen und Baden.
Die Beschwerden verschlimmern sich durch (Bett)wärme.
Typus: breitschultrige und unordentliche Frau, die reizbar oder
depressiv ist.

Ignatia
Die Frau ist in den Wechseljahren überempfindlich und recht
hysterisch, weinerlich und nervös. Kummer wird endlos wie-

dergekäut. Sehr starke Stimmungsschwankungen. Überempfindlich gegen Kaffee und Nikotin; stechende Kopfschmerzen. Hat das Gefühl, einen Pfropf im Hals zu haben. Gähnt häufig. Trockene Hustenanfälle abends und nachts. Beißt sich oft in Zunge oder Wange. Durst bei niedrigen Temperaturen, aber kein Durst bei Hitze. Menstruation zu früh und schmerzhaft. Verschlimmerung der Beschwerden durch Kälte und Berührung. Die Beschwerden bessern sich durch Wärme, ruhiges Gehen und am Morgen.

Typus: dunkelhaarige Frau, schlanke Frauen, die zu Trübsinnigkeit neigen.

Mögliche Beschwerden

Brustkrebs

Brustkrebs ist die häufigste Krebsform bei der Frau. Sie tritt vor allem bei Frauen über vierzig auf. Zum Glück kann man selbst einiges tun, um das Brustkrebsrisiko erheblich zu verringern. Hierzu mehr in Kapitel 7.

Depressionen

Siehe »Psychische Beschwerden«.

Gallensteine

Bei fast 15 Prozent aller Frauen sind Gallensteine nachweisbar. Sie treten vor allem bei übergewichtigen Frauen jenseits des vierzigsten Lebensjahres auf. Wie bei vielen Krankheiten spielt auch die erbliche Veranlagung eine Rolle. Es müssen allerdings auslösende Faktoren vorhanden sein, damit sich diese Veranlagung äußern kann. Zu diesen auslösenden Faktoren zählen zu reichliches und zu fettes Essen.

Nur ein geringer Prozentsatz der Frauen mit Gallensteinen

hat auch Beschwerden wie zum Beispiel Übelkeit und Schmerzen im rechten Oberbauch, die zum rechten Schulterblatt ziehen. Der Schmerz tritt meist nach dem Genuß von Fett, Eiern und Spinat auf. Manchmal ist der Schmerz sehr heftig und tritt in Schüben auf. Dann spricht man von einer Gallenkolik.

Gallensteine setzen sich überwiegend aus einer Mischung von Gallenpigment, Kalk und Cholesterin zusammen, einem fettartigen Stoff, den unser Körper zu drei Vierteln selbst herstellt und den wir zu einem Viertel über die Nahrung in unseren Körper aufnehmen. Eine erhöhte Ausscheidung von Galle mit Cholesterin erfolgt unter dem Einfluß von Östrogenen, die unter anderem in der Antibabypille vorkommen. Patienten mit Gallensteinen haben meist Probleme mit einer gestörten Entleerung der Gallenblase. Man weiß heute auch, daß die Beschwerden, die für Gallensteine typisch zu sein scheinen, auch durch jegliche Reizung oder Dehnung der Gallenblase oder der Gallenwege hervorgerufen werden können.

Was kann man selbst gegen Gallensteine tun? Wichtig ist vor allen Dingen, weniger Fett zu essen. In Salaten statt Salatöl, Olivenöl oder Mayonnaise Sonnenblumen- oder Maisöl verwenden, dasselbe zum Kochen (statt Butterschmalz). Täglich – wenn man den Geschmack mag – im Gemüse eine frische Knoblauchzehe verwenden. Eier, Schokolade und Schokoladenerzeugnisse meiden. Bei Übergewicht muß man abnehmen. Schwere Mahlzeiten vermeiden, da diese Gallenkoliken auslösen können, und gegebenenfalls vom Arzt eine Pille mit niedrigem Östrogengehalt verschreiben lassen.

Zum Einnehmen
Curcuma Pentarkan: Allgemeinmittel bei Gallen- und Leberbeschwerden.

Colocynthis D6: Bei leichten Gallenkoliken, bei denen Vornüberbeugen Linderung verschafft.

Gelenkschmerzen

Wenn Frauen mit klimakterischen Beschwerden zum Arzt gehen, klagen sie häufig über Gelenkschmerzen, vor allem im Rücken, in den Knien und den Hüften. Dieselben Probleme treten jedoch häufig auch bei Männern im selben Lebensalter auf. Es ist daher anzunehmen, daß die meisten Gelenkbeschwerden einfach mit dem Älterwerden zu tun haben. Da über die Hälfte der Frauen im mittleren Lebensalter zunimmt, können durch Überbelastung ebenfalls Gelenkprobleme auftreten.

Arthrose ist eine Gelenkerkrankung, die im höheren Lebensalter auftritt. Es ist eine Erkrankung der Gelenkknorpel. Das Ende eines Knochens ist mit einer durchsichtigen und glatten Knorpelschicht umkleidet. In einem Gelenk liegen zwei Knochenenden aneinander an. Die beiden Knorpelschichten sind leicht gegeneinander verschiebbar,

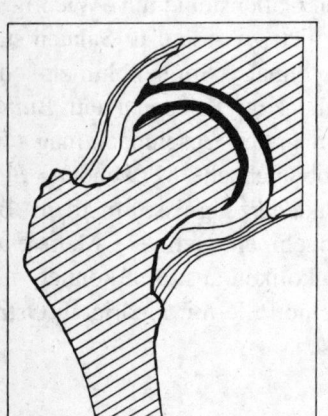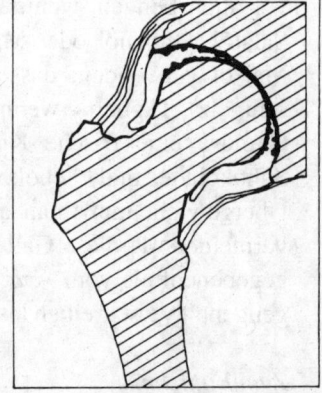

Arthrose entsteht durch einen Verschleiß der Gelenkknorpel; der Knorpel wird dünner, trüber und bekommt eine rauhe Oberfläche

wozu auch die Gelenkflüssigkeit beiträgt, die sich zwischen den Knorpelschichten befindet.

Arthrose, im Volksmund fälschlich als »Gelenkverschleiß« bezeichnet, tritt auf, wenn sich die Qualität des Knorpelgewebes verschlechtert. Der Knorpel wird matt, undurchsichtig und bekommt eine rauhe Oberfläche. Er kann rissig werden, und schließlich kann die Knorpellage völlig verschwinden.

Der Knochen beginnt an den Gelenkrändern zu wuchern, weil er die Tendenz hat, sich zu verdicken und zu verhärten. Der Schmerz und die Steifigkeit beim Einleiten von Bewegungen (Anfangsschmerz und Anfangssteifigkeit) werden hauptsächlich durch Veränderungen des umliegenden Gewebes wie der Gelenkkapsel, der Sehnen und Muskeln verursacht. Durch die Veränderungen des Gelenks werden die Muskeln in ungewohnter Weise beansprucht, was zu Muskelkrämpfen und Schmerzen an Sehnen und Gelenkkapsel führen kann. Das Gelenk knirscht meist, wenn es bewegt wird. Der Schmerz nimmt häufig bei fortwährender Bewegung ab oder verschwindet, kehrt jedoch wieder, wenn das Gelenk zu häufig betätigt oder zu stark belastet wird, zum Beispiel durch Übergewicht.

Arthrose kann durch eine Schädigung innerhalb oder außerhalb des Gelenks wie zum Beispiel einen Knochenbruch entstehen, durch Gelenkinstabilität, durch Meniskusverletzung, aber auch infolge von Haltungsfehlern, Überlastung oder durch Stoffwechselkrankheiten (wie zum Beispiel bei einer Überfunktion der Nebenschilddrüsen).

Die Behandlung der Arthrose besteht in erster Linie in Ruhe. Jegliche Überbelastung des Gelenks muß vermieden werden, zum Beispiel durch Abnehmen, wenn man zu schwer ist. Weiterhin ist Vollwerternährung notwendig: Vollkornprodukte, Buttermilch, wenig Zucker und Salz, jeden Tag ausreichend Obst.

Zum Einnehmen

Bryonia D6: Gelenkschmerzen vor allem beim Bewegen, in Ruhe wenig Beschwerden.

Causticum D6: Arthrose mit Verschlimmerung bei trockener Kälte.

Cimicifuga D6: Gelenkschmerzen in den Knien bei Frauen in den Wechseljahren.

Dulcamara D6: Arthrose mit Verschlimmerung bei feuchter Kälte.

Rhus toxicodendron D6: Bei Anfangsschmerz (bei fortgesetzter Bewegung nehmen die Beschwerden wieder ab) und Steifigkeit in Ruhe, vor allem bei kaltem und feuchtem Wetter, bei Arthrose und anderen Gelenkbeschwerden.

Äußere Anwendung

Rhus Rheuma Gel: Allgemeinmittel bei Muskel- und Gelenkbeschwerden.

Harnableitende Wege, Beschwerden der

In den Wechseljahren können zwei urologische Probleme auftauchen, nämlich Harninkontinenz und Blasenentzündung.

Harninkontinenz, das Unvermögen, Wasser zu halten, bekommt man insbesondere beim Sport, wenn man schwer hebt, beim Husten, Niesen oder Lachen. Das Leiden tritt vor allem bei Frauen auf, die Kinder haben. Bei der Geburt wird die Muskulatur des Beckenbodens stark gedehnt. Besonders bei schweren Geburten und/oder wenn man mehrere Kinder geboren hat, haben die Beckenbodenmuskeln nicht mehr die Elastizität und Festigkeit, die sie vor der Schwangerschaft besaßen. Beschwerden treten dennoch oft erst während der Wechseljahre auf. Durch den sinkenden Östrogenspiegel kommt es zu einer gewissen Erschlaffung des Schließmuskels der Blase. In Verbindung mit einer erschlafften Beckenbodenmuskulatur kann dies Ursache einer leichten Harninkontinenz werden.

Wenn man im übrigen gesund ist, kann man mit einer Inkontinenz recht gut leben. Gehen Sie regelmäßig zur Toilette, nehmen Sie faserreiche Nahrung zu sich, und trinken Sie nicht zuviel vor dem Zubettgehen. Es gibt auch spezielle Unterwäsche, die den Harn aufsaugt und den Geruch neutralisiert.

Während der Wechseljahre kann auch eine Neigung zur Blasenentzündung entstehen. Die Schleimhaut des Harnleiters braucht Östrogene, um in guter Verfassung zu bleiben. Wenn der Östrogenspiegel sinkt, wird diese Schleimhaut empfindlicher. Eindringende Bakterien können dann in der Blase leicht zu einer Entzündung führen. Das wichtigste Symptom ist der ständige Harndrang. Man kann jedoch nur sehr geringe Mengen übelriechenden Harns entleeren, manchmal mit etwas Blut vermischt. Andere Symptome sind ein brennendes Gefühl beim Harnlassen, die Unfähigkeit, den Harn zu halten, Fieber oder ein Ziehen im Unterleib. Allgemeine Empfehlungen: Warme Unterwäsche tragen, nicht längere Zeit mit nassen Füssen gehen, sehr viel trinken und den Harn vollständig entleeren.

Diese Erkrankungen eignen sich nicht immer zur Selbstbehandlung; bei starkem Harnabgang, Schmerzen, Blut im Urin oder anhaltenden Beschwerden müssen Sie einen homöopathischen Arzt oder Heilpraktiker aufsuchen. Ansonsten kann man es erst mit einem der folgenden homöopathischen Mittel versuchen (siehe auch Kapitel 6).

Zum Einnehmen
Bryonia D6: Harnabgang bei Bewegung oder Laufen.
Cantharis D6: Blasenentzündung mit brennendem Gefühl; man muß ständig kleine Mengen Harn entleeren.
Causticum: Mittel bei Spannungsinkontinenz.

Sepia D6: Harnabgang durch Senkung der Gebärmutter, der Blase und/oder des Mastdarms.

Staphisagria D6: Druckgefühl auf der Blase, wodurch man häufig Wasser lassen muß.

Herzklopfen

Normalerweise fühlt man seinen Herzschlag nicht, sofern man nicht am Handgelenk oder an einer anderen großen Schlagader den Puls fühlt. Bei Herzklopfen fühlt man das Herz in Hals oder Brust klopfen. Fast die Hälfte aller Frauen in den Wechseljahren berichten über Herzklopfen. Häufig tritt ein beschleunigter, jagender und/oder pochender Puls gleichzeitig mit Hitzewallungen und/oder Schweißausbrüchen auf. In diesem Fall ist der Zusammenhang mit den Wechseljahren klar. Wenn die Hitzewallung vorüber ist, hört auch das Herzklopfen wieder auf.

Daneben sind die Wechseljahre, wie in der Einleitung zu diesem Kapitel ausgeführt, eine Phase, in der auch psychische Spannungen auftreten können. Diese Spannungen oder damit zusammenhängendes Verhalten wie übermäßiger Nikotin- oder Kaffeegenuß können ebenfalls die Ursache für einen beschleunigten und fühlbaren Puls sein. Sie sollten nicht mehr als zwei Tassen Kaffee pro Tag trinken und möglichst koffeinfreien Kaffee nehmen, das Rauchen einschränken oder versuchen, es aufzugeben.

Zum Einnehmen

Lachesis D12: Herzklopfen bei gesprächigen Frauen, die keinen engen Kragen am Hals vertragen, weil sie dies beengend finden; empfindlich gegen Wein.

Sanguinaria D6: Herzklopfen bei Frauen in den Wechseljahren, die bei einer Hitzewallung eine rote Farbe bekommen.

Hitzewallungen

Bei Hitzewallungen hat man das Gefühl, als ob das Blut plötzlich von der Brust zum Kopf steigen würde. Gesicht und Hals fühlen sich heiß an und werden rot, wie wenn man errötet. Dies kommt daher, daß sich die Blutgefäße in der Haut erweitern. Meist ist einem warm, und manchmal bricht auch Schweiß aus. In Ausnahmefällen können Hitzewallungen minutenlang bis zu einer halben Stunde anhalten, doch dauern sie in der Regel nicht länger als eine Minute.

Hitzewallungen setzen meist im Jahr der letzten Menstruation ein, und manche Frauen haben ein bis zwei Jahre lang mit diesem Problem zu tun. Die Hitzewallungen treten sehr unregelmäßig auf. Eine Woche hat man fast stündlich eine Hitzewallung, eine andere Woche vielleicht nur eine am Tag. Sie können jederzeit auftreten und lassen sich nicht verhindern, auch nicht durch Schlaf. Manche Frauen berichten, daß sie nach dem Genuß von Alkohol oder Kaffee, nach dem Essen stark gewürzter Speisen oder durch starke Emotionen mehr Probleme mit Hitzewallungen haben. Sie sind eine der wenigen äußerlich sichtbaren Erscheinungen der Wechseljahre. Man braucht sich jedoch deshalb anderen gegenüber nicht zu schämen, denn die meisten Frauen im mittleren Lebensalter haben in dieser Zeit dieses Problem.

Etwa die Hälfte der Frauen im Klimakterium leiden während einer Hitzewallung auch an Schweißausbrüchen. Diese können so heftig sein, daß die Kleider am Leib kleben und man sich umziehen muß. Diese Schweißausbrüche können ebenfalls am Tag wie in der Nacht auftreten.

Da Hitzewallungen und Schweißausbrüche während der Wechseljahre ganz natürliche Erscheinungen sind, sollte man sie nur dann medikamentös behandeln, wenn sie den normalen Lebensgang zu beeinträchtigen drohen.

Zum Einnehmen

Ignatia D6: Hitzewallungen bei überempfindlichen, nervösen Frauen während der Wechseljahre, die leicht weinen; vertragen keinen Kaffee und keinen Tabakrauch.

Lachesis D12: Hitzewallungen und Schweißausbrüche bei aufgeregten, redseligen Frauen; Beschwerden vor allem linksseitig, am stärksten beim Aufwachen.

Sanguinaria D6: Hitzewallungen mit deutlich gerötetem Kopf und Hals, Verschlechterung durch Wärme und Sonne.

Sepia D6: Hitzewallungen bei schlanken Brünetten im Klimakterium; einmal stark erhitzt, dann wieder fröstelnd; launisch, will bei Kummer allein sein.

Knochenentkalkung

Knochenentkalkung (Osteoporose) ist der Schwund des Knochengewebes in den Knochen. Dadurch werden die Knochen spröder und können leichter brechen. Bis etwa zum 35. Lebensjahr wird das Knochengewebe fortwährend erneuert (abgebaut und wieder aufgebaut). Ab diesem Alter hält jedoch der Knochenaufbau nicht mehr mit dem Knochenabbau Schritt. Hinzu kommt, daß für den Aufbau Östrogene notwendig sind, während in den Wechseljahren die Östrogenproduktion gerade zurückgeht. Durch die Kombination dieser beiden Faktoren ist das Risiko der Knochenentkalkung bei Frauen größer als bei Männern. Zum Vergleich: Bei einem Achtzigjährigen fehlen etwa 15 Prozent des Knochengewebes, bei einer gleichaltrigen Frau mindestens 50 Prozent! Die Knochen, in denen die Entkalkung meist am stärksten ist, sind die Hüftknochen, die Armgelenke und die unteren Rückenwirbel. Die Rückenwirbel können auch »einsinken«, ohne tatsächlich zu brechen. Dies führt zwar zu keinen Nervenschäden, kann aber Rückenschmerzen verursachen. Die Möglichkeit einer Knochenentkalkung ist größer, wenn

– man eher wenig wiegt,
– die Wechseljahre zu früh beginnen (vor dem 45. Lebensjahr),
– man raucht,
– man keine Kinder hat,
– man sich zuwenig bewegt,
– man zuwenig in die Sonne kommt,
– man jetzt viel Eiweiß (Fleisch, Fisch, Käse), Zucker, Kaffee und Alkohol und wenig kalkhaltige Lebensmittel (unter anderem Milchprodukte) zu sich nimmt.

Auf einige Faktoren hat man also selbst Einfluß: Das allerwichtigste ist, sich mehr zu bewegen. Weiterhin kann man das Rauchen einschränken oder einstellen, versuchen, etwas häufiger in der Sonne zu sitzen und die Ernährung umzustellen. Schränken Sie den Zuckerkonsum ein (beachten Sie, daß viele Lebensmittel ohnehin Zucker enthalten), nehmen Sie jeden Tag Buttermilch, Joghurt und/oder Käse zu sich. Sie sollten auch weniger Fleisch und Wurst essen (überhaupt fleischlos ist noch gesünder). Erlaubt ist dagegen ein- bis zweimal wöchentlich 100 Gramm fetter Fisch; er enthält Vitamin D und ist gut für Herz und Blutgefäße. Gute Kalkquellen für Menschen, die keine Milchprodukte vertragen (Kuhmilchallergie), sind Grünkohl, Spinat, Portulak, Chinakohl, Kohlrüben, Sesamsamen, Mandeln, Haselnüsse, Paranüsse, Kresse, Sojabohnen, Kichererbsen. Den Umfang der Knochenentkalkung kann nur der Arzt mittels Röntgenaufnahmen feststellen. Eine Verkrümmung des Rückens, Knochenschmerzen und Abnahme der Körpergröße können Hinweise auf eine vorliegende Knochenentkalkung sein. In sehr schweren Fällen von Knochenentkalkung kann der Arzt Östrogenzufuhr verordnen; bei zu hohen Dosen scheint allerdings ein erhöhtes Risiko für Gebärmutter- oder Brustkrebs zu entstehen. Man muß dies

daher eingehend mit dem Arzt besprechen. Nur in schweren
Fällen mit starken Knochenschmerzen ist eine Behandlung
durch einen homöopathischen Arzt notwendig. In allen
übrigen Fällen genügt meist eine Umstellung der Lebensweise (Ernährung, Bewegung).

Kopfschmerzen

Kopfschmerz kann gleichzeitig mit oder nach einer Hitzewallung auftreten. Bei einer Hitzewallung hat man die
Empfindung, als ob plötzlich viel Blut zum Kopf drängen
würde. Die Ursache hierfür ist, daß die Blutgefäße im Kopf
sich erweitern, wodurch ein pochender und klopfender
Schmerz entsteht. Andererseits werden Frauen in den
Wechseljahren häufig von einer seit Jahren bestehenden
Migräne befreit. Diese hing dann mit der Menstruation
zusammen.

Spannungskopfschmerz ist häufig, auch während der
Wechseljahre. Zu den psychischen Problemen während
dieser Zeit zählen Depressionen, Anspannung, Reizbarkeit
usw. Körperlich können sich diese Probleme in Verspan-
nungen verschiedener Muskelgruppen äußern, vor allem
der Schultern, des Nackens, an den Kiefern und an den
langen Rückenmuskeln. Diese Muskelverspannung führt
ihrerseits wieder zu Spannungskopfschmerz.

Durch Arthrose der Halswirbel kann in Verbindung mit
Anspannung oder Haltungsfehlern von Hals und Rücken
ein vom Nacken ausstrahlender Hinterkopfschmerz entstehen. Achten Sie gut auf Ihre Haltung, und korrigieren Sie
diese nötigenfalls. Nehmen Sie sich Zeit zur Entspannung,
zum Beispiel für ein Hobby, Sport (vor allem Schwimmen
ist gut), oder lernen Sie, sich durch Yoga zu entspannen.
Wenn man viel koffeinhaltigen Kaffee trinkt, kann an Tagen, an denen man weniger Kaffee trinkt, Kopfschmerz
entstehen. Der Körper ist dann nach der täglichen Dosis

Koffein süchtig geworden. Senken Sie den Kaffeekonsum allmählich auf zwei bis drei Tassen täglich, und trinken Sie koffeinfreien Kaffee, etwas mehr Tee oder Mineralwasser.

Zum Einnehmen

Cyclamen Pentarkan: Komplexmittel für Kopfschmerzen während der Menstruation (wenn diese noch eintritt).

Belladonna D6: Bei pochendem Kopfschmerz an Stirn und Hinterkopf und an den Schläfen, der durch Licht, Geräusche, Liegen und mittags schlimmer wird.

Cimicifuga D6: Bei Kopfschmerzen in Nacken und Hinterkopf durch Arthrose der Halswirbel.

Gelsemium D6: Bei Kopfschmerzen, die vom Hals zu den Augen ziehen, häufig auch vorübergehende Trübung des Sehvermögens; der Schmerz geht durch reichlich Wasserlassen zurück.

Iris D6: Wochenendkopfschmerz oder -migräne mit Übelkeit und Erbrechen; der Schmerz verringert sich durch Bewegung.

Lachesis D12: Kopfschmerz beim Aufwachen, bei einer redseligen Frau in den Wechseljahren; verträgt keinen engen Kragen am Hals.

Sanguinaria D6: Über dem rechten Auge, der wöchentlich wiederkehrt; der Schmerz wird durch Liegen und Schlafen geringer.

Sepia D6: Bei stechenden Kopfschmerzen morgens, meist linksseitig, mit Übelkeit und Erbrechen; der Schmerz wird im Freien weniger.

Sulfur D6: Pochende Kopfschmerzen alle acht oder vierzehn Tage, chronisch, verschlimmert sich beim Bücken.

Silicea D6: Chronisch auftretende Kopfschmerzen täglich oder wöchentlich; bei leicht frierenden Typen mit wenig Selbstvertrauen und schwachen Nägeln.

Müdigkeit

Es gibt eine Vielzahl von Gründen dafür, daß man sich
während der Wechseljahre müde und lustlos fühlt. Dies
kann zunächst körperliche Ursachen haben. Die Müdigkeit
kann eine direkte Folge des gestörten hormonalen Gleichgewichts sein. Auch andere körperliche Beschwerden wie
Rückenschmerzen, Kopfschmerzen oder Schlaflosigkeit können Müdigkeit verursachen. In diesem Fall muß man die
ursächliche Beschwerde angehen, um sich von der Müdigkeit befreien zu können. Körperliche Ursachen können
Blutarmut, Infektionskrankheiten, (Nahrungsmittel)aller-
gie, Hypoglykämie (zu niedriger Blutzuckerspiegel) und
Funktionsstörungen des Herzens oder der Nieren sein.

Man kann nicht nur körperlich, sondern auch geistig müde
sein. Man hat dann zu nichts mehr Lust, ist nicht motiviert,
man kann sich nicht konzentrieren, alles ist zuviel. Vielfach
hängt diese Müdigkeit mit anderen psychischen Problemen
während der Wechseljahre zusammen. Man kann durch die
Konfrontation mit dem Verlust der Fruchtbarkeit, den un-
abweisbaren Alterungsprozeß, die Tatsache, daß beruflich
jetzt alle Möglichkeiten ausgeschöpft sind oder daß die
Aufgabe als Mutter und Hausfrau zu Ende geht, wenn alle
Kinder das Haus verlassen haben, vorübergehend aus dem
Lot geraten. In diesem Fall kann es hilfreich sein, sich mit
Frauen mit ähnlichen Problemen in einer Gesprächsgruppe
auszutauschen. Bei chronischer Müdigkeit und/oder schweren Depressionen muß man in jedem Fall zum homöopathischen Arzt bzw. Heilpraktiker gehen (siehe auch »Psychische Beschwerden«).

Zum Einnehmen

Ferrum Pentarkan: Allgemeines Komplexmittel bei Mü-
digkeitsbeschwerden, unter anderem nach Krankheit, bei
Überlastung oder Blutarmut.

Acidum phosphoricum D6: Mittel bei Müdigkeit und geistiger Erschöpfung (kann nicht mehr richtig denken); Interesselosigkeit, Kummer, manchmal auch Schwindel.

Avena sativa Ø: Überarbeitung und Müdigkeit mit Herzklopfen und Schlaflosigkeit.

Chininum arsenicosum D4: Mittel bei Müdigkeit nach überstandener Infektionskrankheit (zum Beispiel Grippe).

Ignatia D6: Müdigkeit durch Kummer; Gefühl, einen Kloß im Hals zu haben, viel Seufzen und Weinen.

Nux vomica D6: Müdigkeit in Zeiten großer Anspannung, mit Magenbeschwerden und Verstopfung.

Osteoporose

Siehe »Knochenentkalkung«.

Psychische Beschwerden

Fast alle Frauen, die sich in den Wechseljahren befinden, nennen bei ihren Beschwerden mindestens auch ein psychisches Problem. Am häufigsten genannt wird Reizbarkeit. Daneben nennen viele Frauen Depressionen oder Niedergeschlagenheit, Vergeßlichkeit und Konzentrationsschwäche oder Weinkrämpfe.

Einige dieser Beschwerden werden durch die hormonalen Veränderungen im Körper verursacht. Es kommen jedoch noch andere Faktoren hinzu. Durch das Ausbleiben der Menstruation wird man sehr direkt mit der Tatsache konfrontiert, daß man nicht mehr fruchtbar ist, und man wird daran erinnert, daß man älter wird.

Gleichzeitig fallen Wechseljahre und mittleres Lebensalter häufig mit einer Zeit zusammen, in der sich in der Familie und am Arbeitsplatz viel ändern kann. Frauen, die sich für ein Leben als Hausfrau und Mutter entschieden hatten, müssen jetzt zusehen, wie die Kinder das Elternhaus verlassen. Die mütterliche Fürsorge wird nicht mehr benötigt; die häusliche Beschäftigung mit den Kindern, ein Teil der sozialen Kontakte und der fröhliche Trubel im Haus gehen verloren.

Frauen, die sich für Beruf und Karriere entschieden haben, müssen jetzt daran denken, ihre Tätigkeit allmählich abzubauen. Es kann sich auch ein Gefühl der Unsicherheit einstellen, weil man sein jugendliches Äußeres verliert, und man hat Angst, körperlich nicht mehr attraktiv zu sein.

In manchen größeren Gemeinden gibt es Gesprächsgruppen für Frauen in den Wechseljahren. Für viele Frauen ist es eine große Hilfe, mit Leidensgenossinnen über ihre Probleme sprechen zu können.

Bei starken Depressionen und/oder Angstzuständen sollten Sie auf jeden Fall zum Arzt gehen. Bei schweren Depressionen wird man vom Arzt an eine psychologische Beratungsstelle verwiesen.

Zum Einnehmen

Avena sativa Ø: Lustlosigkeit und Schlappheit, Schlaflosigkeit, Appetitmangel, reizbar.

Cimicifuga D6: Bei Nervosität, Aufgeregtheit, Schlaflosigkeit und Gelenk- oder Nackenbeschwerden (Arthrose) bei Frauen in den Wechseljahren.

Lachesis D12: Psychische Beschwerden bei redseligen Frauen, die keinen geschlossenen Kragen vertragen.

Sepia D6: Depressivität oder Reizbarkeit bei schlanken Brünetten in den Wechseljahren; trockene Scheidenschleimhaut.

Reizbarkeit

Siehe »Psychische Beschwerden«.

Rückenschmerzen

Siehe »Gelenkschmerzen«.

Schlaflosigkeit

Die meisten Schlafprobleme, die während der Wechseljahre auftreten, sind eine Folge anderer körperlicher Beschwerden. Hitzewallungen und Schweißausbrüche treten auch nachts auf und können dazu führen, daß man aus dem Schlaf gerissen wird oder nicht schlafen kann. Dasselbe gilt für andere klimakterische Beschwerden wie Herzklopfen oder Rückenschmerzen. Wenn während der Wechseljahre psychische Probleme auftreten, grübelt man manchmal stundenlang, bevor man in Schlaf fällt. In allen diesen Fällen ist es besser, ein Mittel zu finden, das gegen die klimakterischen Beschwerden hilft, statt sofort nach einem Schlaf- oder Beruhigungsmittel zu greifen. Wenn nur Einschlafprobleme bestehen, kann man es mit einem homöopathischen Beruhigungsmittel versuchen.

Der Schlaf ist gut, wenn man innerhalb einer Stunde einschläft, nachts nicht öfter als zweimal wach wird und morgens ausgeschlafen aufwacht. Der Mensch braucht durchschnittlich sieben bis acht Stunden Schlaf, jedoch gibt es starke individuelle Unterschiede je nach Alter und Lebensweise. Häufig unterschätzen Menschen die Schlafmenge, die sie während einer angeblich »unruhigen« Nacht erhalten. Ratschläge bei Schlaflosigkeit:

- abends keinen Kaffee trinken oder koffeinfreien Kaffee nehmen,
- eine Stunde vor dem Zubettgehen den Fernseher ausschalten,
- vor dem Zubettgehen ein Glas warme Milch oder ein Stückchen Käse zu sich nehmen,
- ein entspannendes Buch lesen,
- vor dem Zubettgehen Entspannungsübungen oder einen kurzen Spaziergang machen,
- tagsüber für ausreichende körperliche Betätigung sorgen,

– ein warmes (nicht heißes!) Bad, eventuell mit Lavendel,
   wirkt entspannend (Duschen regt an),
– in einem bequemen Bett schlafen.

Bei anhaltender Schlaflosigkeit sollten Sie zum homöopathischen Arzt oder Heilpraktiker gehen.

Zum Einnehmen
Cimicifuga D6: Schlaflosigkeit mit Unruhe; aufgeregt und
niedergeschlagen, Nackenschmerzen.
Coffea D3: Schlaflosigkeit durch Nervosität oder Aufre-
gung; Gedanken jagen, Gehirn kommt nicht zur Ruhe.
Lachesis D12: Schlaflosigkeit durch geistige Aktivität und
Erregung, bei hektischen, redseligen Frauen, die keinen
geschlossenen Kragen am Hals vertragen.
Sepia D6: Schlaflosigkeit nach 3.00 Uhr nachts, bei schlan-
ken Brünetten mit Launen.
Sulfur D6: Schlaflosigkeit am frühen Morgen, bei nervö-
sen Frauen mit trockener Haut, die Süßes und gewürzte
Speisen lieben.

Sexuelle Probleme

Die Geschlechtsorgane und die Brüste werde von den
Östrogenen beeinflußt. Wenn die Östrogenproduktion während der Wechseljahre abnimmt, führt dies zu Veränderungen in allen Organen, die auf Östrogene ansprechen.
Die Folgen für die Geschlechtsorgane können recht lästig
sein. Die Schamlippen werden kleiner und dünner, da Fettgewebe abgebaut wird. Während und nach dem Klimakterium wird die Schleimhaut in der Vagina durch den Östrogenmangel trockener und dünner. Dies kann zu Juckreiz
und Reizung der Scheide führen, aber auch zu Problemen
beim Verkehr. Die sexuelle Gemeinschaft kann schmerzhaft sein, oder die Vagina ist zu trocken für die Penetration.

Man kann beim Verkehr ein Gleitmittel benutzen, möglichst ein Spezialprodukt. Vorsicht ist bei normalen Cremes oder Körperlotionen geboten, da diese meist parfümiert sind und zu Reizungen führen können. Gleitmittel erhält man in der Apotheke oder Drogerie. Ein gutes Gleitmittel ist geruchs- und geschmacklos. (Bei ernsthaften Problemen sollten Sie sich frauenärztlichen Rat einholen.)

Auch die Brüste reagieren auf den sinkenden Östrogenspiegel. Ihnen wird ebenso Fettgewebe entzogen, wodurch sie kleiner und schlaffer werden. Darüber hinaus schwindet das elastische Stützgewebe, wodurch die Brüste mehr hängen. Die sexuelle Empfindsamkeit von Brüsten und Brustwarzen wird durch den Östrogenmangel jedoch nicht beeinflußt. Man kann allerdings das Gefühl haben, durch die schlaffer werdenden Brüste oder wegen der Tatsache, daß man nicht mehr fruchtbar ist, körperlich weniger attraktiv zu sein. Sprechen Sie hierüber mit Ihrem Partner, der Sie bald beruhigen wird. Und außerdem: Auch Ihr Partner wird körperlich älter.

Manchmal verringert sich das sexuelle Interesse während des Klimakteriums kurzzeitig. Dies dauert meist nicht lange, denn das Interesse am Sex wird vor allem durch die männlichen Hormone (Testosteron) im Körper stimuliert. Diese Hormone werden weiterhin gebildet. Viele Frauen können Sex nach den Wechseljahren besser genießen, da sie nicht mehr auf eine eventuelle Schwangerschaft achten müssen. Bei etwa 60 Prozent aller Frauen bleibt nach der Menopause das Geschlechtsleben unverändert, bei 20 Prozent nimmt das Interesse zu, bei 20 Prozent ab.

Im allgemeinen kann man sagen, daß es mit dem Geschlechtsleben während und nach den Wechseljahren keine größeren Probleme geben wird, wenn es vor dem Klimakterium in Ordnung war (siehe außerdem Kapitel 4 und 6).

Zum Einnehmen

Natrium muriaticum D6: Schmerzen beim Verkehr durch eine trockene Scheidenschleimhaut; bei einem ernsthaften Typ, der Salziges liebt.

Sepia D6: Schmerzen beim Verkehr durch eine trockene Scheidenschleimhaut; bei einer schlanken Brünetten mit Launen und dunklen Ringen um die Augen.

Übergewicht

Während und nach den Wechseljahren werden über die Hälfte der Frauen dicker. Soviel man weiß, hängt dies nicht unmittelbar mit den hormonalen Veränderungen im Körper zusammen. Indirekt besteht jedoch ein Zusammenhang mit den psychischen Problemen, die viele Frauen während der Menopause bekommen. In Phasen der Niedergeschlagenheit greift man oft zu Süßigkeiten; man hat die Tendenz, sich mit Naschwerk zu trösten.

Weiterhin braucht der Körper mit zunehmendem Alter weniger Kalorien. Wenn man seine Eßgewohnheiten nicht ändert, ißt man daher relativ zuviel und nimmt allein dadurch zu. Oft kommt noch hinzu, daß man weniger Sport treibt als früher. Wenn man sich weniger bewegt, verbraucht man auch weniger Kalorien. Die Gewichtszunahme während der mittleren Lebensjahre hängt daher nur mittelbar mit dem Klimakterium zusammen.

Leider gibt es keine homöopathischen Mittel, die erwiesenermaßen schlank machen. Es gibt aber solche, die eine träge Schilddrüse stimulieren können (wenn dies die Ursache des Übergewichts ist), und solche, die bei Flüssigkeitsansammlungen entwässernd wirken. Wenn man trotz ärztlich überwachter Diät nicht abnimmt, kann man erwägen, sich diesbezüglich an einen homöopathischen Arzt zu wenden.

Vergeßlichkeit

Vergeßlichkeit ist beim Älterwerden nicht abnormal, und sie ist im allgemeinen kein Anzeichen geistigen Verfalls. Unser Gehirn wird mit einer Vielzahl von Reizen überflutet (Verkehrslärm, Fernsehen und Radio, Zeitungen, Werbung usw.), weshalb es uns schwerfällt, die für uns wichtigen Informationen herauszufiltern und zu behalten.

Um weniger vergeßlich zu sein, kann man sein Gedächtnis trainieren. Versuchen Sie, Informationen, die für Sie wichtig sind, bewußt im Gedächtnis zu behalten; arbeiten Sie dabei gegebenenfalls mit Assoziationen. Sie können das Gedächtnis auch unterstützen, indem Sie soviel wie möglich aufschreiben.

Bestimmte Arzneimittel, insbesondere Schlafmittel, und übermäßiger Alkoholgenuß können sich nachteilig auf das Gedächtnis auswirken.

Zum Einnehmen

Tebonin forte: Allgemeines Komplexmittel, das unter anderem die Durchblutung von Gehirn, Armen und Beinen verbessert.

Verstopfung

Etwa ein Drittel aller Frauen bekommt es während der Wechseljahre mit einem veränderten Stuhlgang zu tun. Der Grund hierfür ist nicht genau bekannt. Die Bauchmuskulatur wird schlaffer, und meist kommt es zu Verstopfung: Der Stuhlgang wird seltener (gegenüber dem normalen Rhythmus) und kostet mehr Anstrengung (Pressen, vergeblicher Stuhlgang); der Stuhl wird weniger und zugleich härter und trockener. Manchmal wechseln Verstopfung und Durchfall miteinander ab.

Verstopfung muß man in erster Linie über die Ernährung angehen. Laxierende (abführende) Wirkung besitzen: ein

Glas lauwarmes Wasser auf nüchternen Magen, Vollkorn-
produkt, Olivenöl (dreimal täglich einen Kaffeelöffel),
Leinsamen (zum Beispiel einen Eßlöffel in das Müsli),
Orangen, Buttermilch, Nüsse, weiße und braune Bohnen,
Rhabarber, Pflaumen und Kleie. Stopfende Nahrungsmittel
wie weißen Reis, Zwieback und Kekse sollten Sie meiden.
Bei Verstopfung muß man reichlich trinken, etwa zwei Liter
Flüssigkeit am Tag (das sind etwa 12 Gläser oder Tassen).
Diese Flüssigkeit sollten Sie überwiegend in Form von
Fruchtsaft und Wasser zu sich nehmen.

Außerdem ist es wichtig, bei Stuhldrang sofort auf die
Toilette zu gehen; je länger man wartet, desto mehr Flüssigkeit wird dem Stuhl entzogen, wodurch er zu hart wird.
Körperliche Bewegung (Sport, Radfahren, körperliche Arbeit) »massiert« die Bauchwand und fördert die Darm-
tätigkeit. Gehen Sie zum Hausarzt, wenn Sie trotz Einhal-
tung der genannten Diät- und Verhaltensregeln nach vier
bis sechs Wochen noch keine Besserung verspüren. Sofort
zum Hausarzt muß man, wenn sich der Stuhl auffällig
ändert, wenn man abwechselnd Verstopfung und Durchfall
hat, wenn sich Blut im Stuhl befindet und bei chronischen
Leibschmerzen.

Zum Einnehmen

Carduus marianus Pentarkan: Allgemeines Komplexmittel bei Verstopfung; zur Kräftigung der Leberfunk-
tion.

Anacardium D6: Verstopfung ohne Stuhldrang oder
krampfartiger, aber vergeblicher Stuhlgang; keine Kraft im
Mastdarm.

Antimonium crudum D6: Vergeblicher Stuhldrang; abwechselnd Verstopfung und Durchfall; Aufstoßen.

Hydrastis D4: Harter, knollenförmiger Stuhl, mit Schleim
überzogen, häufig vergeblicher Stuhldrang.

Nux vomica D6: Verstopfung, wobei man nach dem Stuhlgang das Gefühl hat, noch nicht fertig zu sein; bei ungeduldigen Frauen, die gestreßt und reizbar sind.

Weinkrämpfe

Siehe »Psychische Beschwerden«.

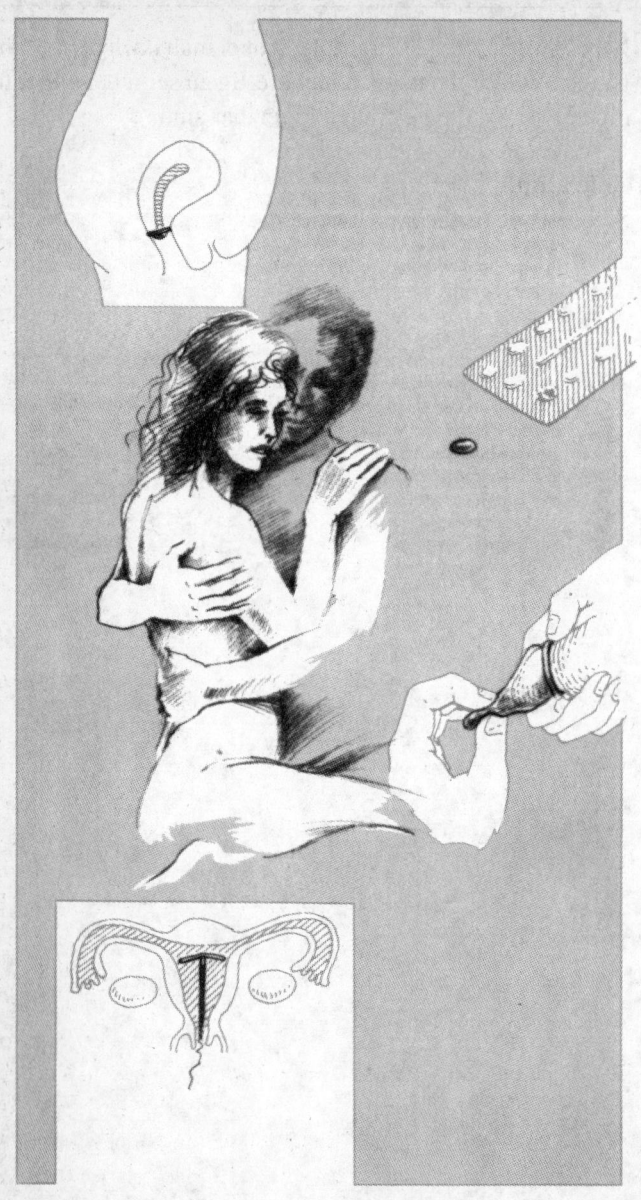

4. Sexualität und Empfängnisverhütung

Die Sexualität spielt ab der Pubertät für jede Frau eine wichtige Rolle in ihrem Leben. Sie wird sich viel mehr als davor ihres eigenen Körpers und ihrer sexuellen Reaktionen bewußt. Erogene Zonen werden entdeckt, es kommt zum ersten Verkehr, und damit stellt sich sofort auch die Frage der Empfängnisverhütung. Für die meisten Frauen werden dann Sex und Intimität zu einem angenehmen Bestandteil des Lebens. Es können jedoch auch körperliche oder psychische Probleme auftreten, die der Frau die Freude am Sex verleiden können. In diesem Kapitel findet sich eine Übersicht über die sexuelle Entwicklung, Empfängnisverhütungsverfahren, sexuelle Probleme und homöopathische Heilmittel, die in diesem Fällen helfen können.

Die sexuelle Entwicklung

Identifizierung mit dem eigenen Geschlecht

Ganz kleine Kinder sind sich ihrer Geschlechtlichkeit noch nicht bewußt. Das Bewußtsein für männlich oder weiblich entwickelt sich zwischen dem zweiten und vierten Lebensjahr. Kleine Kinder haben noch ein »Schwarz-weiß-Denken«: Es gibt in ihrem Weltbild zwei Sorten von Menschen, und man ist entweder das eine oder das andere. Dies spiegelt sich in den übernommenen Rollenmustern und Verhaltensformen, die zu ihrem Geschlecht gehören. Kleine Kinder spielen die Geschlechtsrollen häufig nach, zum Beispiel »Vater und Mutter«. Für die persönliche Entwicklung innerhalb der Kultur, in der man lebt, ist es wichtig, daß man sich schon sehr früh mit der eigenen Geschlechtszugehörigkeit identifiziert. Man wird sich sowohl der anatomischen Unterschiede wie auch der unterschiedlichen kulturell bestimmten Rollenmuster bewußt. Eine gewisse Zeit kann man bei Schulkindern beobachten, daß Mädchen und Jungen kaum miteinander spielen, sondern lieber unter sich bleiben. Erst während der Pubertät sieht man wieder, daß Mädchen und Jungen aufeinander zugehen. Häufig bilden sich dann Gruppen, innerhalb deren man freundschaftlich miteinander umgeht. Freundschaften zwischen nur einem Jungen und einem Mädchen findet man in diesem Alter viel seltener; das Spannungsfeld zwischen den beiden Geschlechtern ist aber sehr groß, und es kommt häufig vor, daß Jugendliche heftig ineinander verliebt sind.

Die Entdeckung des Körpers

Es ist kein Wunder, daß sich Kinder, die von Natur aus neugierig sind, für die Geschlechtsteile interessieren, denn diese sind für sie zunächst das einzige, wodurch sich Jungen und Mädchen körperlich voneinander unterscheiden. Gerade diese Körperteile sind immer bedeckt, jedenfalls in der Öffentlichkeit. Jedes Kind spürt, daß es mit diesen Geschlechtsteilen etwas Besonders auf sich hat, und dies macht das Ganze noch spannender.

Dabei können auch schon in diesem Alter Lustgefühle eine Rolle spielen. Schon sehr kleine Kinder können ganz bewußt ihre Geschlechtsorgane stimulieren, weil es ein angenehmes Gefühl ist. Ein Orgasmus ist damit normalerweise noch nicht verbunden. Das Auftreten von Orgasmen wird bei Jungen in früherem Alter festgestellt als bei Mädchen, wobei aber zu berücksichtigen ist, daß dies bei Jungen auch leichter erkennbar ist.

Die Selbstbefriedigung nimmt im Pubertätsalter zu und ist dann bewußt auf den Orgasmus gerichtet. Es ist nicht verwunderlich, daß dieses sexuelle Verhalten gerade in der Pubertät beginnt. In dieser Zeit wird man ja durch verschiedene körperliche Entwicklungen direkt mit seiner Weiblichkeit und seiner Sexualität konfrontiert. Die Brüste wachsen, die Brustwarzen schwellen, die Schamlippen werden größer, es kann vaginaler Ausfluß auftreten, und die Menstruation läutet das fruchtbare Alter der Frau ein. Es ist eine natürliche Reaktion, daß man die Veränderungen am eigenen Körper untersucht und sich mit ihnen vertraut macht. Zudem gewöhnt man sich durch die Menstruation und die Verwendung von Monatsbinde oder Tampon an die Berührung der eigenen Geschlechtsteile.

Sexuelle Aktivität

Es gibt eine Reihenfolge in der Entwicklung der Sexualität, die fast immer dieselbe ist: Es beginnt meist mit einem Rendezvous; dann folgen der erste Kuß, die ersten Zungenküsse; dann läßt das Mädchen es zu, daß Brüste und Geschlechtsteile betastet werden, man reibt sich mit den Geschlechtsteilen aneinander, und schließlich kommt es zum ersten Verkehr.
Der allererste Verkehr wird unterschiedlich erlebt; die eine Frau genießt dies mehr als die andere. Manchmal ist man beim ersten Mal sehr angespannt oder hat Angst, etwas falsch zu machen, so daß man zuviel mit dem Partner und zuwenig mit den eigenen Gefühlen beschäftigt ist. In diesem Fall kann alles im Laufe der Zeit nur besser werden.
Die intimen Beziehungen sind unproblematischer und angenehmer, je weniger konservativ man in sexueller Hinsicht erzogen ist und je mehr man über den eigenen Körper weiß. Untersuchungen haben ergeben, daß Mädchen, die in sexueller Hinsicht konservativ erzogen wurden, häufiger über Schmerzen beim ersten Verkehr klagten als Mädchen, die freier erzogen wurden.
Schmerzen beim Verkehr entstehen meist durch Anspannung, wodurch man sich verkrampft und zuwenig erregt wird; nur

selten ist das Jungfernhäutchen zu fest. Eine solche Anspannung kann man abbauen, indem man zum Beispiel einige Zeit ohne Verkehr Intimitäten austauscht und man sich mit den eigenen Fingern betastet. Dadurch steigen im Laufe der Zeit das Selbstvertrauen und die Entspannung, so daß es immer wahrscheinlicher wird, daß der nächste Verkehr angenehm ist. Muß man jemanden lieben, um mit ihm ins Bett zu gehen? Dies ist eine Frage der persönlichen Einstellung. Wenn Ihnen Liebe wichtig ist, kann Sex ohne Liebe einen faden Beigeschmack haben. Andererseits ist aus medizinischer Sicht nichts dagegen einzuwenden, wenn man weniger an einer festen Bindung interessiert ist und einfach seine sexuelle Lust befriedigt. Wenn es beiden Partnern Spaß macht, ist dies eine Möglichkeit, Erfahrungen zu sammeln. Bei wechselnden sexuellen Kontakten sollte man zum Schutz vor übertragbaren Krankheiten jedoch immer ein Kondom benutzen!

Erotik und Variationen
Wir gehen in diesem Kapitel vor allem vom heterosexuellen Verkehr aus. Dem liegt kein Vorurteil zugrunde, sondern einfach die Tatsache, daß Heterosexuelle in unserer Kultur nun einmal die größte Gruppe bilden. Dennoch gelten viele der besprochenen Dinge natürlich auch für homosexuell oder bisexuell veranlagte Frauen. Für manche Menschen ist sexueller Kontakt hauptsächlich der Geschlechtsverkehr; in unserer Kultur sind vor allem Männer immer noch zu einseitig auf den Kontakt von Penis und Vagina ausgerichtet. Wer lesbisch ist, weiß es diesbezüglich besser. Sex ist mehr: Der ganze Körper und auch der Geist sind an Sex und Erotik beteiligt.
Jede Frau ist Herr über ihren eigenen Körper und hat das Recht, von einer sexuellen Beziehung eine umfassendere Intimität zu erwarten, so daß auch andere erogene Zonen und die ganze Atmosphäre eine Rolle spielen. Intime Beziehungen dieser Art verschaffen beiden Partnern mehr Erregung und Genuß.

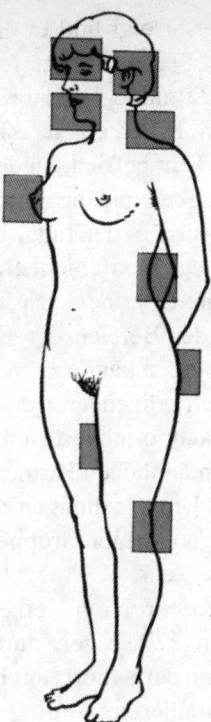

Die allgemeinen erogenen Zonen des Körpers

Erogene Zonen sind Körperteile, die für erotische Reizung empfindlicher sind als andere Teile. Welche Zonen dies sind, ist von Mensch zu Mensch unterschiedlich. Bei den meisten Frauen sind neben den Geschlechtsteilen auch Brüste, Gesäß, die Innenseite der Oberschenkel, Hals, Mund, Ohren und Bauch empfindlich. Dies braucht nicht für jede Frau zu gelten; manchmal kann die Berührung dieser Zonen sogar als unangenehm empfunden werden. Jede muß selbst erkunden, was angenehm ist und was nicht, und dies vor allem auch dem Partner deutlich machen.

Der Verkehr ist Männern oft wichtiger als Frauen, weil die

Stimulierung für den Mann direkter erfolgt und er dadurch leichter zu einem Orgasmus kommt. Vielen Frauen fehlt bei der Gemeinschaft eine ausreichende Stimulierung der Klitoris, um zu einem Orgasmus zu kommen. Durch eigene Aktivität während des Verkehrs kann der Verkehr befriedigender sein. Sie können die Haltung, die Schnelligkeit und die zusätzliche Stimulierung bestimmen. Die »klassische« Haltung, bei der die Frau unten und der Mann oben liegt, ist oft nicht erregend genug; suchen Sie gemeinsam mit Ihrem Partner nach anderen Stellungen, wobei gegebenenfalls der Bereich der Klitoris zusätzlich mit der Hand stimuliert werden kann.

Das Liebesspiel ist für die Frau oft befriedigender, wenn beide Partner nicht ausschließlich am Verkehr orientiert sind. Frauen, die beim Liebesspiel mit einem männlichen Partner einen Orgasmus bekommen, erreichen ihn Untersuchungen zufolge in folgender Weise: 53 Prozent der untersuchten Gruppe durch Stimulierung mit der Hand ohne Verkehr, 45 Prozent durch Stimulierung mit dem Mund, 44 Prozent durch Verkehr mit gleichzeitiger manueller Stimulierung, 27 Prozent durch den Verkehr, wobei die Frau durch Reiben der Klitoris am Körper des Partners für eine zusätzliche Stimulierung sorgt.

In unserer Kultur ist oraler Sex weitgehend akzeptiert und wird häufig ausgeübt. Die Geschlechtsorgane und der Mund sind die beiden empfindlichsten Körperteile, und es ist daher kein Wunder, daß die Berührung von beidem großen sexuellen Genuß verschafft. Allerdings ist Aids ein Risiko; eine kleine Wunde im Mund genügt bereits für eine Ansteckung. Bei wechselnden sexuellen Kontakten sollte man hier kein unnötiges Risiko eingehen.

Beim Analverkehr – manche Frauen empfinden die Berührung des Analbereichs als angenehm – wird der Penis in den Mastdarm eingeführt. Allerdings muß man beim Analverkehr ein Gleitmittel verwenden, da der Anus von Natur aus etwas trockener ist, wodurch ein Eindringen ohne Gleitmittel schmerzhaft sein kann. Einen Orgasmus bekommt die Frau beim Analverkehr natürlich nur dann, wenn sie gleichzeitig an der Klitoris stimuliert wird. Beim Analverkehr können im Mastdarm kleine Risse oder Wunden entstehen, die ein zusätzliches Aidsrisiko darstellen. Wenn man Analverkehr durchführt, sollte man dies daher nur mit einem Spezialkondom bzw. mit dem festen Partner tun.

Intime Beziehungen beim älteren Menschen
Älterwerden bedeutet nicht, daß sich die sexuellen Empfindungen ändern. Es gibt jedoch eine Reihe von Faktoren, auf die man achten sollte, wenn man älter wird.
Der erste Faktor ist die Gewohnheit im Sexualleben; wenn man jahrelang denselben Partner in derselben Weise liebt, geht wohl die Spannung verloren. Man gerät in einen stereotypen Ablauf von Handlungen, von denen man weiß, daß der Partner sie angenehm findet. Wenn beide sich dabei wohl fühlen, ist das in Ordnung, aber es kann dabei passieren, daß das sexuelle Feuer bald zu einem kleinen Flämmchen verkümmert. Wenn beide Partner diesen Alltagstrott durchbrechen wollen, gelingt dies in der Regel auch: Finden Sie neue Varianten und Haltungen, wechseln Sie regelmäßig zwischen passiver und aktiver Rolle, oder lieben Sie sich einmal woanders als im Bett. Suchen Sie gemeinsam neue sexuelle Reize. »Erlaubt« ist alles, was beiden zusagt.
Daneben treten beim Älterwerden körperliche Veränderungen ein, die auf sexuellem Gebiet eine Rolle spielen können. Da die Eierstöcke in den Wechseljahren immer weniger Östrogene erzeugen, wird die Schleimhaut der Scheide trockener und dünner. Dadurch ist es leichter möglich, daß es beim Verkehr zu einer Reizung kommt oder Schmerzen auftreten. Dieses Problem ist meist durch die Benutzung eines Gleitmittels zu lösen. Bei der Frau wie beim Mann werden die sexuellen Reaktionen etwas langsamer; es dauert länger, bis man erregt ist und zu

einem Orgasmus kommt. Die Folge kann sein, daß der Verkehr viel länger dauert, wodurch er für Sie selbst wie für Ihren Partner schmerzhaft werden kann. Man sollte sich in einem solchen Fall fragen, ob wirklich Verkehr nötig ist, um miteinander befriedigende intime Beziehungen zu haben. Die Befriedigung mit der Hand beispielsweise wäre dann eine mögliche Alternative.

Empfängnisverhütung

Die Pille

Die Einnahme der Antibabypille ist neben der Sterilisation die zuverlässigste Form der Empfängnisverhütung. Sofern man nicht vergißt, die Pille einzunehmen, ist das Risiko einer ungewollten Schwangerschaft praktisch gleich Null. Die Hormonmengen in den üblichen Pillenmarken sind seit den achtziger Jahren reduziert und somit die Nebenwirkungen eingeschränkt worden. Die Pille ist daher auch ein sehr populäres Verhütungsmittel: Jede dritte Frau zwischen dem fünfzehnten und fünfzigsten Lebensjahr nimmt heute die Pille.

Antibabypillen enthalten zweierlei Hormone: Östrogene und Gestagene (mit Ausnahme der Dreimonatsspritze und der Minipille). Dies sind synthetische Nachbildungen derselben Geschlechtshormone, die natürlicherweise in den Eierstöcken erzeugt werden und den Menstruationszyklus regeln. Durch äußere Zufuhr dieser Hormone wird der Zyklus so verändert, daß keine reifen Eizellen mehr gebildet werden. Die Pille schützt in vierfacher Weise vor einer ungewollten Schwangerschaft: Sie hemmt die Eireifung, verhindert den Eisprung, verändert die Zusammensetzung des Schleims in der Gebärmutter, so daß Samenzellen kaum mehr durchdringen können, und sie sorgt dafür, daß sich ein eventuell befruchtetes Ei nicht in der Gebärmutterschleimhaut einnisten kann.

Die Pille verhindert nicht nur den Eisprung, sondern auch die monatliche Blutung. Wenn man jedoch einen Streifen der Pille nach dem anderen einnimmt, kann es nach einiger Zeit zu Durchbruchblutungen kommen. Damit die Blutung regelmäßig und vorhersehbar bleibt, hat man sich für sechs bis sieben Pausentage im Monat entschieden. Ein Streifen enthält daher 21 bis 22 Pillen. Wenn der Streifen leer ist und die Pausentage kommen, sinkt der Hormonspiegel im Blut plötzlich ab. Dadurch wird die Oberfläche der Gebärmutterschleimhaut abgestoßen, und es tritt eine Blutung ein. Bei einer solchen durch die Pille gesteuerten Blutung spricht man nicht von Menstruation, sondern von einer Entzugsblutung (siehe hierzu Kapitel 2).

Äußeres Anzeichen für den Eintritt der Geschlechtsreife ist die Menarche. Wann aber der geeignete Zeitpunkt gekommen ist, die Pille zu nehmen, kann man nicht allgemein exakt festlegen. Dies hängt von der körperlichen und geistig-seelischen Entwicklung sowie von den individuellen Lebensumständen ab. Wenn Sie in dieser Hinsicht unsicher sind, können Sie Ihren Arzt oder beispielsweise Ihre örtliche Pro-Familia-Beratungsstelle (siehe Adreßliste) um Rat fragen.

Die Pille wird vom Arzt verschrieben. Er prüft unter anderem Körpergewicht und Blutdruck und klärt, ob schwere Erkrankungen (zum Beispiel Lebererkrankungen und Zuckerkrankheit) vorliegen, bei denen von der Pille abzuraten ist. Wenn man mit der Pille beginnt, geht man nach einem vereinbarten Zeitraum wieder zum Arzt, um über die Erfahrungen zu sprechen und eine Gesundheitskontrolle durchführen zu lassen. Wenn alles in Ordnung ist, bekommt man ein weiteres Rezept, und wenn keine Beschwerden auftreten, kann man sich ohne weitere Beratung jeweils ein neues Rezept ausstellen lassen. Frauen, die die Pille einnehmen, sollen sich jedoch mindestens einmal im Jahr gynäkologisch untersuchen lassen.

Formen der hormonellen Empfängnisverhütung

Es gibt verschiedene Arten der hormonellen Empfängnisver-
hütung: zum Beispiel hochdosierte Pillen, Pillen mit einem
Östrogengehalt unter 50 Mikrogramm, Phasenpräparate, die
Minipille und die Dreimonatsspritze.

Die hochdosierte Pille mit 50 Mikrogramm Östrogen wird nur
noch in Ausnahmefällen verordnet. Beispielsweise für Frauen,
die bei den modernen niedrigdosierten Pillen unter Zwischenblutungen leiden, kann diese stärkere Pille unter Umständen
vorteilhaft sein. Wenn etwas Derartiges aus ärztlicher Sicht
nicht angezeigt ist, sollten Sie eine niedriger dosierte Pille
nehmen. Bei den höher dosierten treten häufig Nebenwirkungen auf wie Kopfschmerzen, Übelkeit, Schmerzen in
den Brüsten und hoher Blutdruck. Absolut ungeeignet sind
höher dosierte Pillen für Raucherinnen, da das Risiko einer
Gefäßerkrankung durch diese Kombination zu groß wird.
Häufig benutzt werden niedrigdosierte Pillen, die weniger als
50 Mikrogramm Östrogen enthalten. Diese Pillen schützen
ebenso vor einer Schwangerschaft wie die stärkeren Pillen,
haben jedoch weniger Nebenwirkungen.

Phasenpräparate enthalten ebenfalls weniger als 50 Mikrogramm Östrogen. Es gibt Zwei- und Dreiphasenpräparate. Der
Streifen eines Dreiphasenpräparats hat Pillen in drei verschiedene Farben. Jede Farbe enthält eine bestimmte Zusammensetzung von Östrogen und Gestagen entsprechend demjeni-
gen, was man im jeweiligen Augenblick des (imitierten)
Zyklus braucht, um eine Schwangerschaft zu verhüten. Die
Dreiphasenpräparate sind ebenso zuverlässig wie die anderen
niedrigdosierten Pillen, doch klingt die Einnahmevorschrift
komplizierter. Man muß die richtige Reihenfolge einhalten,
und zwischen der Einnahme von zwei Pillen darf weniger Zeit
verstreichen. Zweiphasenpräparate bestehen aus zwei verschiedenen Tabletten. Die ersten fünfzehn enthalten Östrogen,
die übrigen fünfzig Östrogen und Gestagen. Diese Präparate

enthalten deutlich weniger Gestagen als andere Pillen, wodurch bestimmte Nebenwirkungen seltener auftreten. Der Nachteil ist, daß dieses Präparat sich in der Praxis als weniger zuverlässig erwiesen hat.

Die Minipille und die Dreimonatsspritze enthalten nur Gestagen und kein Östrogen. Bei der Minipille gibt es keine Pausenwoche; diese Pille muß täglich eingenommen werden. Die Einnahme muß sehr genau erfolgen – es kommt hier auf einige Stunden an. Der Vorteil ist, daß man durch die Minipille weniger Hormone aufnimmt, doch kann die Regelblutung völlig durcheinandergeraten oder sogar ganz ausbleiben (siehe auch weiter unten »Vagina, trockene«).

Bei der Dreimonatsspritze handelt es sich um eine Gestageninjektion, die man sich alle zehn bis zwölf Wochen vom Arzt geben läßt. Die Substanz löst sich allmählich im Blut und unterdrückt den Eisprung. Die Dreimonatsspritze ist ebenso zuverlässig wie andere Präparate. Entscheidend nachteilig ist, daß völlig irreguläre Blutungen auftreten und daß über mehr Nebenwirkungen berichtet wird (Kopfschmerzen, Depressionen, Spannungen in den Brüsten, Nervosität).

Die Pille danach ist eine kurze Hormonbehandlung, die zur Schwangerschaftsverhütung verabreicht wird, wenn man Verkehr ohne Verhütungsmittel hatte oder mit dem Verhütungsmittel etwas nicht geklappt hat. Die ersten Tabletten der »Pille danach« müssen innerhalb von 48 Stunden nach dem Verkehr eingenommen werden. Wegen der hohen Östrogendosis kommt es häufig zu Nebenwirkungen.

Das Kondom

Das Kondom wird heute wieder viel häufiger benutzt. Der wichtigste Grund hierfür ist das Auftreten von Aids. Der große Vorteil des Kondoms liegt darin, daß es nicht nur vor Schwangerschaft, sondern vor verschiedenen sexuell übertragbaren Erkrankungen schützt (außer Aids, unter anderem auch Syphi-

lis, Gonorrhoe, Chlamydien, Herpes genitalis). Aus diesem
Grund werden Kondome auch als zusätzlicher Schutz benutzt,
selbst wenn die Frau die Pille nimmt. Kondome müssen den
Anforderungen der RAL-Gütebestimmungen entsprechen;
durch die verbesserten Fertigungs- und Materialprüfverfahren
ist die Zuverlässigkeit der üblichen Marken gut. Es gibt verschiedene Sorten und Größen mit und ohne Gleitbeschichtung.
Öffnen Sie die Verpackung behutsam; Vorsicht mit scharfen
Fingernägeln. Das Kondom darf man nur an den vollständig
erigierten Penis anlegen, und man muß darauf achten, daß
keine Luft im Reservoir ist.

Warten Sie mit dem Anlegen des Kondoms nicht bis kurz vor
dem Samenerguß, da häufig schon vorher etwas Samenflüs-
sigkeit austritt. Berücksichtigen Sie auch, daß der Penis nach
dem Erguß schnell erschlaffen kann, wodurch das Kondom
womöglich abrutscht. Der Mann muß das Kondom gut an der
Peniswurzel festhalten, bevor er sich zurückzieht. Weiteren
Kontakt von Penis und Vagina sollten Sie dann vermeiden und
das Kondom nach dem Gebrauch auf eventuelle Risse prüfen.
Wenn man einmal davon absieht, daß ganz selten jemand
gegen Latex überempfindlich sein kann, aus dem Kondome
hergestellt werden, gibt es keine stichhaltigen Einwände gegen
die Benutzung des Kondoms. Manche Männer behaupten, daß
sie das beengende Gefühl nicht vertragen können (sie können
eine andere Größe kaufen) oder daß das Kondom die Empfindlichkeit des Penis verringert (dann dauert der Verkehr etwas
länger, was für die Frau meist nur positiv ist, da sie länger
braucht, um zu einem Orgasmus zu kommen). Im Zeitalter von
Aids sollte es normal sein, bei wechselnden sexuellen Kontakten immer Kondome anzuwenden.

Das Scheidendiaphragma

Das Scheidendiaphragma ist eine Kappe aus Hartgummi mit
federndem Außenring, die vor dem Verkehr in der Scheide

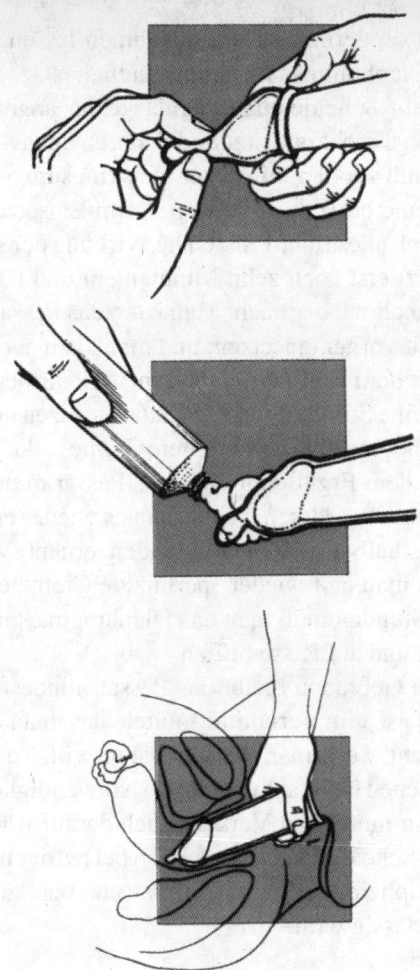

Das Anlegen und der sichere Gebrauch eines Kondoms mit spermizider Creme

eingebracht wird. Es verhindert, daß Samenzellen in die Gebärmutter gelangen. Bis in die siebziger Jahre war das ein vielbenutztes Verhütungsmittel. Die Einführung der Pille hat

die Zahl der Anwenderinnen stark abnehmen lassen, da die
Benutzung des Diaphragmas recht umständlich ist.

Zunächst muß ein Scheidendiaphragma genau angemessen
werden, da es sonst nicht gut sitzt und dadurch unzuverlässig
ist. Das Pessar muß vor dem Einsetzen stets ringsum mit einer
spermiziden Creme bestrichen werden. Beim Einsetzen muß
geprüft werden, ob alles richtig sitzt. Die Wirkung der spermiziden Creme setzt erst nach zehn Minuten ein und läßt nach
einer Stunde schnell wieder nach. Man kann das Pessar daher
nicht längere Zeit vorher einsetzen, und man kann auch nicht
unmittelbar nach dem Einsetzen mit dem Verkehr beginnen.
Wenn trotzdem eine Stunde zwischen dem Einsetzen und dem
Verkehr verstrichen ist, kann man weitere Creme in die Vagina
einführen. Nach dem Erguß muß man das Pessar mindestens
acht Stunden eingesetzt lassen, bevor man es wieder entfernt.
Wenn man innerhalb dieser acht Stunden erneut Verkehr
haben will, muß man erst wieder spermizide Creme einbrin-
gen. Nach acht Stunden muß man das Diaphragma sorgfältig
spülen, trocknen und auf Risse prüfen.

Bei sorgfältigem Gebrauch bleibt das Pessar mindestens ein
Jahr haltbar. Es ist ein Verhütungsmittel, das man nur zu
verwenden braucht, wenn man Verkehr haben will. Nachteilig
ist die umständliche Handhabung und die Notwendigkeit großer Sorgfalt. Man muß beim Verkehr auch darauf Rücksicht
nehmen, daß ein Scheidendiaphragma sich bei heftigen Bewegungen und komplizierten Stellungen verschieben kann und
dadurch unzuverlässig wird.

Die Spirale

Nach der Pille und der Sterilisation ist die Spirale (Intrauterin-
pessar) das zuverlässigste Verhütungsmittel. Etwa 15 Prozent
der Frauen wählen diese Form der Empfängnisverhütung. Es
handelt sich um einen kleinen Kunststoffkörper, der in das
Innere der Gebärmutterhöhle eingesetzt wird. Wie die Spirale

genau wirkt, ist noch nicht völlig geklärt: Vermutlich beschleunigt die Spirale die Wanderung der Eizelle durch den Eileiter, so daß das Ei in der Gebärmutter ankommt, bevor die Schleimhaut zur Einnistung vorbereitet ist. Nicht selten treten in den ersten Monaten Entzündungserscheinungen in Gebärmutter oder Eileitern auf. Eine zusätzliche Empfängnisverhütung in Form eines Kondoms ist in den ersten drei Monaten zu empfehlen.

Die Spirale verdankt ihren Namen der Form des ersten, viel gebrauchten Modells. Die Grundform der heute angewandten »Spiralen« ähnelt mehr einem großen T. Unten an der Spirale ist ein Faden befestigt, mit dem sie wieder entfernt werden kann. Der Stamm ist mit einem sehr feinen Kupferdraht umwickelt, und oben weisen die Arme, die je nach Fabrikat unterschiedliche Form haben können, in Richtung der Eileiter. Die Spirale wird vom Gynäkologen eingesetzt. Die meisten Ärzte setzen die Spirale vorzugsweise am vierten oder fünften Tag der Menstruation oder kurz danach ein. Nach vier bis acht Wochen erfolgt eine erste Kontrolle; nach einem halben Jahr und einem Jahr wird erneut kontrolliert. Falls keine Probleme auftreten, ist jährlich eine Kontrolle ausreichend. Daneben muß man selbst nach jeder Menstruation prüfen, ob die Spirale noch vorhanden ist. Gelegentlich kommt es vor, daß sie zusammen mit Gebärmutterschleimhaut und Blut ausgestoßen wird. Kupferbeschichtete Spiralen sollten durchschnittlich nach drei Jahren ausgetauscht werden. Plastikvorrichtungen wie die in der Abbildung auf S. 102 ganz rechts können auch länger getragen werden.

Stärkere Blutungen und stärkerer Menstruationsschmerz zählen zu den häufigsten Beschwerden beim Gebrauch einer Spirale. Wenn die Regelblutung ohnehin stark ist, ist die Spirale nicht das geeignete Verhütungsmittel. Wenn man allerdings längere Zeit die Antibabypille eingenommen hat, ist es auch möglich, daß man sich an die dabei bestehenden viel

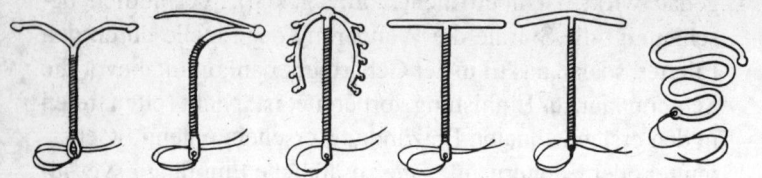

Spiralenformen

leichteren Entzugsblutungen gewöhnt hat. Man hat dann womöglich vergessen, wie die Menstruationen früher waren –
und jetzt wieder sind –, und man hält die künstlichen Blutungen der Pille für normal.
Der wichtigste Nachteil der Spirale sind das erhöhte Risiko
einer Bauchhöhlenschwangerschaft und von Entzündungen
der inneren Geschlechtsorgane. Aus diesem Grund ist die
Spirale als Verhütungsmittel für Frauen weniger geeignet, die
noch schwanger werden wollen, sowie für Frauen mit wechselnden sexuellen Kontakten.

Sterilisation
Wenn man keine Kinder (mehr) will, ist Sterilisation die zuverlässigste Form der Empfängnisverhütung. Dabei wird die
Frau oder der Mann durch einen operativen Eingriff – meist
irreversibel – unfruchtbar gemacht.
Anfänglich waren es vor allem Frauen, die sich dem Eingriff
unterzogen; heute sind es mehr Männer, die sich sterilisieren
lassen. Bei Männern ist die Sterilisation billiger, einfacher und
mit geringeren Komplikationen verbunden. Während die Eileiter tief im Bauchraum liegen, liegen die Samenleiter dicht
unter der Haut. Nach einer lokalen Betäubung werden die
Samenleiter durchtrennt und abgebunden. Der ganze Eingriff
dauert kaum mehr als eine Viertelstunde. Nach acht Wochen
muß das Sperma mikroskopisch untersucht werden. Wenn
keine Samenzellen mehr vorhanden sind, besteht Unfruchtbar-

keit. Bis dahin muß (nach einer Woche Enthaltsamkeit, damit die Wunde heilen kann) beim Verkehr noch ein Kondom benutzt werden.

Die Sterilisation der Frau ist ein Eingriff, bei dem die Eileiter unterbrochen werden, so daß keine Eizellen mehr in die Gebärmutter gelangen können. Heute werden etwa 90 Prozent aller Sterilisationen mit Hilfe eines Laparoskops durchgeführt. Hierbei handelt es sich um ein Rohr, das durch einen kleinen Schnitt unterhalb des Nabels unter die Bauchwand geschoben wird. Damit kann der Bauchraum betrachtet werden. Der eigentliche Eingriff erfolgt dann über ein zweites Rohr, das oberhalb des Schamhaars eingeführt wird. Es gibt auch Laparoskope, mit denen man betrachten und gleichzeitig operieren kann.

Früher wurden die Eileiter meist kauterisiert (Zerstörung des Gewebes), doch beinhaltete dies ein gewisses Risiko für das

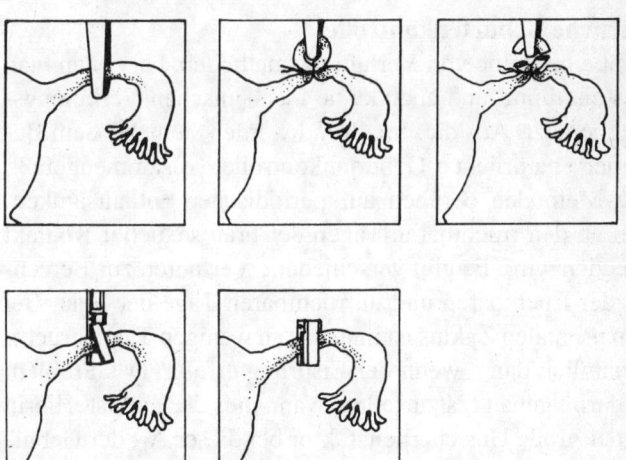

Zwei Sterilisationsverfahren: Unterbindung des Eileiters und eines Eileiterstücks (oben) und Anlegen eines Clips am Eileiter, um ihn unpassierbar zu machen (unten)

umliegende Gewebe, und eine erfolgreiche Wiederherstellung
der Eileiterdurchgängigkeit war kaum möglich. Heute benutzt
man immer häufiger einen Kunststoffring oder Clip, der über
den Eileiter gelegt wird und diesen unpassierbar macht. Der
Vorteil dieser Methode ist, daß Komplikationen seltener sind
und daß eine Wiederherstellung der Fruchtbarkeit mehr Aus-
sicht auf Erfolg hat.

Eine laparoskopische Sterilisation kann ambulant unter lokaler Betäubung durchgeführt werden, so daß man am selben Tag
wieder nach Hause gehen kann. Die Einschnitte sind zudem
so klein, daß kaum Narben zurückbleiben. Die Menstruation
bleibt natürlich nach der Operation erhalten, doch ändert sich
bei jeder sechsten Frau das gewohnte Schema. Bei den meisten Frauen wird der Zyklus etwas kürzer und ist mit weniger
Blutverlust verbunden, doch kann auch das Umgekehrte eintreten.

Natürliche Geburtenkontrolle

Es gibt eine Reihe von Verhütungsmethoden, bei denen man
nichts einnimmt und auch keine mechanischen Verhütungsmittel benutzt. Aus diesem Grund werden sie unter dem Begriff der »natürlichen Geburtenkontrolle« zusammengefaßt.
Diese Methoden beruhen auf periodischer Enthaltsamkeit,
wobei an den fruchtbaren Tagen der Frau sexueller Kontakt
vermieden wird. Es gibt verschiedene Verfahren zur Berech-
nung der fruchtbaren und unfruchtbaren Tage der Frau. Bei
einem normalen Zyklus ist man nur an wenigen Tagen fruchtbar, nämlich dann, wenn der Eisprung erfolgt. Das Problem
liegt darin, genau festzustellen, wann dies der Fall ist. Hierin
liegt der große Unsicherheitsfaktor bei dieser Art der Geburtenregelung. Der Prozentsatz ungewollter Schwangerschaften
ist bei der natürlichen Geburtenregelung sehr hoch. Für diejenigen, die aus medizinischen oder religiösen Gründen keine
Verhütungsmittel benutzen wollen oder können, könnte eine

Kombination solcher natürlicher Verfahren jedoch das geeignete sein.

Bei der Kalendermethode werden die sicheren Tage anhand der Zyklusdauer berechnet. Dieses Verfahren ist nur brauchbar, wenn der Zyklus sehr regelmäßig ist, und selbst dann ist die Zuverlässigkeit gering.

Bei der Temperaturmethode wird versucht, die »sicheren« Tage dadurch zu ermitteln, daß jeden Morgen die Körpertemperatur gemessen wird. Als Methode ist dies an sich noch nicht sicher, doch läßt sie sich in Verbindung mit der Kalendermethode einsetzen. Dadurch wird die Zuverlässigkeit etwas erhöht.

Bei der Zervixschleimmethode werden die fruchtbaren Tage ermittelt, indem täglich der Schleim in der Scheide untersucht wird. Dieser Schleim ändert nämlich im Verlauf des Zyklus seine Farbe und Zähigkeit. In der Praxis ist dies sehr schwierig festzustellen, weshalb dieses Verfahren auch als wenig zuverlässig gelten muß. Wenn man mehr über diese Formen natürlicher Empfängnisverhütung wissen möchte, sollte man den Arzt befragen oder sich mit Hilfe der entsprechenden Literatur informieren.

Schwangerschaftsabbruch
Ein Schwangerschaftsabbruch wird gewöhnlich in einem Krankenhaus durchgeführt. Viele Frauen in der Bundesrepublik fahren zu diesem Zweck auch ins Ausland (zum Beispiel in die Niederlande), weil in manchen Ländern die gesetzlichen Regelungen liberaler sind.

Seit der Vereinigung der beiden deutschen Staaten vom Oktober 1990 gilt in der Bundesrepublik ein geteiltes Abtreibungsrecht. Bis zur Neuregelung des Paragraphen 218 StGB ist in Ostdeutschland Abtreibung bis zur zwölften Schwangerschaftswoche ohne Angabe von Gründen erlaubt (die sogenannte Fristenlösung). Westdeutsches Recht läßt nach Para-

graph 218 StGB (1976) Abtreibung nur unter bestimmten Vor-
aussetzungen bis zur zwölften Woche zu (die sogenannte Indi-
kationslösung: aus medizinischen, kriminologischen [nach Ver-
gewaltigungen] und sozialen [bei Notlagen] Gründen); bei
einer Schädigung des Erbguts (eugenische Gründe) ist die
Abtreibung bis zur 22. Woche erlaubt. Auch nach der Bundes-
tagsmehrheit für den Gruppenantrag – wonach ab 1993 für
ganz Deutschland eine Fristenlösung gelten soll – steht eine
endgültige Regelung nach dem vorläufigen Entscheid des
Bundesverfassungsgerichts noch aus (Stand Sommer 1992).

Beim Schwangerschaftsabbruch muß gewährleistet sein, daß
die Frau ihre Entscheidung ohne Zwang getroffen hat und daß
sie nicht von ihrer Umgebung unter Druck gesetzt wurde.
Weiterhin bekommt sie ab dem Zeitpunkt, zu dem sie ihren
Hausarzt um eine Abtreibung gebeten hat, noch Bedenkzeit.
Wenn Ihr Arzt aus grundsätzlichen oder religiösen Erwägun-
gen jegliche Mitwirkung an einem Schwangerschaftsabbruch
ablehnt, wenden Sie sich am besten an eine anerkannte Beratungsstelle, beispielsweise Pro Familia (siehe Adreßliste).
Dort wird man auch über die eventuell auftretenden Schädi-
gungen und möglichen psychischen Probleme in Zusammenhang mit einer Abtreibung informiert.

In welcher Weise die Schwangerschaft beendet wird, hängt
von der Dauer der Schwangerschaft ab. Bis zum dritten
Schwangerschaftsmonat wird der Gebärmutterinhalt mit einem dünnen Rohr abgesaugt (Saugkürettage). Hierzu wird
zunächst der Gebärmutterhals gedehnt, was einen sehr unan-
genehmen Krampfschmerz im Unterleib hervorrufen kann.
Anschließend wird die Saugkanüle in die Gebärmutter eingeführt, um den Inhalt abzusaugen. Jenseits der zwölften
Schwangerschaftswoche ist das Rohr viel dünner, und der
Gebärmutterhals muß viel weniger gedehnt werden. Wenn die
Gebärmutter leer ist, zieht sich die Gebärmuttermuskulatur
zusammen, was zu Krämpfen führt. Gegebenenfalls wird an-

schließend die Gebärmutter mit einer Kürette (scharfem Löffel) ausgeschabt. Der Eingriff dauert meist weniger als eine Viertelstunde. Anschließend kann man sich etwas erholen, und im Prinzip könnte man nach einer Stunde wieder nach Hause gehen. Da es aber zu einer Nachblutung kommen kann, wenn beispielsweise Gewebsreste zurückgeblieben sind, wird möglicherweise eine Nachbehandlung in Form einer Kürettage notwendig.

Jenseits der zwölften Schwangerschaftswoche werden bei einer Abtreibung meist künstliche Wehen eingeleitet. Nach der Betäubung wird das Fruchtwasser abgelassen und durch eine Substanz ersetzt, die eine Fehlgeburt auslöst, häufig eine konzentrierte Salzlösung. Der Fetus stirbt innerhalb von 48 Stunden ab und wird zusammen mit der Plazenta ausgestoßen. Heute werden statt der Salzlösung vielfach auch Prostaglandine (natürliche Hormone) eingesetzt. Hierdurch entstehen viel ausgeprägtere Wehen, und der Schwangerschaftsabbruch verläuft dadurch erheblich schneller.

Mögliche Beschwerden

Aids

Die Abkürzung Aids bedeutet Acquired Immune Deficiency Syndrome, das heißt erworbenes Immundefektsyndrom. Das Immunsystem bildet die natürliche körpereigene Abwehr gegen Krankheiten. Das Aidsvirus (oder HIV-Virus) vermehrt sich in bestimmten Zellen des Abwehrsystems, wodurch diese vernichtet werden. Da jetzt die körpereigene Abwehr ausgeschaltet ist, wird man für verschiedene Infektionen anfällig, die beim gesunden Menschen praktisch nicht vorkommen, beim Aidspatienten jedoch einen tödlichen Ausgang haben können. Es besteht auch erhöhte Krebsgefahr.

Aids kann durch Geschlechtsverkehr oder die Verwendung infizierter Injektionsnadeln übertragen werden. Weiterhin können Menschen auch durch Bluttransfusionen mit infiziertem Blut oder Blutbestandteilen angesteckt werden, zum Beispiel Gerinnungsfaktoren für Bluterkranke. Bei uns ist dieses Risiko durch strenge Kontrollen heute sehr gering, während in Ländern außerhalb Europas noch eine erhebliche Gefahr besteht. Eine Ansteckung ist auch möglich, wenn eine offene Wunde mit Sperma, vaginalem Ausfluß, Menstruationsblut oder sonstigem Blut Infizierter in Berührung kommt, zum Beispiel bei Erste-Hilfe-Maßnahmen. Das Aidsvirus kann auch während des sexuellen Kontakts über die Schleimhäute von Vagina, Penis, Anus oder Mund in die Blutbahn gelangen, doch ist die Wahrscheinlichkeit hier geringer als bei Wunden oder Reizungen. Aids kann nicht übertragen werden durch Hautkontakt, Husten oder Niesen, Schweiß, Tränen oder die Benutzung gemeinsamen Bestecks oder einer gemeinsamen Toilette. Auch Tiere oder Insekten können nicht übertragen.

Zu Beginn der Aidsepidemie war die Rede noch von Risikogruppen, doch ist diese Vorstellung inzwischen überholt. Heute ist mehr die Rede von risikoreichem Verhalten. Risikoreiches Verhalten ist ungeschützter Verkehr mit wechselnden Partnern oder die Benutzung beschmutzter Injektionsnadeln beim Spritzen harter Drogen. Eine Ansteckung mit Aids kann man verhindern, indem man seine sexuellen Kontakte entweder auf einen einzigen festen, gesunden Partner beschränkt oder durch »sicheren Sex«.

»Sicherer Sex« ist die Benutzung eines einwandfreien Kondoms, wobei mit größtmöglicher Sorgfalt vorzugehen ist. Auf keinen Fall darf man zusätzliche Gleitmittel auf Ölbasis (zum Beispiel Vaseline, Hautcreme oder Babyöl) benutzen, da dies das Kondom beschädigen kann. Ein besonders hohes Risiko besteht beim Analverkehr, da dadurch leicht kleine Wunden entstehen. Wenn man trotzdem Analverkehr ausüben will, muß man ein besonders starkes Kondom benutzen, das speziell zu diesem Zweck entwickelt ist. Auch oraler Geschlechtsverkehr ist bei wechselnden Kontakten risikoreich, vor allem wenn die Frau menstruiert, wenn Wunden vorhanden sind oder beim Samenerguß des Mannes. Manchmal hat man auch einen Partner, der sich weigert, ein Kondom zu benutzen. In diesem Fall sollte man bedenken, daß eine etwas geringere Gefühlsintensität oder ein Wortwechsel immer noch besser sind als ein Aidsrisiko. Sexueller Kontakt ohne Kondom mit einem neuen Partner ist ein Spiel mit dem Leben! Außerdem ist man als Frau dem Ansteckungsrisiko insgesamt gesehen stärker ausgesetzt als ein Mann. Die Konzentration des Aidsvirus ist im Sperma des Mannes um ein Vielfaches höher als in der Vaginalflüssigkeit der Frau, und nach dem Verkehr bleibt dieses Sperma in der Scheide zurück. Weiterhin befinden sich schon vor dem Einsetzen der Menstruation kleine Wunden in der Gebärmutter, die das Ansteckungsrisiko zusätzlich erhöhen. Und schließlich gibt es heute mehr HIV-positive Männer als Frauen.

Ein erhöhtes Ansteckungsrisiko mit Aids besteht bei Personen, die beruflich mit dem Blut anderer Menschen in Berührung kommen können, wie zum Beispiel Sanitäter, Krankenhauspersonal, Zahnärzte und Polizisten. Für sie gibt es spezielle Broschüren mit Verhaltensinformationen, die beim Arbeitgeber bzw. beim Berufsverband erhältlich sind.

Zwischen dem Augenblick der Ansteckung und dem Auftreten erster Beschwerden können Jahre vergehen. Während dieser Zeit ist man HIV-positiv, das heißt Träger des Aidsvirus. Man ist dann zwar nicht an Aids erkrankt, kann aber die Ansteckung weitergeben. Soviel man heute weiß, kommt die Krankheit nicht bei jedem, der angesteckt ist,

auch zum Ausbruch. Nach den neuesten Daten liegt nach
fünf Jahren HIV-Positivität die Möglichkeit, an Aids zu
erkranken, bei 10 bis 16 Prozent, nach elf Jahren beträgt
dieser Anteil 50 bis 60 Prozent. Durch eine Blutuntersu-
chung kann festgestellt werden, ob man angesteckt ist, weil
in diesem Fall das Blut Antikörper gegen das Virus gebildet
hat.

Die ersten Krankheitssymptome für Aids sind höchst unterschiedlich und ähneln zudem den Symptomen alltäglicher
Infekte: beständiges Fieber (vor allem nachts), extreme
Müdigkeit und Schwachheit, beständiger Durchfall, auffällige Abmagerung, Kurzatmigkeit, Hautveränderungen und
Schwellung der Lymphdrüsen. Wenn eine oder mehrere
dieser Beschwerden auftreten und auch nach einigen Wochen nicht abklingen, sollte man auf jeden Fall zum Arzt
gehen.

Aids kann bisher nicht geheilt werden. Es wurden und
werden zwar zum Beispiel Impfstoffe entwickelt und er-
probt – unter anderem gentechnisch manipulierte Eiweiß-
stoffe –, aber man erzielte nur Teilerfolge. Sollten Sie von
dieser Krankheit betroffen sein, ist es sicher ratsam, sich
neben der ärztlichen Betreuung einer Selbsthilfegruppe an-
zuschließen und sich mit der Deutschen Aids-Hilfe e. V. in
Verbindung zu setzen (siehe Adreßliste).

Die Anfälligkeit gegen Infektionskrankheiten allgemein
kann man verringern, indem man das Immunsystem möglichst schützt. Man kann Maßnahmen ergreifen, die die
Gefahr von Infektionskrankheiten verringern. Vermeiden
Sie insbesondere anhaltenden Streß, sorgen Sie für ausreichende Entspannung und genügend Schlaf. Aufgestauten
Kummer sollte man möglichst bald verarbeiten, ebenso
depressive Zustände, gegebenenfalls mit ärztlicher Hilfe.
Wichtig ist auch, daß Sie für eine vollwertige Ernährung
sorgen: Vollkornprodukte, Müsli, Naturreis, Südfrüchte

und saure Milchprodukte. Das Rauchen und Mitrauchen sollten Sie einstellen und gegebenenfalls in Absprache mit dem Arzt zusätzliche Vitamine und Minerale zuführen. Lassen Sie auch Ihre Zähne in Ordnung bringen, denn chronische Entzündungen im Mund schwächen die Widerstandskraft.

Anorgasmie

Wenn man keinen Orgasmus bekommen kann, nennt der Arzt dies »Anorgasmie«. Etwa 10 Prozent aller Frauen bekommen keinen Orgasmus, weder mit einem Partner noch durch Selbstbefriedigung. Wenn man noch nie einen Orgasmus hatte, wird dies auch als »Präorgasmie« bezeichnet. Das bedeutet, daß diese Situation nicht fortbestehen muß. Meist ist sie einfach dadurch bedingt, daß man noch nicht gelernt hat, wie es (technisch) geht. In diesem Fall besteht auch noch wenig oder keine Erfahrung mit Selbstbefriedigung. Wenn man später einen festen Partner hat und sich passiv verhält, ist die Wahrscheinlichkeit groß, daß man es immer noch nicht lernt. Neben dieser rein technischen Seite der Angelegenheit können auch psychische Hemmungen eine Rolle spielen. Vielleicht scheut man sich, sich ganz seinen eigenen Gefühlen hinzugeben, hat man Angst, »komische« Geräusche von sich zu geben oder Bewegungen zu machen, oder man ordnet die eigenen Bedürfnisse ganz denjenigen des Partners unter. Wenn man hier selbst durch Gespräche mit dem Partner nicht zu einer Lösung kommt, kann man erwägen, beispielsweise an einer Gruppentherapie mit anderen Frauen teilzunehmen, die das gleiche Problem haben. Solche Gruppen werden von Therapeutinnen begleitet. Sie können sich zwecks Kontaktaufnahme mit einer solchen Gruppe an Ihre(n) Gynäkologen/Gynäkologin wenden oder beispielsweise an Ihre örtliche Pro-Familia-Beratungsstelle (siehe auch Adreßliste).

Wenn man früher zu einem Orgasmus kam, jetzt aber nicht
mehr, bezeichnet man dies als »sekundäre Anorgasmie«.
Die Ursache hierfür kann in Beziehungsproblemen oder
veränderten sexuellen Techniken liegen, doch kann auch
ein einschneidendes Ereignis der Anlaß gewesen sein, zum
Beispiel ein Todesfall oder eine Geburt – oder Unfruchtbarkeit. Auch bestimmte Arzneimittel können hierfür verantwortlich sein, unter anderem bestimmte Beruhigungsmittel
und Betablocker. In allen diesen Fällen muß die Ursache
behandelt werden, damit wieder ein befriedigendes Sexualleben möglich ist. In manchen Fällen kann auch Homöopathie helfen.

Zum Einnehmen
Berberis D3: Wenn es sehr lange dauert, bis man zum
Orgasmus kommt.
Causticum D6: Der Verkehr macht keinen Spaß; Harnab-
gang beim Husten, Niesen und Laufen.
Ignatia D6: Anorgasmie bei einem nervösen, dunkelhaari-
gen und schlanken Typ mit geringem sexuellem Interesse;
die Scheide ist beim Verkehr gefühllos.
Natrium muriaticum D6: Anorgasmie bei einem ernsthaf-
ten, mageren Typ, der unter einer trocknen Scheide leidet;
außerdem trockene Haut, liebt Salziges.
Phosphorus D6: Anorgasmie bei einem offenen, sponta-
nen Typ; es besteht trotzdem ein gesteigertes Interesse am
Sex.
Sepia D6: Anorgasmie bei einer schlanken Brünetten mit
Launen; leidet an einer trockenen Scheide, vor allem nach
der Menstruation.
Platinum metallicum D6: Anorgasmie und gefühllose
Scheide bei einem überheblichen Typ; trotzdem ein gestei-
gertes Interesse an Sex.

Chlamydien

Ein Chlamydieninfekt ist eine sexuell übertragbare Erkrankung, die bakterielle Ursachen hat. Die Zeitspanne zwischen der Ansteckung und dem Auftreten der ersten Beschwerden beträgt ein bis zwei Wochen.

Die Symptome eines Chalmydieninfekts sind wenig auffällig. Es kann ein verstärkter (wäßriger) vaginaler Ausfluß vorliegen, und beim Wasserlassen kann ein brennendes Gefühl auftreten, jedoch werden die Beschwerden häufig nicht beachtet.

Wenn die Infektion nicht behandelt wird, können sich mit der Zeit verschiedene Komplikationen entwickeln, die schließlich zu Entzündungen der Eileiter und damit zu Unfruchtbarkeit führen können. Daß man diese Krankheit nicht auf die leichte Schulter nehmen darf, zeigen Schätzungen schwedischer Forscher: Im Jahr 2000 werden voraussichtlich ein Drittel aller jungen Frauen in Schweden infolge von Chlamydien unfruchtbar sein.

Bei Beschwerden nach einem ungeschützten sexuellen Kontakt sollten Sie unbedingt einen homöopathischen Arzt oder Heilpraktiker befragen. Diese Erkrankung eignet sich nicht zur Selbstbehandlung.

Geschlechtskrankheiten

Siehe »Sexuell übertragbare Krankheiten«.

Geschlechtsverkehr, Blutung nach dem

Es kommt vor, daß eine Frau unmittelbar nach dem Verkehr ein wenig Blut verliert. Eine solche Blutung muß immer abgeklärt werden. Möglicherweise besteht eine kleine Entzündung oder Abschürfung am Gebärmutterhals oder ein Gebärmutterpolyp, der bei Berührung zum Bluten neigt (siehe Kapitel 6, unter »Gebärmutterpolypen«).

Im schlimmsten Fall handelt es sich um den Beginn von

Gebärmutterhalskrebs. Dies muß mittels einer genauen Untersuchung und eines Abstrichs (siehe Kapitel 6) ausgeschlossen werden. Man darf nicht abwarten oder selbst zu behandeln versuchen, sondern muß sofort zum (Frauen)arzt gehen.

Geschlechtsverkehr, Schmerzen beim

Bei Schmerzen beim Geschlechtsverkehr spricht der Arzt auch von Dyspareunie. Man kann unterscheiden zwischen oberflächlicher Dyspareunie, wenn der Schmerz außen an den Geschlechtsorganen empfunden wird oder wenn das Eindringen des Penis in die Scheide schmerzhaft ist. Von einer tiefen Dyspareunie spricht man, wenn die Hinundherbewegung oder das völlige Eindringen des Penis in die Scheide schmerzhaft ist oder wenn der Schmerz tief in Vagina oder Unterleib gefühlt wird. Häufig entstehen Schmerzen beim Verkehr dadurch, daß die Frau noch nicht feucht genug ist (noch nicht genügend erregt) oder daß der Partner beim tiefen Eindringen an den Gebärmuttermund gelangt. Schmerzen können auch durch körperliche Abweichungen verursacht sein wie zum Beispiel eine empfindliche Narbe durch den Dammschnitt während der Geburt, eine Entzündung der Bartholin-Drüsen, die Feuchtigkeit erzeugen, eine trockene Scheide (vor allem im Klimakterium), eine Verengung oder Vernarbung nach einer Prolaps-Operation oder eine Entzündung der Scheidenschleimhaut. Die Geschlechtsteile können auch gereizt werden, wenn man sich »zu gut« wäscht und hierfür Seife oder Seifenprodukte benutzt.

Weitere mögliche Ursachen sind Blasenentzündung, sexuell übertragbare Erkrankungen, die zu Infektionen geführt haben, Endometriose (siehe Kapitel 2) oder Überempfindlichkeit gegen die Gummiart des benutzten Kondoms. Bei manchen Frauen ist der Orgasmus vor oder während der

Menstruation oder während der Schwangerschaft schmerzhaft.

Neben körperlichen können auch psychische Ursachen für
den Schmerz verantwortlich sein. Vielleicht hat man noch
wenig sexuelle Erfahrung, so daß Angst und Unsicherheit
die Ursache dafür sind, daß man unbewußt verschiedene
Muskeln anspannt. Die Folge davon sind Schmerzen. Ähnliche Verkrampfungen können auftreten, wenn man Beziehungsprobleme hat und trotzdem miteinander ins Bett geht.
Wenn man im Grunde keine Lust hat, können durch eine zu
trockene Scheide oder durch Verkrampfung von Muskeln
Schmerzen auftreten.

Bei wiederholt auftretenden Schmerzen beim Verkehr sollte man zu seinem Hausarzt gehen. Dieser kann eventuell
prüfen, ob eine körperliche Ursache vorliegt. Auch die
Homöopathie kann helfen.

Zum Einnehmen

Berberis D3: Schneidende Schmerzen beim Koitus; Orgasmus ist verzögert.

Graphites D6: Schmerzen bei Widerwillen gegen Sex; gesetzte schwermütige Frauen; trockene Haut mit Schrunden.

Natrium muriaticum D6: Schmerzen aufgrund einer
trockenen Scheidenschleimhaut; ernsthafter und magerer
Typ, liebt Salziges.

Sepia D6: Schmerzen aufgrund einer zu trockenen Vagina
und eines Widerwillens gegen Sex; schlanke, launische
Brünette.

Staphisagria D6: Schmerzen beim Verkehr; gereizte Stimmung, überempfindlich dafür, was andere über sie sagen.

Intimhygiene

Nach der Pubertät werden verschiedene Drüsen im Ge-
schlechtsbereich aktiv, man bekommt die Regel und wird

sexuell aktiv. Dadurch werden auch andere Anforderungen bezüglich der Intimhygiene gestellt. Ein verbreiteter Irrtum besteht darin, daß man glaubt, man müsse sich »unten« stets gründlich mit Seife waschen. Seife, Seifenprodukte und Intimsprays verändern den Säuregrad in der Scheide, wodurch der natürliche Schutz gegen Bakterien und Pilze gefährdet wird. Die Folge können Infekte und vaginaler Ausfluß sein. Manche Frauen beginnen dann, sich noch mehr zu waschen, wodurch alles noch schlimmer wird. Am besten ist es, die Geschlechtsteile einfach mit warmem Wasser zu waschen, am besten durch Spülen (unter der Dusche oder auf einem Bidet). Langes Reiben und Scheuern mit Waschlappen oder Schwamm kann ebenfalls zu Reizungen führen. Während der Regelblutung benutzt man Tampons oder Monatsbinden, die man regelmäßig (etwa alle 7 Stunden) wechselt. Morgens und abends sollte man die Scheide mit Wasser waschen.

Waschen vor und nach dem Verkehr ist eine Frage der persönlichen Vorliebe. Wenn man sich täglich wäscht, ist es nicht unbedingt notwendig, sich vor dem Verkehr zu waschen, doch fühlen sich viele Menschen gewaschen wohler. Wenn man oralen Kontakt haben möchte, ist es sicher angenehmer, wenn man sich erst wäscht, auch als Geste gegenüber dem Partner. Nach dem Verkehr möchte man sich meist reinigen, weil die Geschlechtsteile von der eigenen Feuchtigkeit oder vom Sperma des Partners naß und klebrig sind. Falls man analen Kontakt hatte, muß sich der Partner vor dem vaginalen Kontakt erst sorgfältig waschen, da sonst Bakterien aus dem Darm in die Vagina gelangen und dort Infektionen hervorrufen können (siehe auch Kapitel 6 unter »Weißfluß«). Sicherheitshalber sollte man sich zusätzlich mit einem Kondom schützen.

Libidoprobleme

Es kommen körperliche und psychische Beschwerden in Frage, wenn man vorübergehend Widerwillen gegen Sex hat oder den Verkehr nicht genießen kann.

Da viele heterosexuelle Paare noch stets in einer Weise den Verkehr ausüben, der für den Mann befriedigender ist als für die Frau, sind Libidoprobleme bei Frauen häufiger. Eine andere Art des Liebesspiels, die weniger einseitig auf den Kontakt von Penis und Vagina ausgerichtet ist, könnte dafür sorgen, daß Sex wieder Spaß macht. Auch Schmerzen beim Geschlechtsverkehr können ein Zeichen für Libidoprobleme sein (siehe »Geschlechtsverkehr, Schmerzen beim«). Man hat daher Angst, daß es beim nächsten Mal wieder weh tun könnte, weshalb man es lieber bleiben läßt.

Viele Frauen stellen auch fest, daß ihr sexuelles Interesse durch Menstruation, Schwangerschaft und Klimakterium beeinflußt wird. Auf der psychischen Ebene können Beziehungsprobleme oder andere tiefgreifende Ereignisse (Todesfall, Geburt, Fehlgeburt usw.) in das sexuelle Leben eingreifen. Vermeiden Sie es unbedingt, wider Willen den Verkehr zu erdulden, um dem Partner einen Gefallen zu tun. Versuchen Sie, die Probleme zu beseitigen, indem Sie darüber sprechen. Wenn Sie sich emotionell wieder stabilisieren, kommt in den meisten Fällen auch das Geschlechtsleben wieder in Gang. Vor allen Dingen hieraus nicht noch ein zusätzliches Problem machen!

Zum Einnehmen

Agnus castus D3: Denkt zwar häufig an Sex, empfindet aber körperlichen Widerwillen.

Causticum D6: Sex macht keinen Spaß; keine Erregung, kein Orgasmus. Blasenschwäche.

Conium D6: Widerwillen gegen Sex in den Wechseljahren.

Ignatia D6: Libidoprobleme bei einem überempfindlichen und nervösen Typ, dunkelhaarige und schlanke Frau.

Lycopodium D6: Widerwillen gegen Sex bei einem reizbaren Typ; liebt Süßes.

Natrium muriaticum D6: Hat keinen Spaß am Sex; magerer, ernsthafter Typ mit trockener Haut; liebt Süßes.

Sepia D6: Hat keinen Spaß am Sex; leidet unter einer trockenen Vagina; häufig eine schlanke Brünette mit launischem Wesen.

Orgasmus, Kopfschmerzen beim

Gelegentlich kommt es vor, daß man kurz vor oder während des Orgasmus plötzlich sehr starke Kopfschmerzen bekommt. Dies ist bei Männern und Frauen meist im mittleren Lebensalter der Fall. Manchmal tritt diese Erscheinung nur einmal auf, doch kann das Problem auch wiederkehren.

Es gibt hierfür eine Reihe möglicher Ursachen. Zum einen kann man unbewußt beim Verkehr verschiedene Muskeln in Nacken, Kiefer, Hals und Schultern anspannen, wodurch Spannungskopfschmerz entsteht. Entspannungsübungen können helfen, diese Muskeln weicher zu machen. Der Kopfschmerz kann aber auch durch Blutgefäßstörungen bedingt sein; der Blutstrom zum Gehirn gerät ins Stocken, wodurch sich im Gehirn selbst die Blutgefäße erweitern. Dieser Orgasmuskopfschmerz ähnelt insofern einem Migräneanfall. In manchen Fällen kann Homöopathie helfen. Wenn man sich in einem der nachfolgend beschriebenen Typen wiedererkennt, kann man dieses Mittel drei bis vier Wochen lang dreimal täglich versuchen. Wenn die Beschwerden zurückgehen, kann man auf zweimal täglich eine Dosis verringern und die Behandlung langsam abbauen. Wenn keine Besserung eintritt, setzt man das Mittel besser ab und geht zum homöopathischen Arzt bzw. Heilpraktiker.

Zum Einnehmen

Calcium carbonicum D6: Kräftige, blonde Frauen, die leicht schwitzen, vor allem an Stirn und Füßen. Der Schweiß ist klebrig und kalt. Häufig erkältet, Neigung zu verschiedenen Infekten an Haut und Schleimhäuten, empfindlich gegen Feuchtigkeit. Häufig Widerwillen gegen Milch, liebt aber Eier. Freundlicher, gutmütiger Charakter, jedoch hin und wieder plötzliche Wutausbrüche.

Lycopodium D6: Jähzorniger Typ (regt sich über kleine Dinge auf), oft müde und reizbar. Meist schlank gebaut, jedoch ist der Bauch verhältnismäßig dick. Geistig wendig, aber ein schlechtes Gedächtnis. Neigt dazu, früh graue Haare zu bekommen. Widerwillen gegen Fleisch und schwere Speisen (Kohl, Fett, Zwiebeln), Tendenz zu Verdauungsproblemen.

Sepia D6: Schlanke Brünette von launischem Wesen. Häufig etwas blasse oder gelbliche Gesichtsfarbe und bekommt schnell dunkle Ringe unter den Augen. Manchmal gleichgültig gegenüber geliebten Menschen oder Tätigkeiten. Wichtiges Mittel für Frauen in den Wechseljahren. Der Kopfschmerz ist migräneartig. Beschwerden vor allem linksseitig. Leidet regelmäßig an einer trockenen oder gereizten Scheide.

Silicea D6: Zarte, leicht frierende Frauen mit hellem Teint. Oft entschlußlos und empfindlich gegenüber Kritik. Trockene Haut, Entzündungen, Hautprobleme und Nagelmißbildungen. Widerwillen gegen warme Speisen, neigt zu Verstopfung. Fußschweiß. Fühlt sich besser bei Wärme und sommerlichem Wetter.

Sexuell übertragbare Krankheiten

Unter sexuell übertragbaren Krankheiten versteht man verschiedene Geschlechtskrankheiten und Infektionen, die durch sexuellen Kontakt übertragen werden: Syphilis, Gonorrhoe, Chlamydien, Herpes genitalis, Virushepatitis, Trichomoniasis, Feigwarzen, Candidose, Filzläuse und Aids. Da nicht alle diese Erkrankungen registriert werden, ist schwierig festzustellen, wie häufig diese Infekte sind.

Am größten ist das Ansteckungsrisiko, wenn man häufig wechselnde sexuelle Kontakte hat und »ungeschützten« Verkehr ausübt, das heißt ohne Kondom. Seit dem Auftreten von Aids benutzen viel mehr Menschen ein Kondom, und risikoreiches Verhalten ist seltener geworden (wie zum Beispiel Analverkehr mit wechselnden Partnern). Trotzdem zeigen die in letzter Zeit wieder leicht steigenden Erkrankungsziffern (vor allem Gonorrhoe), daß man die Gefahr wieder weniger ernst nimmt und risikoreiches Verhalten wieder zunimmt. Eine Reihe von Erkrankungen können auch in anderer Weise übertragen werden, zum Beispiel durch Blutkontakt (Aids) oder Bettwäsche (Filzlaus).

Die einzige Möglichkeit, eine Ansteckung mit einer Geschlechtskrankheit zu vermeiden, besteht darin, nur mit einem einzigen, festen, gesunden Partner sexuellen Umgang zu haben, der ebenfalls monogam ist. Wenn man diesen festen Partner noch nicht so lange kennt und beide bisher andere Kontakte hatten, besteht immer noch ein Risiko. Klarheit hierüber kann nur eine ärztliche Untersuchung bringen. Wenn man keinen festen Partner hat, muß man bei jedem sexuellen Kontakt ein Kondom benutzen und bei der Anwendung große Sorgfalt walten lassen. Siehe auch »Aids« und »Chlamydien«.

Vagina, trockene

Vor allem während der Wechseljahre leiden viele Frauen unter einer trockenen Vagina. Dies kommt daher, daß der Zustand der Scheide von Östrogenen abhängt, deren Produktion gerade während der Wechseljahre zurückgeht. Dadurch wird die Schleimhaut der Vagina trockener und dünner, wodurch sie schneller gereizt wird. Weitere Ursachen für einen (vorübergehenden) Östrogenmangel sind das Stillen (die Eierstöcke erzeugen dann wenig Östrogen) und die Einnahme der Minipille oder die Verabreichung einer Dreimonatsspritze, die beide nur Gestagene enthalten. Eine trockene Vagina kann Reizungen, Juckreiz und/oder Schmerzen beim Verkehr hervorrufen. Außerdem ist der Schutz gegen Infektionen verringert.

Der Arzt kann eventuell mit speziellen östrogenhaltigen Cremes oder Zäpfchen helfen, die örtlich angewandt werden. Häufig kann dadurch der Zustand der Vagina wieder in Ordnung gebracht werden. Beim Verkehr benutzt man am besten ein gutes Gleitmittel, das in jeder Drogerie oder Apotheke erhältlich ist.

Zum Einnehmen
Argentum nitricum D6: Schmerzen beim Verkehr durch trockene Scheide bei nervösem und ängstlichen Typ.
Natrium muriaticum D6: Schmerzen beim Verkehr wegen einer trockenen Scheidenschleimhaut; ernsthafter und magerer Typ, liebt Salziges
Sepia D6: Schmerzen beim Verkehr durch eine trockene und schnell gereizte Scheide; Widerwillen gegen den Verkehr; schlanke Brünette mit launischem Wesen.

Vaginismus und Krämpfe

Vaginismus (Scheidenkrampf) ist das unwillkürliche Zusammenziehen der Beckenmuskulatur, wodurch sich die Scheide schließt. Dies ist keine Krankheit, sondern eine Körperreaktion. Wenn man unter dieser Störung leidet, bedeutet dies nicht nur, daß man keinen Verkehr haben kann; häufig ist es auch nicht möglich, einen Finger oder Tampon einzuführen. Außerdem sind dann keine gynäkologischen Untersuchungen durch den Arzt möglich. Bei

manchen Frauen beginnt der Krampf bereits, wenn sie nur
daran denken, bei anderen erst, wenn die Vagina berührt
wird. Auch der Wille, Geschlechtsverkehr zu haben, oder
die Tatsache, daß man geschlechtlich erregt wird, sind keine
Gewähr dafür, daß das Problem überwunden werden kann.
Solange der Körper vaginistisch reagiert, ist kein Verkehr
möglich. Das bedeutet nicht, daß man keine intimen Beziehungen haben könnte. Es gibt ja noch verschiedene andere
Möglichkeiten zu Erregung und Befriedigung innerhalb der
Beziehung. Vaginismus bedeutet nicht, daß man Widerwillen gegen Sex hätte oder keinen Orgasmus bekommen
könnte. Häufig sind manueller oder oraler Sex eine mögliche Lösung. Sogar eine Schwangerschaft ist ohne Verkehr
möglich; wenn man gerne Kinder haben möchte, kann man
eine künstliche Befruchtung mit dem Sperma des eigenen
Partners durchführen lassen.

Es braucht jedoch noch kein Vaginismus vorzuliegen, wenn
hin und wieder plötzliche Verkrampfungen vorkommen. Es
kann auch sein, daß nicht der Muskelkrampf den Verkehr
behindert, sondern daß eine sehr trockene Scheidenschleimhaut das Eindringen unmöglich macht. Versuchen
Sie es in diesem Fall mit etwas Speichel oder einem Gleitmittel. Auch die Homöopathie kann in einem solchen Fall
helfen. Erst wenn die Erscheinung regelmäßig auftritt, besteht Anlaß, zum Arzt zu gehen. Häufig stellt man dann fest,
daß man noch weitere Muskeln anspannt, unter anderem
Gesäß-, Bauch- oder Oberschenkelmuskeln.

Es gibt verschiedene Abstufungen von Vaginismus: Bei
primärem Vaginismus war bisher noch nie Verkehr möglich, bei sekundärem Vaginismus war es früher möglich,
aber jetzt nicht mehr. Es kommt auch vor, daß die Berührung mit den eigenen Fingern oder denjenigen des Partners
möglich ist, doch reagiert die Frau bei Annäherung des
Penis mit Verkrampfung.

Vaginismus kann erfolgreich behandelt werden, doch ist dies oft sehr zeitaufwendig und erfordert großen Einsatz seitens der Frau wie ihres Partners. Lassen Sie sich von einem Sexologen beraten. In der Therapie wird viel über Sexualität gesprochen, und es wird auch die Frage gestellt werden, ob man unbedingt vaginalen Verkehr haben will und muß. Daneben werden Entspannungsübungen angeboten, und man lernt, sich mit seinem eigenen Körper vertraut zu machen.

Zum Einnehmen

Argentum nitricum D6: Schmerzen während des Koitus durch trockene Scheide bei einem nervösen und ängstlichen Typ.

Belladonna D6: Vaginismus, jedoch besteht ein gesteigertes Bedürfnis nach Sex; reagiert heftig auf alles.

Natrium muriaticum D6: Schmerzen beim Verkehr durch trockene Scheide bei einem mageren, seriösen Typ; liebt Salziges.

Pulsatilla D6: Vaginismus bei einem schüchternen, blonden Typ mit einem Widerwillen gegen Männer; hat selten Durst.

Sepia D6: Schmerzen während der Gemeinschaft durch eine trockene Scheide bei einer Brünetten mit launischem Wesen.

Silicea D6: Vaginismus bei einem leicht frierenden Typ mit wenig Selbstvertrauen und schwachen Nägeln.

Platinum metallicum D6: Muskelkrampf beim Verkehr; bei einem stolzen Typ mit einem großen Bedürfnis nach Sex.

Widerwillen gegen Sex

Siehe »Libidoprobleme«.

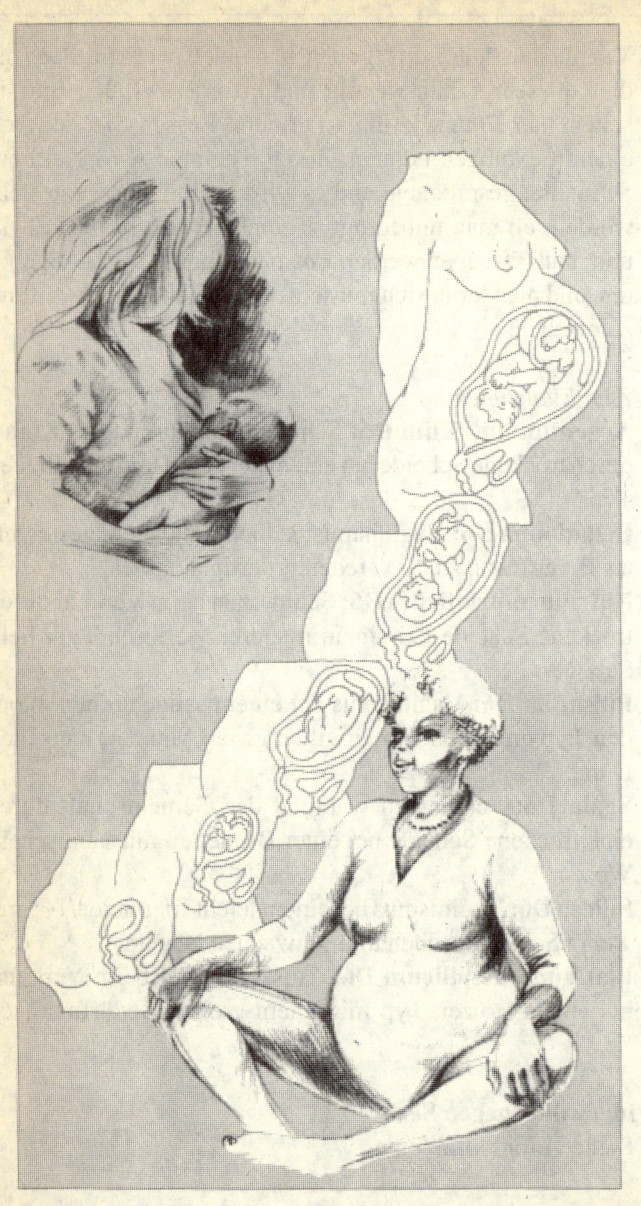

5. Schwangerschaft, Geburt und Stillen

Eine Schwangerschaft braucht heute dank zuverlässiger Verhütungsmethoden kein Ereignis aus heiterem Himmel mehr zu sein. Man kann sich vielmehr zu einem bestimmten Augenblick bewußt dafür entscheiden, wodurch man die neun Monate der Schwangerschaft besonders intensiv erleben kann.

Viele junge Mütter sehen der Geburt ihres Kindes mit gemischten Gefühlen entgegen. Neben der Freude empfindet man vielfach auch die Besorgnis oder Angst, daß nicht alles nach Plan verlaufen könnte. Vor allem in der ersten Schwangerschaft ist alles noch neu, und man will wissen, was im eigenen Körper alles vor sich geht.

Wenn man schwanger werden will, muß man natürlich besonders genau auf seine Regelblutung achten. Das Ausbleiben der Blutung ist das erste Anzeichen, das an eine Schwangerschaft denken läßt. Weitere Merkmale, die schon bald auftreten, sind morgendliches Erbrechen, Überempfindlichkeit der Brüste oder Müdigkeit mitten am Tag.

Ein Schwangerschaftstest liefert heute schon ein zuverlässiges Ergebnis, wenn die Periode gerade vier oder fünf Tage überfällig ist. Zwei Wochen nach dem Ausbleiben der Menstruation kann der Hausarzt durch eine Urinuntersuchung definitiv feststellen, ob Sie schwanger sind oder nicht. Am Ende des dritten Schwangerschaftsmonats ist es Zeit für die erste Schwangerschaftsuntersuchung beim Hausarzt, bei der Hebamme oder beim Gynäkologen.

Verhaltensregeln während der Schwangerschaft

Das Allerwichtigste während der Schwangerschaft ist eine gute Gesundheit. Essen Sie vernünftig, nehmen Sie vollwertige Kost zu sich, die möglichst naturbelassen ist, und sorgen Sie für einen abwechslungsreichen Speisezettel. Der Körper braucht in dieser Zeit zusätzliche Aufbaustoffe, Vitamine und Mineralien. Durch eine bewußte Ernährung sorgen Sie dafür, daß auch das Kind genügend Nährstoffe bekommt. Wenn Sie sich bezüglich der richtigen Kost nicht sicher sind, fragen Sie Ihren Arzt (siehe auch das Kapitel »Ernährung und Gesundheit« im Anhang; dort ist ein eigener Abschnitt der Ernährung der werdenden Mutter gewidmet). Da die Schwangerschaft eine erhebliche Belastung des Körpers darstellt, sollte man sich mit zunehmender Schwangerschaftsdauer immer mehr Ruhe gönnen. Gehen Sie nicht zu spät ins Bett, damit Sie genügend Schlaf bekommen. Gönnen Sie sich Zeit für ein Mittagsschläfchen oder eine Ruhestunde, wenn Sie tagsüber müde sind. Hören Sie auf Ihren Körper.

Während der Schwangerschaft sollte man möglichst wenig Arzneimittel einnehmen. Zwar sind homöopathische Mittel in der Regel sehr sicher, doch sollte man auch hierüber mit dem Arzt bzw. Heilpraktiker sprechen. Fragen Sie ihn, ob ein bestimmtes Mittel während der Schwangerschaft bedenkenlos eingenommen werden kann. Vor allem während der ersten drei Schwangerschaftsmonate sollte der Arzneimittelgebrauch soweit wie möglich eingeschränkt werden, da dies eine besonders wichtige Phase für die Entwicklung der Frucht ist. Während dieser Zeit werden alle Organe und Körperfunktionen geformt. Selbstverständlich muß der Genuß von Tabak, Alkohol, Kaffee und anderen Genußmitteln während der Schwangerschaft möglichst vermieden werden. Alle diese Stoffe schädigen die Frucht! Vor allem vom Rauchen während der Schwangerschaft ist unbedingt abzuraten. Am besten ist es, schon eine ganze Weile vor der Schwangerschaft mit dem Rauchen aufzuhören, damit man nicht mehr mit den Entzugserscheinungen zu kämpfen hat, wenn man schwanger ist. Vielleicht sollte hier darauf hingewiesen werden, daß bei drei Zigaretten täglich bereits das Geburtsgewicht vermindert ist. Bei zehn Zigaretten täglich besteht ein erhöhtes Risiko einer Mißgeburt oder angeborener Mißbildungen.

Alkohol schadet vor allem zu Beginn. Am besten ist es, während der Schwangerschaft überhaupt keinen Alkohol zu trinken. Wie bei den Arzneimitteln ist die schädliche Wirkung in den ersten drei Monaten (dem Zeitraum, in dem die Organe angelegt werden) am größten. Alkoholgenuß kann zu geistiger Zurückgebliebenheit , Wachstumsrückstand und einer ganzen Reihe angeborener Abweichungen führen.

Entwicklung des Embryos

Im folgenden wird beschrieben, wie sich das Kind während der neun Monate der Schwangerschaft entwickelt. Um festzustellen, in welcher Entwicklungsphase sich das Kind befindet, geht man vom ersten Tag der letzten Menstruation aus. Diesem Datum zählt man sieben Tage hinzu, um den Beginn der Schwangerschaft zu ermitteln. Neun Monate nach diesem Tag ist die Geburt »fällig«. Es ist jedoch völlig normal, wenn das Kind ein bis zwei Wochen früher oder später kommt.

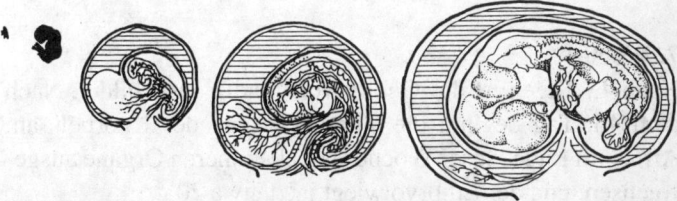

Die Entwicklung der befruchteten Eizelle zum Embryo

1. und 2. Woche

Am ersten Tag der Schwangerschaft teilt sich die befruchtete
Eizelle, womit die Entwicklung des Kindes beginnt. Am dritten und vierten Tag wird das befruchtete Ei durch den Eileiter
transportiert und gelangt am vierten Tag in die Gebärmutter.
Nach einer Woche hat sich das Ei in der Wand der Gebärmutter
eingenistet. Am neunten Tag nimmt der Embryo bereits Form
an.

3. und 4. Woche

In der dritten Woche ist die Frucht etwa 2,5 Millimeter lang.
Das Herz beginnt zu schlagen. Am 26. Tag wird die Bildung
der Arme erkennbar, am 27. Tag die Bildung der Beine. In
der vierten Woche erreicht der Embryo eine Länge von etwa
7 Millimetern, und alle Körperteile sind angelegt.

5. Woche

Nach 31 Tagen ist die Gliederung der Arme in Hände, Arm
und Schulter erkennbar; nach 33 Tagen sind die Fingerknöchel
sichtbar, und die Bildung des Gesichts beginnt. Die Ohren
formen sich.

6. Woche

Am 37. Tag wird die Nase gebildet, die Augenlider sind
praktisch vollständig, das innere Hörorgan ist gebildet. Das
Skelett ist vollständig (Knorpel), und zu den Muskeln verlaufen Nerven.

7. Woche

Nach 43 Tagen ist das Gehirn vollständig ausgebildet. Nach
dem 46. Tag beginnt die Verknöcherung des Knorpels am
Arm. Am Ende dieser Woche sind alle inneren Organe ausgewachsen, und der Embryo wiegt jetzt etwa 20 g.

8. bis 11. Woche
Jetzt werden Augenlider und Handflächen empfindlich für Berührungen. Die Entwicklung schreitet jetzt rasch fort: Die Arme können gebraucht werden, der ganze Körper wird berührungsempfindlich, und der Embryo bewegt sich erstmals spontan. Die Augen werden geschlossen. Ab diesem Zeitpunkt wird der Embryo auch als Fetus bezeichnet.

12. bis 15. Woche
Der Fetus kann treten, Beine und Füße bewegen. Der Kopf kann sich drehen, das Gesicht kann sich bewegen, und der Mund kann geöffnet werden. Der Fetus kann saugen, und der Schluckreflex ist vorhanden. Die Nägel werden gebildet, die Rippen und Wirbel verknöchern, die Geschlechtsorgange entwickeln sich, und die beiden Hälften des harten Gaumens wachsen zusammen. Die Verdauungsdrüsen beginnen ihre Funktion und verdauen das Fruchtwasser. Der Fetus beginnt zu urinieren. Alle Bewegungen werden fließend, und es bilden sich die äußeren Merkmale aus.

20. Woche
Die Länge beträgt jetzt etwa 25 Zentimeter. Der Haarwuchs beginnt, der größte Teil des Knochengerüstes ist schon recht fest, und die Muskeln entwickeln sich.

24. Woche
Der Fetus ist bis etwa 30 Zentimeter gewachsen, das Gewicht beträgt etwa 650 Gramm. In dieser Zeit entwickelt sich die Anlage zum Gebiß.

Ab 28. Woche
Das Kind wiegt jetzt etwa 1250 Gramm, kann am Daumen lutschen, und das Haar wächst. Ab dieser Woche ist das Kind überlebensfähig, wenn es zu früh geboren wird.

In den letzten drei Monaten wird das Kind häuptsächlich
schwerer und kräftiger und bildet Antikörper gegen mögliche
Krankheiten, die von der Mutter übertragen werden. Etwa eine
Woche vor der Geburt (der 37. Woche [neun Monate]) ver-
langsamt sich das Wachstum.

Schwangerschaftsbeschwerden

In der Schwangerschaft können eine ganze Reihe körperlicher
Unpäßlichkeiten auftreten, die unter dem Begriff Schwangerschaftsbeschwerden zusammengefaßt werden. Meist stellen
sie keine Gefahr für die Gesundheit dar, doch ist es immer
besser, den Hausarzt über solche Beschwerden zu informieren.
In einigen Fällen ist nämlich eine Behandlung durchaus angezeigt. Zu den häufigeren Beschwerden während der Schwangerschaft zählen Hämorrhoiden und Krampfadern. Diese entstehen durch Stauungen im Becken. Meist verschwinden sie
nach der Schwangerschaft spontan wieder.
Morgendliche Übelkeit und morgendliches Erbrechen sind
Symptome, die oft schon sehr früh während der Schwangerschaft auftreten. Im allgemeinen verschwinden diese Beschwerden nach dem dritten oder vierten Monat wieder von
selbst. Auch Verstopfung zählt zu den häufig genannten
Schwangerschaftsbeschwerden. Unter hormonalem Einfluß
(vor allem durch den erhöhten Progesteronspiegel) schwächen
sich die Darmbewegungen ab, wodurch es leicht zu einer
Verstopfung kommen kann. Während der letzten Schwangerschaftsmonate drückt zudem das Kind auf die Gedärme.
Viele Frauen stellen auch fest, daß sich während der Schwangerschaft ihr Appetit verändert. Man hat zum Beispiel eine
Abneigung gegen Kaffee, Alkohol und fettes Essen. Manchmal entsteht eine Vorliebe für bestimmte Nahrungsmittel, die
man sonst nicht oder nur selten zu sich nimmt.

Geburtsvorbereitung

Es ist jeder Schwangeren zu empfehlen, an einem Geburtsvorbereitungskurs teilzunehmen, insbesondere wenn man das erste Kind erwartet.

Während eines solchen Kurses erhält man viele Informationen
über alles, was mit Schwangerschaft, Geburt und Wochenbett
zu tun hat. Außerdem kann man mit anderen Schwangeren
Erfahrungen austauschen und gegebenenfalls Ängste und Sorgen miteinander teilen.

Ein wichtiger Bestandteil der Geburtsvorbereitung ist die
Schwangerschaftsgymnastik. Bei dieser Vorbereitung auf die
bevorstehende Geburt trainiert man die Muskeln, die man
dann brauchen wird, und man lernt, andere Muskeln zu entspannen. Weiterhin lernt man eine spezielle Atemtechnik (das
»Hecheln«), die bei der Geburt hilft, die Wehen durchzustehen. Meist beginnt man den Kurs, der einmal pro Woche
stattfindet und zu dem man auch den Partner mitnehmen kann,
um den siebten Schwangerschaftsmonat.

In letzter Zeit gibt es verschiedene »alternative« Schwangerschaftskurse. Man kann zum Beispiel an Schwangerschaftsyoga teilnehmen, wobei man lernt, sich zu entspannen und ein
Bewußtsein für den eigenen Körper zu entwickeln. Weiterhin
gibt es Kurse mit Haptonomie; dabei steht der Kontakt zwischen Ihnen und dem Kind im Mittelpunkt. Man lernt, das
Kind zu berühren und zu streicheln, und erfährt, wie das Kind
auf die eigenen Bewegungen reagiert, was während der Geburt
sehr hilfreich sein kann.

Die Vielfalt der angebotenen Schwangerschaftskurse macht
die Wahl schwierig. Sprechen Sie darüber mit Ihrem Hausarzt
oder Ihrer Hebamme, oder fragen Sie Verwandte und Bekannte nach ihrem Rat. Die Erfahrung zeigt, daß diejenigen Frauen,
die an einem Geburtsvorbereitungskurs teilgenommen haben,
eine leichtere Geburt haben.

Mögliche Beschwerden

Beschädigtes Gewebe nach der Geburt

Bei der Geburt kann das Scheidengewebe durch den Austritt überdehnt werden und einreißen. Um den Scheidendurchgang vorübergehend zu vergrößern, wird ein Dammschnitt vorgenommen. Dieser Schnitt ist durchschnittlich 3 bis 5 Zentimeter lang. Nach der Geburt wird der Schnitt wieder sorgfältig genäht. Das Sitzen kann danach noch einige Zeit schmerzhaft sein; man muß eine angenehme Sitzhaltung finden. Manche Frauen setzen sich auf ein eingerolltes Handtuch oder einen Schwimmreifen. Nach etwa zwei Wochen ist die Wunde soweit verheilt, daß man eventuell wieder Verkehr haben kann.

Die Heilung von Rissen und/oder chirurgischen Schnitten kann mit homöopathischen Mitteln beschleunigt werden. Wenn man viel Blut verloren hat, kann man außer mit den homöopathischen Komplexmitteln auch über die Ernährung etwas für eine schnelle Heilung tun: Essen Sie Brot mit Apfelkraut (um den Eisenverlust auszugleichen), und beenden Sie die Mahlzeit mit einer Orange (Vitamin C begünstigt die Eisenaufnahme).

Zum Einnehmen

Ferrum Pentarkan: Komplexmittel, das nach starkem Blutverlust die Genesung beschleunigt.

Arnica D6: Allgemeinmittel bei Verletzungen; begrenzt die Schwellung und die Ausdehnung blauer Flecken; kurz nach der Niederkunft mit der Einnahme beginnen und gegebenenfalls mit *Bellis perennis* kombinieren.

Bellis perennis D6: Bei Verletzungen der Gebärmutter/des Gebärmuttermundes, der durch falsches Pressen einreißen kann; mit *Arnica* kombinieren.

Äußere Anwendung

Calendula Salbe DHU bei einem Dammschnitt, wenn die Wunde nicht mehr blutet, zweimal täglich unter einer Kompresse anwenden; entzündungshemmend und geweberegenerierend, verhindert die Bildung häßlicher Narben.

Blutarmut

Schwangere müssen ihrem Kind Aufbaustoffe für sein Blut zur Verfügung stellen. Dadurch können sie selbst einen Mangel bekommen, eine der Formen von Blutarmut.

Schwindel bei schnellem Aufstehen, Müdigkeit, Kurzatmigkeit und eine blasse Haut sind häufige Erscheinungen bei einem Eisenmangel im Blut.

Blutarmut kann der homöopathische Arzt bzw. Heilpraktiker oder der Gynäkologe feststellen. Versuchen Sie unbedingt, während der Schwangerschaft möglichst eisenreiche Kost zu sich zu nehmen. Reich an Eisen sind Spinat, Feldsalat, Endivien, Broccoli, Lauch, Fleisch, Hülsenfrüchte, Karotten, rote Bete, Nüsse, Rosinen, Kohl, Roggenbrot und Apfelkraut. Zu warmen Mahlzeiten sollten Sie keinen Tee und keine Milch trinken, da dies die Aufnahme von Eisen in das Blut verhindert.

Zum Einnehmen

Ferrum Pentarkan: Allgemeinmittel; fördert die Eisenaufnahme und die Bildung des roten Blutfarbstoffs (Hämoglobin).

Bluthochdruck

Eine Blutdruckerhöhung während der Schwangerschaft kann verschiedene Ursachen haben. Der hohe Blutdruck kann schon vor der Schwangerschaft bestanden haben, wird aber erst während dieser entdeckt. Auch die Schwangerschaft selbst kann für hohen Blutdruck auslösend sein.

Häufig liegt eine Kombination der beiden vorgenannten Ursachen vor; das heißt, ein bereits bestehender Bluthochdruck wird durch die Schwangerschaft verschlimmert. Dies kann vor allem bei Frauen mit einem bestehenden Gefäß- und/oder Nierenleiden der Fall sein.

Man muß von dem Blutdruck vor der Schwangerschaft ausgehen; dieser liegt durchschnittlich bei 120/80. Während der Schwangerschaft muß der Blutdruck aber erniedrigt sein. Deshalb ist bereits Vorsicht geboten, wenn der diastolische Druck von 60 über 75 steigt. Allgemein gilt, daß man bei einem Anstieg über 140/90 Maßnahmen ergreifen muß. Wenn nichts unternommen wird, kann für Mutter und Kind eine lebensbedrohliche Situation entstehen, so daß die Schwangerschaft möglicherweise beendet werden muß.

Häufige Ursachen für hohen Blutdruck sind Nierenkrankheiten (in 10 Prozent der Fälle), Veranlagung, Streß, Übergewicht, zuviel Salz, Kaffee, Alkohol und Rauchen. Nach dem Rauchen von zwei Zigaretten steigt der systolische Druck um acht Einheiten; diese Werte bleiben rund eine Viertelstunde bestehen. Da falsche Lebensgewohnheiten die wichtigste Ursache für Bluthochdruck sind, sind vor allem diese zu ändern: weniger Kochsalz, nicht rauchen, keinen Kaffee und Alkohol, bei Übergewicht gegebenenfalls etwas abnehmen und Streß vermeiden. Entspannungsübungen (zum Beispiel Yoga) können helfen, ruhiger zu werden.

Hoher Blutdruck läßt sich nicht ohne weiteres homöopathisch beseitigen. Ohne eine Umstellung der Lebens- und Ernährungsgewohnheiten läßt sich der Blutdruck meist nicht ausreichend senken, auch nicht mit den blutdrucksenkenden Mitteln der Schulmedizin.

Diese Krankheit eignet sich nicht zur Selbstbehandlung; einen homöopathischen Arzt oder Heilpraktiker aufsuchen.

Brustdrüsenentzündung
Siehe Kapitel 7

Dammschnitt oder -riß bei der Geburt
Siehe »Beschädigtes Gewebe nach der Geburt«.

Durchfall
Wenn der Stuhl dünner ist als normal und zudem häufiger ist (mehrmals am Tag), spricht man von Durchfall. Durchfall während der Schwangerschaft sollte nicht auf die leichte Schulter genommen werden. Die Nahrung passiert dann den Dickdarm zu schnell, wodurch zuwenig Zeit bleibt für eine Resorption von Feuchtigkeit und verschiedenen Mineralen. Wenn man diesen Zustand zu lange unbehandelt läßt, besteht die Gefahr, daß das Kind zuwenig Aufbau- und Nährstoffe bekommt.

Es ist ratsam, sofort über die Ernährung einzugreifen. Meiden Sie reizende Nahrungsmittel wie scharf gewürzte, sehr saure oder sehr süße Speisen. Essen Sie mehrmals am Tag kleinere Mengen, und trinken Sie besonders viel (keinen Kaffee und keine Erfrischungsgetränke, dafür schwachen Tee, Wasser und Fleischbrühe).

Zum Einnehmen

Antimonium crudum D6: Bei Durchfall mit Bauchschmerzen, Aufstoßen, Blähungen, Übelkeit und/oder belegter Zunge.

Arsenicum album D6: Durchfall durch Infektionen mit wäßrigem Stuhl; Angst und Durst nach kleinen Schlucken kalten Wassers.

Okoubaka D2: Bei Durchfall durch den Genuß ungewohnter, exotischer Speisen.

Pulsatilla D6: Durchfall durch zuviel Eis oder fette Speisen.

Erbrechen in der Schwangerschaft

Morgendliches Erbrechen tritt bei mindestens 60 Prozent aller Schwangeren während der ersten drei bis vier Monate auf. Es ist vermutlich die bekannteste Schwangerschaftsbeschwerde. Es beginnt, einige Wochen nachdem die Regel ausgeblieben ist. Meist besteht Übelkeit beim Aufwachen, wodurch man sich manchmal übergeben muß. Oft ist das Problem dann für diesen Tag ausgestanden, doch kann Übelkeit auch zu anderen Tageszeiten auftreten. Nach einigen Wochen verschwinden die Beschwerden meist spontan. Die Ursache für das Erbrechen in der Schwangerschaft ist nicht bekannt. Wenn man sich jeden Tag ein- bis zweimal übergeben muß, wirkt sich dies noch nicht nachteilig auf die Entwicklung der Frucht aus. Man sollte dagegen zum Arzt gehen, wenn man mehrmals täglich brechen muß; dadurch kann im Laufe der Zeit ein Flüssigkeitsmangel entstehen.

Essen Sie kleinere Mengen, zum Beispiel fünf bis sechs kleine Mahlzeiten über den Tag verteilt statt drei Hauptmahlzeiten. Frühstücken Sie im Bett, oder trinken Sie zumindest erst etwas Tee, bevor Sie aufstehen. Beginnen Sie den Tag in Ruhe, auch wenn dies nicht einfach ist, weil man schon Kinder hat und der Partner nicht helfen kann. Achten Sie auch den übrigen Tag auf Ihre Ernährung: Meiden Sie fette und stark gewürzte Speisen. Wenn das Erbrechen trotz dieser Maßnahmen bestehen bleibt, kann man eines der nachfolgend genannten homöopathischen Mittel anwenden.

Zum Einnehmen

Argentum nitricum D6: Übelkeit mit Erbrechen und Blähungen; liebt Zucker und süße Speisen; braucht kühle, frische Luft.

Calcium carbonicum D6: Übelkeit in der Schwangerschaft bei stark gebauten Frauen mit blondem Haar, die leicht schwitzen (vor allem an der Stirn); klamme Hände, leicht frierend.

Ipecacuanha D6: Wenn das Essen sofort wieder erbrochen wird, Erbrechen von Galle, kein Durst.

Kreosotum D6: Wenn das Erbrechen mit Speichelfluß einhergeht und nach dem Genuß von Wasser ein bitterer Geschmack entsteht.

Nux vomica D6: Erbrechen in plötzlichen Anfällen, nach dem Frühstück, bittersüßer Geschmack, bleischwerer Magen, bei hyperaktiven Frauen.

Pulsatilla D6: Übelkeit in der Schwangerschaft bei schüchternen blonden Frauen, die Fett schlecht vertragen, kein Durst.

Sepia D6: Übelkeit, Erschöpfung nach dem Erbrechen, Verstopfung, leicht irritiert, bei Brünetten, die Verlangen nach sauren Speisen haben.

Silicea D6: Übelkeit in der Schwangerschaft bei ständig frierenden Frauen mit schwachen Nägeln, wenig Selbstvertrauen.

Tabacum D6: Bei einem ständigen Gefühl der Übelkeit ohne Erbrechen.

Eßverhalten, abweichendes

Viele Frauen stellen fest, daß sich während der Schwangerschaft ihr Geschmacks- und Geruchssinn vorübergehend ändern, wodurch ihr Appetit beeinflußt wird. Dinge, die man immer köstlich fand, widerstreben einem plötzlich. Umgekehrt kann man plötzlich unbezähmbaren Appetit auf Dinge bekommen, die man früher nicht gegessen hätte. Es kommt häufig vor, daß Schwangere monatelang keinen Kaffee mehr mögen und daß ihnen zum Beispiel durch den Geruch von Zigaretten oder Küchengerüche übel wird. Der plötzliche Appetit kann sich auf die verschiedensten Nahrungsmittel richten, auch ganz ausgefallene und ungenießbare Dinge. Es kann auch eine unbezähmbare Lust auf Süßes auftreten. Dies hat möglicherweise mit einer höheren Reizschwelle für Süßes zu tun. Für die ungewöhnlichen Gelüste werden auch psychologische Faktoren verantwortlich gemacht. Viele schwangere Frauen sind etwas labiler, was sich in Eßwut oder Weinkrämpfen äußern kann. Wenn man Appetit auf ungesunde Speisen mit viel Fett, Salz oder Zucker hat, muß man sich bezähmen und nach gesünderen Alternativen Ausschau halten. Anderenfalls kann sich dies nachteilig auf die Gesundheit des Kindes auswirken. Wenn Appetit und Widerwillen sehr ausgeprägt sind und man dies störend findet oder der alltägliche Gang der Dinge dadurch beeinträchtigt wird, kann man es mit einem passenden homöopathischen Mittel versuchen.

Zum Einnehmen

Calcium carbonicum D6: Großer Appetit auf Eier, Kalk und Süßes; kräftig gebaute Frauen mit blondem Haar, etwas träge.

Ignatia D6: Lust auf allerlei Ungenießbares (zum Beispiel rohes Essen) und auf ungesunde Genußmittel (Kaffee, Alkohol); magere, dunkelhaarige Frau, angespannt und reizbar.

Pulsatilla D6: Widerwillen gegen Nahrungsmittel und Appetit auf Bier; schüchterne Frau mit blondem Haar und Stimmungsschwankungen.

Sepia D6: Appetit auf Essig und saure Speisen (eingelegte Gurken, Zitronen), Widerwillen gegen Fleisch, Fett und Milch; schmerzendes und hohles Gefühl im Magen auch nach dem Essen; schlanke Brünette.

Hämorrhoiden

Während der Schwangerschaft wird die Gebärmutter immer größer. Dadurch wird der verfügbare Raum in Bauch und Becken kleiner. Es kann Druck auf Organe und Blutgefäße entstehen, wodurch der Rückstrom des Bluts in den Venen behindert wird. Weiterhin wird während der Schwangerschaft mehr Progesteron erzeugt, das auf die Blutgefäße und die Eingeweide wirkt. Dadurch kann es zu einer Erschlaffung der Adern kommen. Die Funktion der Eingeweide kann sich verlangsamen, wodurch Verstopfung entstehen kann. Bei Verstopfung muß man beim Stuhlgang stärker pressen, wodurch eine zusätzliche Stauung in den großen Adern im Analbereich entsteht. Das Zusammenwirken dieser Faktoren kann auslösend für Hämorrhoiden sein. Hämorrhoiden sind erweiterte Adern, die zum Bluten neigen. Weiterhin sind Hämorrhoiden bei manchen Menschen mit Juckreiz oder Schmerzen verbunden. Sie können sowohl innerlich (im Mastdarm) als auch äußerlich (im Bereich des Anus) auftreten. Äußere Hämorrhoiden kann man am After mit den Fingern tasten. Sie sind auch als dunkle Ausstülpungen oder Schwellungen im Bereich des Anus sichtbar. Innere Hämorrhoiden kann nur der Arzt feststellen.

Da harter Stuhl Hämorrhoiden verursachen kann und schmerzhaft ist, wenn bereits Hämorrhoiden bestehen, ist es wichtig, auf einen weichen Stuhlgang zu achten. Essen Sie ausreichend faserreiche Nahrung (Vollkornbrot, Vollkornnudeln, Naturreis, Äpfel und Birnen mit der Schale), und trinken Sie reichlich (möglichst Mineralwasser, Fruchtsäfte oder Tee; Alkohol entzieht dem Körper Flüssigkeit). Außerdem ist es wichtig, bei Stuhldrang sofort auf die Toilette zu gehen, da der Stuhl sonst immer härter und trockener wird. Sorgen Sie dafür, daß die Haut immer sauber und trocken ist, um weiteren Reizungen oder Entzündungen vorzubeugen. Benutzen Sie weiches Toilettenpapier oder spezielles feuchtes Papier, oder waschen Sie den Anus vorsichtig mit lauwarmem Wasser. Regelmäßiges Eincremen hält die Haut geschmeidig und beugt Analfissuren vor. Schwangerschaftshämorrhoiden verschwinden nach der Geburt praktisch immer von selbst.

Blutende Hämorrhoiden eignen sich nicht zur Selbstbehandlung; wenden Sie sich an einen homöopathischen Arzt oder Heilpraktiker. In anderen Fällen können homöopathische Mittel eingesetzt werden.

Zum Einnehmen

Aesculus Pentarkan: Bei Hämorrhoiden, wenn man auch Krampfadern hat(te).

Collinsonia canadensis D3: Schmerzende Hämorrhoiden mit Verstopfung und einem geblähten Gefühl im Bauch.

Podophyllum peltatum D4: Nichtschmerzende Hämorrhoiden mit Verstopfung.

Podophyllum peltatum D12: Nichtschmerzende Hämorrhoiden mit Durchfall.

Äußere Anwendung

Calendula Salbe DHU: Bei schmerzenden, blutenden Schrunden im Analbereich; blutstillende und entzündungshemmende Wirkung.

Echinacea Salbe DHV: Zur Vorbeugung und Behandlung entzündeter Hämorrhoiden.

Krampfadern

Krampfadern sind erweiterte, geschlängelte bzw. angeschwollene Adern. Sie können überall am Körper auftreten, sind jedoch am häufigsten an den Beinen zu finden. Bei Menschen mit einer Gefäßwandschwäche kann durch venöse Stauung eine Krampfader entstehen. Besonders gefährdet sind Menschen mit einem stehenden Beruf, Übergewichtige und Schwangere. Während der Schwangerschaft wird viel Progesteron erzeugt, ein Hormon, das auf die Gefäßwände erschlaffend wirkt.

Bei (beginnenden) Krampfadern sollte man langes Stehen vermeiden; bügeln Sie zum Beispiel im Sitzen. Wenn sich das Stehen nicht vermeiden läßt, sollten abwechselnd Zehen und Ferse belastet werden. Durch diese Bewegung drückt die Beinmuskulatur das Blut zum Herzen zurück (Muskelpumpe). Bewegung (Radfahren, Wandern, Laufen, Schwimmen) ist gut gegen Krampfadern.

Der Kreislauf kann auch durch Wechselbäder der Füße angeregt werden: Man stellt sie drei Minuten in ein warmes Bad von 35 bis 40 °C, anschließend drei Sekunden in kaltes Wasser; dies zwanzig Minuten lang wiederholen. Die Temperatur des Wassers kann man durch laufendes Hinzufügen von warmem Wasser gleichmäßig halten. Lagern Sie die Beine nachts durch Hochstellen des Lattenrosts oder durch ein Kissen, das man unter die Unterschenkel schiebt, hoch. Bei starken Krampfadern sollten gut angepaßte Stützstrümpfe getragen werden; wenden Sie sich an Ihren Arzt. Eine ausreichende Zufuhr von Vitamin B und C ist wichtig, um die Gefäßwände zu kräftigen. Zusätzlich Einnahme von Kalk und Kieselsäure sind zu empfehlen.

Krampfadern kann man mit homöopathischen Mitteln nicht zum Verschwinden bringen, wohl aber die damit verbundenen Beschwerden (Schweregefühle, Schmerzen).

Zum Einnehmen

Aesculus Pentarkan: Allgemeines Komplexmittel bei Krampfadern, auch bei gleichzeitigen Hämorrhoiden.

Bellis perennis D6: Krampfadern und gestaute Adern während der Schwangerschaft; wirkt auf die Gefäßmuskulatur.

Ferrum metallicum D6: Krampfadern bei einer blassen, blonden und zarten Frau mit durchscheinender Haut.

Hamamelis D6: Bei Krampfadern und Hämorrhoiden; regt den Kreislauf an.

Muttermilch, zuviel

Manchmal erzeugen die Brüste viel zuviel Milch, wodurch zwischendurch Milch austritt und die Kleidung befleckt. Fragen Sie gegebenenfalls Ihren Hausarzt, ob die Milch nicht abgepumpt und einem anderen Baby gegeben werden kann.

Probieren Sie zwei bis drei Wochen lang ein geeignetes homöopathisches Mittel aus. Wenn keine Besserung eintritt, sollten Sie einen homöopathischen Arzt oder Heilpraktiker aufsuchen.

Zum Einnehmen

Borax D6: Milchfluß zwischen den Stillzeiten, häufig dicke Milch, Schmerzen in der Brust, an der das Kind nicht saugt, Unruhe und Fallangst.

Calcium carbonicum D6: Viel wäßrige Milch, bei kräftig gebauten Frauen mit blondem Haar, die leicht schwitzen (vor allem an der Stirn); klamme Hände, leicht frierend.

Phosphorus D6: Zu starke Milchproduktion, während des Stillens ein Gefühl der Schwere und Hitze in der Brust, an der das Kind nicht trinkt.

Phytolacca D6: Allgemeinmittel bei zuviel Milch.

Pulsatilla D6: Die Menge schwankt täglich zwischen normal und zuviel; bei schüchternen blonden Frauen mit Stimmungsschwankungen.

Rhus toxicodendron D6: Zuviel Milch, bei geschwollenen, juckenden und überempfindlichen Brüsten.

Muttermilch, zuwenig

Man kann einige Wochen lang versuchen, die Milchproduktion mit einem geeigneten homöopathischen Mittel anzuregen. Sorgen Sie dafür, daß das Kind ausreichend Nahrung bekommt; gegebenenfalls müssen Sie mit der Flasche zufüttern. Wenn das Mittel nach drei Wochen zu keiner

Besserung führt, suchen Sie bitte einen homöopathischen Arzt oder Heilpraktiker auf.

Zum Einnehmen

Agnus castus D3: Die Milchproduktion wird von Anfang an weniger, und die Milch ist bald zuwenig; die Mutter leidet unter Stimmungstrübungen.

Asa foetida D4: Die Milchproduktion hört nach dem zehnten Tag auf, die Mutter leidet unter Verdauungsproblemen (Magen-Darmbeschwerden).

Calcium carbonicum D6: Wechselnde Mengen mit gespannten Brüsten; bei kräftig gebauten Frauen mit blondem Haar, die leicht schwitzen (vor allem an der Stirn); klamme Hände, leicht frierend.

Ignatia D6: Die Milch wird nach heftigen Emotionen wie Aufregung und Kummer weniger.

Lac defloratum D6: Zu geringe Milchproduktion, wobei die stillende Mutter selbst keine Milch mag und unter Kopfschmerzen und Verstopfung leidet.

Pulsatilla D6: Täglich schwankende Milchmengen, einmal genügend, einmal zuwenig; bei ängstlichen Frauen mit Stimmungsschwankungen.

Urtica D6: Allgemeinmittel bei zuwenig Milch; Juckreiz, Stechen und Schmerzen im Brustbereich.

Müdigkeit nach der Geburt

Müdigkeit nach der Geburt ist ganz normal. Innerhalb kurzer Zeit tut sich körperlich sehr viel, und die ersten Tage des Wochenbetts sind häufig recht hektisch. Zudem ist es eine Zeit voller Emotionen. Wenn die Mutter aus der Klinik entlassen ist und die Eltern sich selbst ganz um das Neugeborene kümmern müssen, können das Weinen des Kindes und das nächtliche Stillen die körperliche und seelische Verfassung der Eltern angreifen. Sorgen Sie für ausreichend Ruhe, und versuchen Sie, den Schlafverlust auszugleichen, indem Sie zum Beispiel abends etwas früher zu Bett gehen oder ein Mittagsschläfchen halten. Vollwertige Ernährung ist in dieser Zeit besonders wichtig. Die Homöopathie kann in natürlicher Weise unterstützend wirken.

Zum Einnehmen

Ferrum Pentarkan: Allgemeines Komplexmittel zur Kräftigung; bei anhaltender Müdigkeit nach der Geburt oder bei Überarbeitung.

China D6: Bei einem Gefühl der Schwäche nach der Geburt oder durch das Stillen.

Sepia D6: Müdigkeit und Antriebslosigkeit mit Gleichgültigkeit gegenüber dem Kind und dem Ehepartner (siehe auch »Postpartale Depression«).

Veratrum album D6: Müdigkeit mit anfallsartig auftretendem kaltem Schweiß auf der Stirn.

Postpartale Depression

Eine postpartale Depression ist eine Depression, die manche Frauen nach der Geburt eines Babys befällt. Gelegentlich wird auch der Ausdruck postnatale Depression benutzt, doch ist dies nicht richtig: postnatal bezieht sich nicht auf die Mutter, sondern auf das Kind.

Viele Frauen (aber auch Männer) sind in den ersten Tagen nach der Geburt ihres Kindes sehr aufgewühlt und brechen leicht in Tränen aus. Dies ist eine normale Reaktion, die mit der Verarbeitung der Geburt zusammenhängt, der Hektik der ersten Tage im Wochenbett und vor allem mit den Gefühlen für das neue Kind. Gerade 2 Prozent aller jungen Mütter geraten in eine ernsthafte Depression; dies kann übrigens auch nach einer Fehlgeburt auftreten.

Eine postpartale Depression kann nach der Geburt des ersten Kindes entstehen, jedoch ist es auch möglich, daß man problemlos zwei Kinder bekommen hat und beim dritten plötzlich mit einer Depression konfrontiert wird. Die Depression beginnt meist nach einigen Wochen bis Monaten nach der Geburt. Bei manchen Frauen entstehen ängstliche und widersprüchliche Gefühle bezüglich des Babys, des Stillens, des Ehepartners oder der Familie. Es können auch Desinteresse und Gleichgültigkeit gegenüber anderen auftreten, und das sexuelle Interesse kann vollständig erlöschen. Daneben finden sich Müdigkeit, Lustlosigkeit und Schlafstörung.

Man glaubte lange, daß die Entstehung einer postpartalen Depression mit den Veränderungen im Hormonhaushalt nach der Geburt zusammenhängt. Da jedoch die Depression meist erst einige Wochen bis Monate nach der Geburt einsetzt, ist diese Erklärung nicht ausreichend. Es scheint, daß das Risiko einer postpartalen Depression größer ist, wenn man in schlechter Verfassung ist, wenn die Schilddrüse nicht einwandfrei funktioniert, wenn man auch unter einem Prämenstruellen Syndrom leidet oder litt (siehe Kapitel 2) oder wenn man eine schwierige Schwangerschaft hinter sich hat. Auf alle Fälle muß man sich völlig klarmachen, daß man nichts daran ändern kann, daß man unter einer postpartalen Depression leidet; Schuldgefühle bezüglich des Kindes oder der Familie (»Ich lasse sie im Stich«) haben keine Grundlage.

Eine postpartale Depression geht immer vorüber. Bei manchen Frauen geschieht dies von selbst, doch geht es schneller, wenn man die Beschwerden erkennt und anerkennt, weil man dann bewußt etwas dagegen unternehmen oder sich behandeln lassen kann. Wichtige Maßnahmen, die man selbst ergreifen kann: Suchen Sie aktive Ablenkung, zum Beispiel durch Sport, und sprechen Sie über Ihre Empfindungen, statt alles in sich hineinzufressen. Achten Sie auf vollwertige Ernährung, trinken Sie wenig Kaffee, und

schränken Sie das Rauchen ein, oder stellen Sie es ganz ein.
Außerdem können auch homöopathische Mittel eingenommen werden. Wenn innerhalb einer angemessenen Zeit
(etwa eine Woche) keine Besserung eintritt, sollte man sich
an einen homöopathischen Arzt oder Heilpraktiker wenden.
Bei einer schweren Depression ist sofortige ärztliche Behandlung notwendig.

Zum Einnehmen

Argentum nitricum D6: Bei Frauen, die schon immer
nervös waren; gehetzt, unruhig, inneres Zittern, ängstlich,
Herzklopfen, manchmal Hyperventilation; starkes Verlangen nach Süßem.

Belladonna D6: Fiebrig und ruhelos, depressiv, gerötetes
Gesicht, geweitete Pupillen, ängstlich (manchmal sogar
Halluzinationen).

Ignatia D6: Depressiv durch Kummer, die Mutter zieht
sich zurück und weint im stillen, will nicht getröstet werden,
seufzt auffallend viel.

Natrium muriaticum D6: Depression und Konzentrationsschwäche, ist am liebsten allein und will nicht getröstet
werden, ist schnell gereizt und kann sich nicht von unschö-
nen Dingen aus der Vergangenheit lösen, Verlangen nach
Salzigem.

Platinum metallicum D6: Depression bei einer hochmütigen, stolzen Frau, die viel über sich selbst redet und bei
ernsten Dingen lacht, will sich nicht trösten lassen.

Pulsatilla D6: Eine milde Depression, die vor allem durch
Stimmungsschwankungen gekennzeichnet ist, ist einmal
traurig, im nächsten Augenblick wieder fröhlich, sucht
Trost und braucht frische Luft; bei schüchternen blonden
Frauen.

Sepia D6: Wichtiges Mittel bei postpartaler Depression.
Ermüdet und depressiv, gleichgültig gegenüber dem Baby

und dem Mann, hartnäckige Verstopfung und das Gefühl einer gesenkten Gebärmutter nach der Geburt; bei schlanken Brünetten.

Rückenbeschwerden

Je weiter die Schwangerschaft fortschreitet, desto mehr verändern sich die Körperproportionen. Dadurch wird es vor allem in den letzten Monaten schwierig, beim Gehen, Sitzen und Liegen eine angenehme Haltung zu finden. Der Bauch wird immer schwerer und belastet den Rücken; dadurch verlagert sich der Schwerpunkt nach vorn, und man droht nach vorn zu kippen. Zum Ausgleich neigt sich der Oberkörper nach hinten, wodurch sich der Rücken krümmt. Daher kennen die meisten schwangeren Frauen auch das

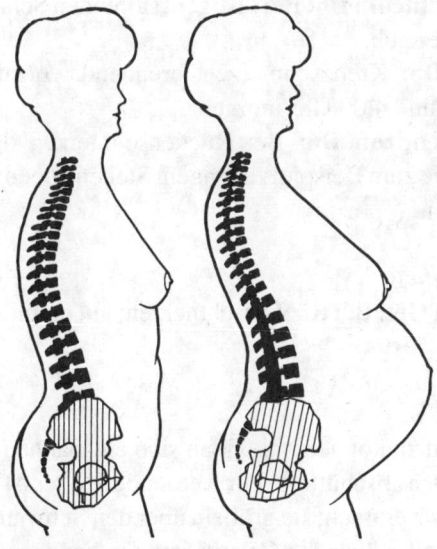

Während der Schwangerschaft kippt der Oberkörper infolge des immer schwerer werdenden Bauchs nach hinten; dadurch wird der Rücken verkrümmt, wodurch Rückenschmerzen auftreten können.

Phänomen eines ermüdeten oder schmerzenden Rückens.
In der Schwangerschaftsgymnastik werden meist Übungen
gezeigt, die der Ermüdung des Rückens entgegenwirken
können. Man lernt dabei, das Becken etwas nach vorn zu
drücken, so daß man die Haltung korrigieren kann. Tragen
Sie Schuhe mit flachen Absätzen, und entlasten Sie den
Rücken; Sie sollten keine schweren Gegenstände tragen
oder heben und möglichst nicht zu lange stehen.
Manche Rückenschmerzen können Vorzeichen einer dro-
henden Fehlgeburt sein: Bei Rückenschmerzen nach einem
Sturz oder einer menstruationsähnlichen Krampfempfin-
dung ist es besser, den Arzt aufzusuchen.

Zum Einnehmen
Calcium carbonicum D6: Bei lästigen, störenden Schmer-
zen im Kreuzbereich.
Nux vomica D6: Kreuzschmerzen, brennend, vor allem
zwischen 3.00 und 4.00 Uhr morgens.
Rhus toxicodendron D6: Bei Rückenschmerzen durch
Überlastung wie zum Beispiel zu langem Stehen oder durch
schweres Heben.

Äußere Anwendung
Rhus Rheuma Gel: Bei Rückenschmerzen; gut einmassieren.

Schlaflosigkeit
Um einschlafen zu können, muß man sich entspannen und
die Alltagssorgen abschütteln. Für werdende Mütter ist dies
häufig nicht ganz einfach; sie grübeln über den Schwanger-
schaftsverlauf oder über die Gesundheit des Kindes nach.
Manchmal werden sie von körperlichen Beschwerden geplagt wie zum Beispiel ruhelosen Beinen (ein prickelndes
oder kribbelndes Gefühl in den Füßen, das vor allem nachts

auftritt und durch das man ständig die Beine bewegen muß), wegen des beschleunigten Stoffwechsels oder weil das Kind sich bewegt. Wegen des Leibesumfangs ist es manchmal schwer, eine bequeme Schlafhaltung zu finden.

Auch andere Faktoren können eine Rolle spielen; hierzu zählt unter anderem die Ernährung. Trinken Sie nur noch koffeinfreien Kaffee, und meiden Sie abends schwere Mahlzeiten. Machen Sie vor dem Zubettgehen einen kurzen Spaziergang, nehmen Sie ein warmes Bad mit einem Schuß Lavendel, führen Sie Entspannungsübungen durch, oder lesen Sie ein schönes Buch, damit Sie gut entspannt zu Bett gehen. Wenn dies alles nicht genügt, kann man ein homöopathisches Mittel einnehmen.

Zum Einnehmen

Avena sativa Ø: Bei Einschlafschwierigkeiten, vor allem in der Rekonvaleszenz; Gefühl der Schwäche, Appetitmangel, Reizbarkeit.

Coffea D3: Schlaflosigkeit durch Aufregung oder Nervosität; Gedankenjagen.

Zincum valerianicum D6: Schlafprobleme durch Krämpfe in den Gliedmaßen, vor allem nachts; unruhige Beine.

Schrunden der Brustwarzen

Wenn man einen scharfen Schmerz in der Brustwarze verspürt, wenn das Baby saugt, dann sind die Ursachen wahrscheinlich Schrunden. Schrunden kann man vorbeugen, indem man die Brüste nach jedem Stillen mit ein wenig lauwarmem Wasser wäscht und gut abtrocknet.

Anschließend reibt man die Warzen mit Emulsion oder Salbe ein, damit sie geschmeidig bleiben und nicht austrocknen können. Die Salbe nicht zu dick auftragen, damit die Milchkanäle nicht verstopfen. Bei schweren Schrunden ein Saughütchen verwenden, um trotzdem stillen zu können. Da das Baby am Hütchen saugt, werden die Warzen geschont (siehe auch »Stillprobleme«).

Zum Einnehmen

Graphites D6: Bei empfindlichen Brustwarzen mit Schrunden; Risse mit honigartigen Absonderungen; die Mutter neigt zu Hauterkrankungen.

Phytolacca D6: Bei Schrunden mit geröteten Warzen und/oder gerötetem Warzenhof.

Silicea D6: Wenn die Warze infiziert ist, mit Rissen und beginnender Eiterabsonderung.

Äußere Anwendung

Calendula extern DHU: Vorbeugend, bevor die Schrunden entstehen; die Warzen nach jedem Stillen leicht einreiben.

Graphites Salbe DHU: Bei Schrunden; trockene Haut mit Schrunden, Allgemeinmittel bei Hautkrankheiten.

Schwangerschaftsdiabetes

Bei Schwangerschaftsdiabetes liegt ein erhöhter Zuckerspiegel im Blut vor, wodurch dem Kind zuviel Zucker zugeführt wird. Die Folge ist eine starke Gewichtszunahme des Kindes, sowie eine Zunahme der Fruchtwassermenge. Weiterhin kann in den letzten Monaten der Schwangerschaft die Funktion der Plazenta beeinträchtigt werden, was sich bei der Geburt schädlich auf das Kind auswirkt.

Ein erhöhtes Risiko für Schwangerschaftsdiabetes besteht, wenn familiär bereits Zuckerkrankheit vorkommt. Wenn dies nicht der Fall ist und Sie bemerken, daß Sie sehr dick werden, viel trinken und viel urinieren, sollte ein homöopathischer Arzt oder Heilpraktiker eine Urinkontrolle durchführen.

Versuchen Sie, Diabetes während der Schwangerschaft zu vermeiden, indem Sie wenig Zucker zu sich nehmen, sich vollwertig und mäßig ernähren (viel Vollkornprodukte) und anhaltenden Streß vermeiden.

Schwangerschaftsdiabetes ist für die homöopathische Selbstbehandlung nicht geeignet.

Schwangerschaftsstreifen
Siehe Kapitel 7 bzw. 8.

Schwindel
Während der Schwangerschaft können die Wände der Blutgefäße etwas träger reagieren und schlaffer sein als sonst. Wenn Sie als werdende Mutter längere Zeit stehen müssen, kann es zu einer zu geringen Durchblutung des Gehirns kommen. Die Folge sind plötzliche Blässe, Schwindel und Schleier vor den Augen. Manchmal tritt Schwindel auch zusammen mit der morgendlichen Übelkeit und dem Erbrechen auf.

Sie sollten an die frische Luft gehen oder ein Fenster öffnen. Beugen Sie sich vornüber, oder legen Sie sich kurz auf die Seite. Manchmal hilft auch ein Schluck Wasser. Leichte, salzarme und eiweißreiche Kost kann bei Schwindel Besserung bringen. Gönnen Sie sich ausreichend Ruhe, denn das Schlaf- und Ruhebedürfnis kann während der Schwangerschaft um einige Stunden pro Tag zunehmen. Passen Sie daher ihren Lebensrhythmus an, und gehen Sie etwas früher zu Bett. Sie können auch eines der nachfolgend genannten homöopathischen Mittel versuchen. Wenn ein Mittel nach zwei Wochen keine Besserung bringt oder die Beschwerden sich verschlimmern, sollte man zum Arzt gehen (siehe auch »Erbrechen in der Schwangerschaft«).

Zum Einnehmen
Bryonia D6: Schwindel bei der geringsten Bewegung, Durst und Übelkeit, Besserung durch Ruhe.

Cocculus D4: Schwindel mit Übelkeit bei reizbaren Menschen.

Conium D6: Vor allem Schwindel beim Liegen, Besserung durch Schließen der Augen.

Veratrum album D6: Schwindel mit kaltem Schweiß an der Stirn.

Sodbrennen

Durch das Größerwerden der Gebärmutter und der Frucht entsteht Druck auf den Magen. Die Folge kann Sodbrennen sein. Da im Magen sehr stark wirkende chemische Stoffe zur Zerlegung der Nahrung bereitgestellt werden, kann eine übermäßige oder falsche Bildung solcher Stoffe leicht den Magen irritieren.

Neben Alkohol, Cola und Kaffee können auch Kochsalz, scharfe Gewürze und fette Speisen (Schokolade, schwere Saucen) Sodbrennen verursachen. In diesem Fall sollte man solche Nahrungsmittel vermeiden. Nehmen Sie mehrmals täglich kleine Mahlzeiten zu sich statt dreimal täglich eine Hauptmahlzeit. Ein halbvoller Magen macht weniger schnell Beschwerden. Kurz nach dem Essen dürfen Sie sich nicht vornüberbeugen oder liegen, da der Speisebrei in diesen Haltungen leicht in die Speiseröhre zurückfließt, wodurch Beschwerden auftreten.

Zum Einnehmen

Bismutum Pentarkan: Allgemeines Komplexmittel bei Sodbrennen.

Anacardium D6: Sodbrennen und Appetitlosigkeit, doch bessert sich das Sodbrennen durch Essen.

Arsenicum album D6: Bei Sodbrennen nach kleinen Mengen kalter Getränke, Durst; vor allem bei Genauigkeit liebenden, mageren Frauen.

Mercurius solubilis D12: Sodbrennen vor allem nachts.

Nux vomica D6: Magensäure nach dem Essen, mit Übelkeit, bei überaktiven Frauen.

Pulsatilla D6: Sodbrennen abends nach fettem Essen; vor allem bei schüchternen, blonden Frauen.

Stillen, Milchstauung

Bei vielen Frauen schießt die Milch so schnell und kräftig ein, daß ihre Brüste anschwellen und zu schmerzen beginnen. In diesem Fall spricht man von einer Stauung. Wenn die Stauung zu groß ist, kann man zuerst mit der Hand oder einer Milchpumpe etwas Milch entfernen; das Baby kann nämlich aus einer gestauten Warze nicht trinken.

Es gibt ein homöopathisches Mittel, das helfen kann. Am ersten Tag der Behandlung sollen Sie häufig eine Dosis einnehmen, zum Beispiel stündlich, bis die Beschwerden zurückgehen, anschließend zweistündlich, danach dreistündlich und so weiter. Am nächsten Tag gehen Sie zur normalen Dosierung von dreimal täglich über. Wenn keine Besserung eintritt, sollten Sie einen homöopathischen Arzt oder Heilpraktiker aufsuchen.

Zum Einnehmen

Phytolacca D12: Bei Milchstauung; die Milch ist bläulich oder leicht durchsichtig.

Stillen, Schmerzen beim

Siehe auch »Schrunden der Brustwarzen«.

Zum Einnehmen

Borax D6: Schmerzen in der Brust, an der das Kind nicht saugt.

Chamomilla D6: Schmerzende Brustwarzen ohne deutliche Schrunden, bei heftigen, krampfartigen Schmerzen im Kreuz und Unterleib.

Phytolacca D6: Schmerzen in den Brüsten strahlen in den ganzen Körper aus.

Rhus toxicodendron D6: Geschwollene, juckende und überempfindliche Brüste; zuviel Milch.

Stillprobleme

Muttermilch gilt als die beste Nahrung für das Baby; Zusammensetzung und Temperatur sind optimal, sie ist keimfrei, und die Mutter hat die Milch immer trinkfertig dabei. Muttermilch ist leicht und gut verdaulich, wodurch das Kind einen besseren Stuhlgang hat (geringeres Verstopfungsrisiko). Flaschenkinder sind viel häufiger »überfüttert« und werden dadurch dick. Weiterhin enthält die Muttermilch verschiedene Stoffe, die die Widerstandskraft des Babys steigern: Das Kind ist besser gegen Krankheitserreger geschützt (weniger oft Mittelohrentzündung) und verschiedene Überempfindlichkeitsreaktionen (Kuhmilchallergie, Ekzem, Milchschorf). Natürlich stärkt Stillen auch das Band zwischen Mutter und Kind. Der Vorteil der Flaschenernährung liegt wiederum darin, daß auch der Vater das Kind füttern und so das Band zu seinem Kind festigen kann. In diesem Fall muß man auch als Mutter nicht immer beim Füttern anwesend sein, was vor allem bei den Nachtmahlzeiten praktisch ist und wenn man nach der Schwangerschaft wieder arbeiten will. Außerdem ist bei Flaschennahrung das Risiko einer Brustentzündung geringer, und man bekommt keine Probleme mit Schrunden und Brustwarzen. Die heutige Flaschennahrung ist von hoher Qualität und enthält alle Vitamine in ausreichendem Maße, auch wenn das Baby im dritten Monat zusätzliches Vitamin D und Eisen braucht. Auch ohne Stillen kann man dem Baby durch Schmusen und Hautkontakt genügend Liebe geben. Man braucht keine Schuldgefühle zu haben, wenn man sich für Flaschennahrung entscheidet.

Die Qualität der Muttermilch hängt von der Qualität der Ernährung der Mutter ab; sie sollte sich daher vollwertig ernähren. Wählen Sie Ihre Nahrung sorgfältig aus, und achten Sie auf ausreichend Vitamine und Minerale. Seien Sie mit Alkohol zurückhaltend, und rauchen Sie nicht. Bedenken Sie, daß das Baby über die Milch alles aufnimmt, was Sie selbst aufnehmen.

Bezüglich des Dioxins in der Muttermilch hat man inzwischen festgestellt, daß die Konzentrationen erheblich niedriger sind, als man zunächst durch Berechnungen vorhergesagt hatte. Säuglinge gelten nicht mehr als Risikogruppe.

Wenn die Milch zu sehr gestaut ist, muß erst mit einer Milchpumpe etwas Milch abgepumpt werden; das Baby kann nämlich aus einer gestauten Warze keine Milch saugen (siehe auch »Stillen, Milchstauung«). Die Brüste bleiben geschmeidig, wenn man sie mit warmem Wasser wäscht. In Verbindung mit Massage hilft dies auch gegen eine Verstopfung der Milchkanäle.

Der Arzt wird während der Schwangerschaft vermutlich bereits Ratschläge für die Pflege der Brüste gegeben haben. Eine eingesunkene Brustwarze muß aufgerichtet werden, damit das Kind daran saugen kann. Dies erreicht man, indem man die Warzen regelmäßig massiert, damit sie geschmeidig bleiben, und durch Verwendung eines sogenannten »Saughütchens«. Indem das Baby am Saughütchen saugt, richtet sich die Brustwarze auf. Es können jedoch noch andere Probleme auftreten, zum Beispiel Schrunden. Homöopathische Mittel können hier helfen und dafür sorgen, daß die Mutter weiter stillen kann (siehe auch »Schrunden der Brustwarzen«).

Übelkeit und Erbrechen
Siehe »Erbrechen in der Schwangerschaft«.

Verstopfung

Verstopfung während der Schwangerschaft ist relativ häufig. Die Ursache hierfür ist vermutlich in der Tatsache zu suchen, daß die jetzt gebildeten Hormone eine erschlaffende Wirkung auf die Muskulatur der Darmwand und damit auf die Darmfunktion haben. Der Stuhl bleibt dadurch länger im Darm, so daß ihm mehr Flüssigkeit entzogen werden kann. Da man während der Schwangerschaft ohnehin etwas mehr schwitzt und uriniert, verliert man zusätzlich Flüssigkeit. Der Stuhl wird dadurch noch trockener und härter. Außerdem kann die vergrößerte Gebärmutter Druck auf die Eingeweide ausüben. Diese Verstopfung, die allerdings ungefährlich ist, kann mit einer ausgewogenen Ernährung angegangen werden. Achten Sie auf faserreiche Kost (viel Vollkornprodukte), essen Sie viel frisches Obst und frisches Gemüse, und trinken Sie mehr als sonst, zum Beispiel Fruchtsäfte und Mineralwasser (keinen Alkohol und nur wenig Kaffee oder starken Tee). Wenn man Stuhlgang verspürt, sollte man nicht warten, sondern sofort auf die Toilette gehen. Nicht auf eigene Faust Abführmittel einnehmen; manche Mittel dürfen während der Schwangerschaft nicht eingenommen werden. Die nachfolgenden homöopathischen Mittel können den Stuhlgang in ungefährlicher Weise erleichtern; besprechen Sie dies gegebenenfalls zuerst mit einem homöopathischen Arzt oder Heilpraktiker.

Zum Einnehmen

Antimonium crudum D6: Verstopfung mit vergeblichem Stuhldrang im Wechsel mit Durchfall.

Bryonia D6: Bei trockenem Stuhlgang, kleine, harte Stückchen, kein Drang, auf das WC zu gehen.

Collinsonia canadensis D3: Verstopfung mit geblähtem Bauch, häufig auch schmerzende Hämorrhoiden durch den harten Stuhl.

Hydrastis D4: Verstopfung mit hartem Stuhl, knollig, mit Schleim überzogen, vergeblicher Stuhldrang.

Sepia D6: Verstopfung bei einer schlanken Brünetten, die schnell weint, kein Stuhldrang.

Zuckerkrankheit während der Schwangerschaft

Siehe »Schwangerschaftsdiabetes«.

Zyklus, Wiederherstellung des normalen

Vor allem bei stillenden Frauen kann es sehr lange dauern, bis die Menstruation wiederkehrt. Manchmal ist dies erst nach einem halben Jahr der Fall, doch sind auch Fälle bekannt, in denen es neun und zwölf Monate dauerte. Wenn man nicht gleich das nächste Kind möchte, sollte man wieder an die Empfängnisverhütung denken. Wenn es nach der Geburt sehr lange dauert, bis sich wieder ein normaler Menstruationszyklus einstellt, können einige homöopathische Mittel Hilfe bieten.

Zum Einnehmen

Pulsatilla D12: Bei schüchternen Frauen mit häufig wechselnden Stimmungen; hat fast nie Durst, häufig blondes Haar mit blauen Augen.

Sepia D12: Bei schlanken Brünetten, die oft depressiv und gleichgültig sind; unstillbarer Hunger.

Sulfur D12: Bei unordentlichen Frauen, die starkes Verlangen nach Süßem haben; leidet allgemein an einem brennenden Gefühl, vor allem an den Füßen im Bett.

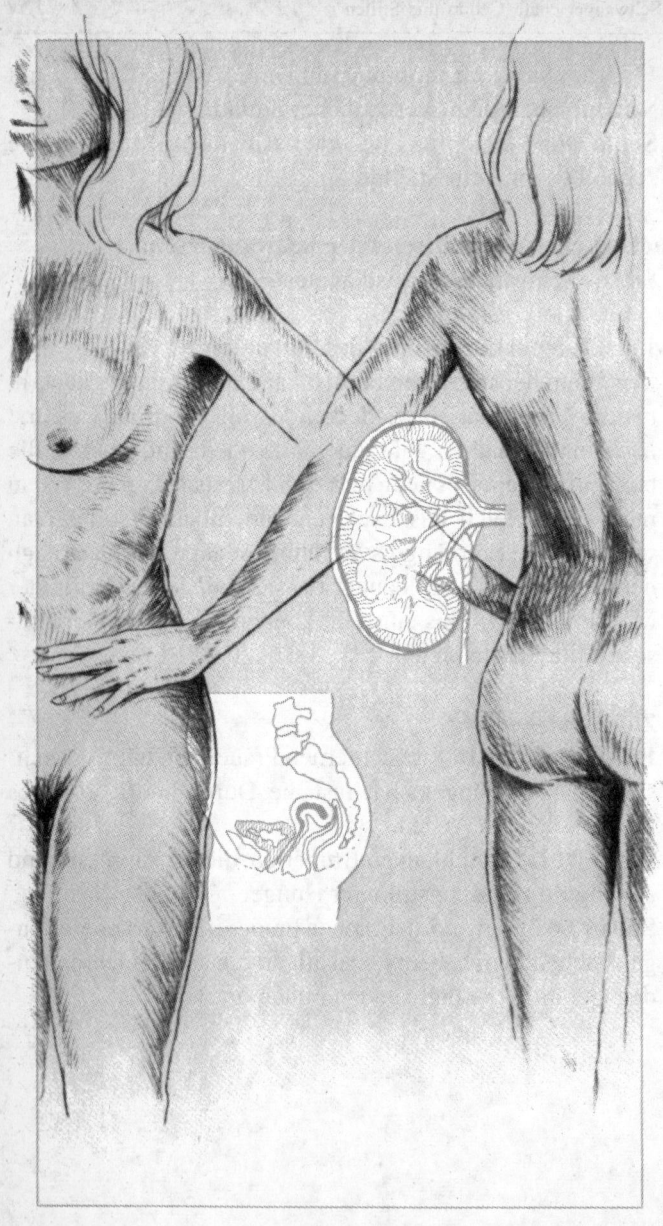

6. Geschlechtsorgane und Harnwege

In diesem Kapitel werden die Geschlechtsorgane und die harnableitenden Wege sowie die in diesem Bereich auftretenden Beschwerden behandelt.

Die Geschlechtsorgane umfassen alle inneren und äußeren weiblichen Organe. Die Beschwerden vor allem der inneren Organe (Gebärmutter, Eierstöcke, Eileiter, Vagina) werden in diesem Kapitel besprochen.

Zu den harnableitenden Wegen zählen Nieren, Harnleiter, Blase und Harnröhre.

Die Geschlechtsorgane

Die inneren weiblichen Organe liegen geschützt im kleinen Becken im Unterleib.

Eierstöcke und Eileiter

Die beiden Eierstöcke haben etwa gleiche Größe, eine ovale Form und bei der erwachsenen Frau eine etwas unregelmäßige Oberfläche. Sie hängen an elastischen Bändern zu beiden Seiten der Gebärmutter. In den Eierstöcken entwickeln sich die Eizellen. Jeden Monat wird um die Mitte des Menstruationszyklus eine reife Eizelle ausgestoßen; dies ist der Eisprung (Ovulation). Daneben werden in den Eierstöcken die weiblichen Geschlechtshormone Östrogen und Progesteron erzeugt, die eine Rolle im Menstruationszyklus spielen (siehe Kapitel 2).

Ohne feste Verbindung mit den Eierstöcken führen die beiden Eileiter zur Gebärmutter. Sie sind etwa 10 Zentimeter lang und einen halben Zentimeter dick. Ein 3 Zentimeter langes Stück

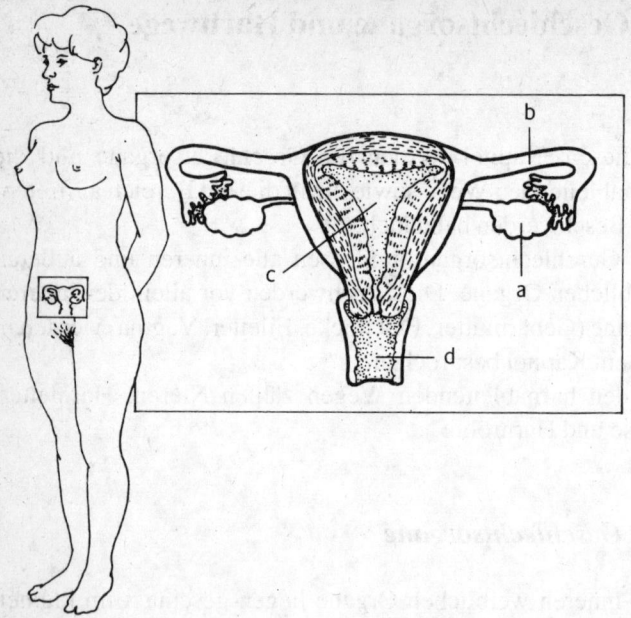

Die Geschlechtsorgane: Eierstöcke (a), Eileiter (b), Gebärmutter (c) und
Vagina (d)

der Eileiter oben an der Gebärmutter ist eng (Isthmus). Der
folgende etwa 6 Zentimeter lange Abschnitt ist innen falten-
reich (Ampulle) und endet in einem Trichter. Dieser liegt am
Eierstock an und fängt die reife Eizelle auf.
Die Wand des Eileiters besteht aus zwei dünnen Schichten
Muskelgewebe. Die äußere Schicht verläuft in steileren, die
innere in flacheren Windungen. Innen ist der Eileiter mit einer
Schleimhaut ausgekleidet, die feine Flimmerzellen besitzt.
Die reife Eizelle wird durch die Tätigkeit der Eileitermusku-
latur und die Bewegung der Flimmerzellen zur Gebärmutter
geschoben. Während der Wanderung durch den Eileiter reift
die Eizelle weiter, so daß sie für eine eventuelle Befruchtung
vorbereitet ist, die im Eileiter erfolgen muß.

Die Gebärmutter

Die Gebärmutter befindet sich im unteren Bauchraum und wird durch elastische Bänder und Stützgewebe an ihrem Platz gehalten. Die Gebärmutter hat die Form einer umgekehrten Birne; sie ist oben breit und wird nach unten zu schmaler. Normalerweise ist die Gebärmutter nur 8 bis 10 Zentimeter groß. Der obere, breite Teil der Gebärmutter heißt Gebärmutterkörper, der untere schmale Teil Gebärmutterhals oder Zervix. Der Gebärmutterhals ragt ein wenig in die Vagina hinein. Der Teil, der bei einer gynäkologischen Untersuchung sichtbar ist und den man selbst mit dem Finger fühlen kann, ist der äußere Gebärmuttermund. In der Mitte befindet sich eine Öffnung. Wenn man noch keine Kinder hat, ist diese rund, nach einer Geburt spaltförmig.

In der Gebärmutter befindet sich ein relativ enger Hohlraum, der mit einer Schleimhaut ausgekleidet ist. Hier kann sich eine befruchtete Eizelle einnisten und entwickeln. Die Gebärmutter besitzt eine mittlere Schicht dehnbaren Muskelgewebes, durch das die Gebärmutter mit einem sich entwickelnden Fetus mitwachsen kann, und eine glatte äußere Schicht. Wenn das Kind ausgewachsen ist, beginnt sich das Muskelgewebe der Gebärmutter unter dem Einfluß von Hormonen aus der Hirnanhangdrüse zusammenzuziehen, wodurch die Geburt einsetzt und das Kind ausgetrieben wird. Falls es zu keiner Befruchtung kommt, wird die Gebärmutterschleimhaut während der Menstruation ausgestoßen.

Vagina und Vulva

Die Vagina oder Scheide ist die Verbindung zwischen den äußeren Geschlechtsteilen und der Gebärmutter. Die Vagina ist durchschnittlich 10 Zentimeter lang. Sie liegt im unteren Bauchraum zwischen Blase und Enddarm. Normalerweise liegen die Wände der Vagina aneinander an. Während des Geschlechtsverkehrs und bei der Geburt treten sie auseinan-

der. Der Eingang der Vagina ist meist relativ eng; nach innen
zu wird sie etwas weiter. Die äußeren Geschlechtsteile werden
unter der Bezeichnung Vulva zusammengefaßt.
Die Vaginalschleimhaut erzeugt fortwährend eine glykogen-
haltige Flüssigkeit. Hierin befinden sich unzählige stäbchen-
förmige Bakterien, die dieses Glykogen zu Milchsäure abbau-
en. Diese Säure tötet andere Bakterien ab, die in die Vagina
eindringen können. Kurz nach der Geburt oder während der
Menstruation wird dieser saure Scheideninhalt zum größten
Teil weggeschwemmt. Dies ist auch der Grund dafür, daß man
in dieser Zeit anfälliger gegen Infektionen ist (siehe »Gebärmutterentzündung«).
Der Eingang der Vagina ist bei jungen Mädchen teilweise
durch eine dehnbare (manchmal feste) Falte verschlossen, das
Jungfernhäutchen. Dieses reißt beim ersten Geschlechtsverkehr ein; manchmal ist es schon aus anderen Gründen verschwunden, zum Beispiel durch das Einsetzen von Tampons.
Äußerlich befinden sich zu beiden Seiten der Vagina zwei
Hautfalten, die großen Schamlippen, die zwei innere kleine
Schamlippen umschließen. Sie sind unbehaart und treffen an
der Klitoris zusammen, dem Zentrum der Lustgefühle. Bei
vielen Frauen ragen sie zwischen den großen Schamlippen
hervor. Die großen Schamlippen sind die äußeren Hautfalten.
Sie sind behaart und umschließen die Vagina. Sie laufen im
Schamhügel zusammen. Der Schamhügel ist ein behaartes
Fettpölsterchen oberhalb des Schambeins.

Gynäkologische Untersuchung

Es gibt zwei Arten der gynäkologischen Untersuchung, die
innere und die äußere Untersuchung.
Bei einer inneren gynäkologischen Untersuchung erhebt der
Arzt einen Sicht- und Tastbefund der inneren Geschlechtsorgane. Dies geschieht dann, wenn gynäkologische oder urologische Beschwerden vorliegen oder im Rahmen einer Kontrol-

le bei der Einnahme von Verhütungsmitteln. Normalerweise liegt man bei der Untersuchung in einem speziellen Stuhl, in dem die gespreizten Beine auf speziellen Kniestützen ruhen. Zur Betrachtung der Organe benutzt der Arzt ein Spekulum. Dies ist ein Instrument aus Metall oder Kunststoff, das einem Entenschnabel ähnelt. Das Spekulum wird zunächst auf Körpertemperatur gebracht und manchmal mit einem Gleitmittel bestrichen. Dann wird es in geschlossenem Zustand vorsichtig in die Scheide eingeführt; dies ist einfacher, wenn man sich so gut wie möglich entspannt. Wenn das Einführen schmerzt, sollten Sie dies dem Arzt sagen. Es kann ein Hinweis auf eventuelle Beschwerden sein. Es kann aber auch ein Hinweis darauf sein, daß der Arzt etwas behutsamer zu Werke gehen könnte, und dies darf man ihm oder ihr ruhig sagen! Das Spekulum wird horizontal gedreht und vorsichtig gespreizt. Mit Hilfe einer Lampe kann der Arzt jetzt die Scheidenwand und den Gebärmuttermund untersuchen. Außerdem achtet der Arzt auf den Gebärmutterhalsschleim und eventuelle Entzündungen oder vaginalen Ausfluß.

Beim vaginalen Touchieren tastet der Arzt Gebärmutter, Eileiter und Eierstöcke ab. Der Arzt führt dabei zwei Finger in die Scheide ein und fühlt mit der anderen Hand von außen durch die Bauchwand. Die Eileiter sind nur zu fühlen, wenn sie entzündet sind. Die Eierstöcke sind zumeist gut zu fühlen und können druckempfindlich sein. Fragen Sie den Arzt oder die Ärztin ruhig, was er/sie tut und sieht, wenn er/sie es nicht von sich aus sagt. Bei manchen Ärzten kann man mittels eines Spiegels mitschauen oder mit der Hand außen am Bauch mittasten. Wenn man mag, kann man den Partner oder eine Freundin mitnehmen oder sich zu einem weiblichen Arzt verweisen lassen.

Bei der inneren Untersuchung wird gegebenenfalls ein Abstrich gemacht, wobei mit einem Spatel etwas Zellmaterial vom Gebärmuttermund abgenommen wird. Diese Gebärmut-

terhalszellen werden auf Abweichungen untersucht; diese Untersuchung wird vor allem durchgeführt, um Gebärmutterhalskrebs schon in einem frühen Stadium feststellen zu können.
Der Abstrich wird in einem Labor mikroskopisch untersucht. Wenn leichte Abweichungen gefunden werden (unruhige Zellen), wird meist innerhalb von drei Monaten ein neuer Abstrich gemacht. In vielen Fällen sind die unruhigen Zellen dann wieder verschwunden. Manchmal wird aber auch ein Vorstadium von Gebärmutterhalskrebs entdeckt; in diesem Fall müssen weiter gynäkologische Untersuchungen vorgenommen werden. Jede Frau zwischen 20 und 55 sollte alle zwei Jahre einen Abstrich machen lassen. Man kann den Arzt selbst darum bitten. Falls vaginaler Ausfluß oder unregelmäßiger Blutverlust auftritt, sollte man in jedem Fall zum Arzt gehen.
Bei einer äußeren Untersuchung werden die großen und kleinen Schamlippen, die Öffnung der Harnröhre und der Beckenboden betrachtet. Eine solche Untersuchung wird vorgenommen, wenn eine sexuell übertragbare Erkrankung vorliegt, eine Infektion oder Reizung oder eine Entzündung von Drüsen in den Schamlippen oder neben der Harnröhre.

Die Harnwege

Die Harnwege beginnen mit den Nieren. Die beiden Nieren liegen in einer Fettkapsel hinter der Bauchhöhle zu beiden Seiten der Wirbelsäule unterhalb der letzten Rippen. Sie sind über zwei Harnleiter mit der Blase verbunden. Die Harnblase wird durch einen Schließmuskel verschlossen. Die Harnröhre ist bei der Frau nur wenige Zentimeter lang und mündet auf einer kleinen Vorwölbung im Scheidenvorhof.
Die Nieren sind wichtige Organe. Alle fünf Minuten passiert unser gesamtes Blut die Nieren, wo es von überschüssigen Stoffen und Schlackenstoffen gereinigt wird. Diese Schlak-

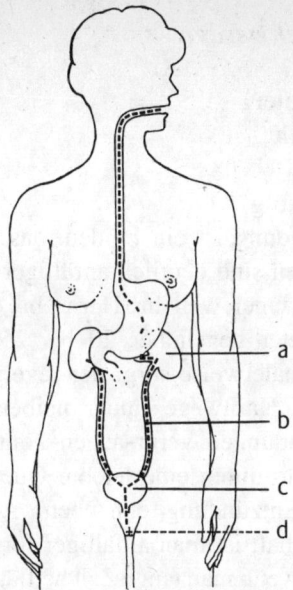

Die Harnwege: Nieren (a), Harnleiter (b), Blase (c) und Harnröhre (d)

kenstoffe werden in der Nierenrinde aus dem Blut herausgefiltert. Im inneren Teil der Nieren (Nierenmark) werden bestimmte Stoffe wieder an das Blut abgegeben. Die verbleibende Flüssigkeit (Harn) wird in die Blase geleitet.

Die Blase, die von der Beckenbodenmuskulatur gehalten wird, ist ein Behälter für den Urin. Je mehr sie sich füllt, desto mehr nimmt die Spannung der Blasenwand zu. Dies empfindet man als Harndrang. Beim Urinieren ziehen sich die Muskeln der Blasenwand zusammen, während sich gleichzeitig der Schließmuskel der Harnröhre entspannt. Über die Harnröhre wird dann der Urin aus dem Körper ausgeschieden.

Die häufigsten Harnwegserkrankungen sind Blasenentzündung, Harninkontinenz (die Unfähigkeit, den Harn zu halten) und eine Blasensenkung. Diese Beschwerden werden im folgenden besprochen.

Mögliche Beschwerden

Ausfluß, vaginaler

Siehe »Weißfluß«.

Blasenentzündung

Blasenentzündung ist ein Leiden, das bei Frauen häufig
auftritt. Frauen sind deutlich anfälliger für Blasenentzündungen als Männer, weil ihre Harnröhre erheblich kürzer ist
(3,5 Zentimeter gegenüber 20 bis 25 Zentimeter beim
Mann). Normalerweise sorgt der regelmäßige Harnstrom
dafür, daß die Harnwege sauber bleiben, so daß Bakterien
keine Entzündungen verursachen können. Während des
Verkehrs kann durch eine leichte Quetschung der Harnröhre eine Entzündung entstehen. Auch während der
Schwangerschaft ist man anfälliger für Blasenentzündungen, ebenso, wenn man lange Zeit bettlägerig ist, wenn man
zuckerkrank ist oder zuwenig trinkt (das heißt zuwenig
»durchspült«). Weiterhin treten Blasenentzündungen leicht
bei herabgesetzter Widerstandskraft auf, wenn man zu
schnell abgekühlt ist, naßgeregnet wurde oder lange Zeit auf
einem kalten Boden gesessen hat.

Das wichtigste Symptom für eine Blasenentzündung ist ein
ständiger Drang, (kleine Mengen) Urin zu entleeren. Der
Urin riecht unangenehm und enthält ein wenig Blut. Andere
Symptome sind ein brennendes Gefühl beim Wasserlassen,
die Unfähigkeit, die Blase zu kontrollieren (Träufeln),
leichtes Fieber oder ein ziehendes Gefühl im Unterleib.
Wenn man eine Blasenentzündung nicht behandelt, kann
eine chronische Harnwegsentzündung entstehen, die sich
zum Beispiel in das Nierenbecken ausbreiten kann. Wenn
man des öfteren an Blasenentzündungen leidet, muß man
hierüber mit dem Hausarzt sprechen.

Es gibt allgemeine Regeln dafür, wie man einer Blasenentzündung vorbeugen oder eine beginnende Entzündung unter Kontrolle bekommen kann. Vor allen Dingen muß man täglich ausreichend trinken (sechs bis acht Glas Wasser, Fruchtsaft, schwachen Tee oder Kräutertee). Wenn man weiterhin für zusätzliche Zufuhr von Vitamin C sorgt (Obst, Blattgemüse, Säfte), wird der Harn leicht sauer, so daß Bakterien schlechter gedeihen können. Außerdem sollte man sofort auf die Toilette gehen, sobald man Harndrang verspürt, damit Bakterien mit dem Harn ausgeschieden werden. Eine gute Unterleibshygiene ist wichtig, doch sollte man sich nicht mit Seife oder Seifenprodukten waschen, da hierdurch Reizungen entstehen können. Auch sollte man auf eine geeignete Unterwäsche achten, da zu enge Slips und Höschen ebenfalls die Ursache von Reizungen sein können.

Wenn die Blasenentzündung stets nach dem Verkehr beginnt (»Flitterwochenzystitis«), muß man sich darauf einstellen. In diesem Fall müssen Sie selbst und Ihr Partner die Geschlechtsorgane und den Analbereich nach dem Verkehr sorgfältig mit lauwarmem Wasser waschen. Gehen Sie außerdem innerhalb einer Viertelstunde nach dem Koitus zum Wasserlassen auf die Toilette.

Eine Blasenentzündung eignet sich nicht immer zur Selbstbehandlung; gehen Sie zum homöopathischen Arzt oder Heilpraktiker, wenn des öfteren Blasenentzündungen auftreten, wenn Sie Schmerzen oder Fieber haben und wenn die Blasenentzündung nach einer Woche der Selbstbehandlung sich noch nicht gebessert hat.

Zum Einnehmen

Cantharis D6: Bei Blasenentzündung mit einem brennenden Gefühl; man muß alle zehn Minuten eine kleine Menge Harn entleeren.

Dulcamara D3: Bei Blasenentzündung infolge von Kälte

oder Feuchtigkeit; zum Beispiel nach einer Erkältung,
Durchnässung oder aufsteigender Kälte (am Boden sitzen).
Staphisagria D6: Bei einem Druckgefühl auf der Blase, so
daß man ständig urinieren muß.

Eierstockzysten

Zysten sind mit Flüssigkeit gefüllte sackartige Gebilde, die
in verschiedenen Körperbereichen vorkommen können, unter anderem in oder an den Eierstöcken. Kleinere Eierstockzysten verursachen meist keine Beschwerden; sie werden
daher auch nur zufällig entdeckt, wenn eine innere gynäkologische Untersuchung durchgeführt wird. Zysten können
jedoch sehr groß werden, so groß sogar, daß man sie selbst
am Dickerwerden des Bauchs bemerken kann. Manchmal
verursachen große Zysten Leibschmerzen. Es gibt eine
Form von Eierstockzysten in Kombination mit Endometriose (siehe Kapitel 2), wobei die Zysten mit altem Blut gefüllt
sind. Diese Form tritt vor allem bei Frauen zwischen dem
zwanzigsten und vierzigsten Lebensjahr auf. Diese Zysten
gehen ab und zu mit Menstruationsschmerzen einher.
Kleinere Zysten verschwinden manchmal nach einigen Monaten von selbst wieder. Wenn eine Zyste festgestellt wird,
wartet man meist zwei bis drei Monate und prüft dann
erneut, ob die Zyste noch vorhanden ist. Größere Zysten
werden stets operativ entfernt, wobei bei Frauen, die noch
Kinder bekommen wollen, das umliegende Eierstockgewe-
be geschont wird. Zysten in Verbindung mit Endometriose
werden meist mit Hormonen behandelt.
Gehen Sie bei wiederkehrenden oder länger bestehenden
Zysten zum homöopathischen Arzt bzw. Heilpraktiker.

Eileiterentzündung

Eileiterentzündungen treten häufig in Kombination mit einer Entzündung des angrenzenden Eierstocks auf. Sie sind

unter anderem auf einen häufigen Wechsel der Sexualpartner und den Verzicht auf Verhütungsmittel (aufgrund der Beliebtheit der Pille) zurückzuführen. Auch durch die Spirale entsteht ein etwas höheres Risiko einer Eileiterentzündung.

Eine Eileiterentzündung entsteht in den meisten Fällen durch Ausbreitung einer Entzündung des Gebärmutterhalses. Es kann sich um eine Chlamydien-Infektion (siehe Kapitel 4) oder eine andere bakterielle Infektion (insbesondere der Geschlechtskrankheit Gonorrhoe) handeln. In der akuten Phase einer Eileiterentzündung treten hohes Fieber und Bauchschmerzen auf, die bei jeder Bewegung schlimmer werden. Man fühlt sich meist sehr krank. Die Symptome ähneln sehr denjenigen einer akuten Blinddarmentzündung. Mittels einer inneren gynäkologischen Untersuchung kann meist die richtige Diagnose gestellt werden.

Die Gefahr bei einer Eileiterentzündung, die durch eine Chlamydien-Infektion verursacht ist, liegt darin, daß die Symptome hierbei viel weniger ausgeprägt sind oder überhaupt fehlen. Die Entzündung wird dann nicht bemerkt und kann sich inzwischen verschlimmern und zu Komplikationen wie zum Beispiel Unfruchtbarkeit führen. Meist wird man bei einer Eileiterentzündung sofort in das Krankenhaus aufgenommen und mit entzündungshemmenden Mitteln (Antibiotika) behandelt. Wenn man eine Spirale trägt, wird diese meist entfernt. Weiterhin wird absolute Bettruhe verordnet. Bei hartnäckigen oder wiederkehrenden Eileiterentzündungen ist eine operative Entfernung der Organe meist nicht zu vermeiden.

Eine homöopathische Selbstbehandlung kommt bei dieser Erkrankung nicht in Frage.

Endometriose
Siehe Kapitel 2

Gebärmutterentzündung

Eine Gebärmutterentzündung ist eine Entzündung der Gebärmutterschleimhaut. Ein Schleimpfropf im Gebärmutterhals schützt die inneren Geschlechtsorgane gegen eindringende Bakterien. Manchmal dringen trotzdem Bakterien
oder Pilze ein, die sich im Gebärmutterhals oder in der
Gebärmutter einnisten können.

Eine Gebärmutterentzündung tritt fast nur nach einer Geburt auf und wird daher auch als Wochenbettfieber bezeichnet. Kurz nach der Geburt ist der Gebärmuttermund noch
offen, und die Gebärmutterschleimhaut ist an der Stelle, an
der sich die Plazenta befand, beschädigt. Eine Entzündung
kann auch nach einer Fehlgeburt, einem Schwangerschaftsabbruch oder einem operativen Eingriff entstehen. Der Gebärmutterhals ist für Entzündungen nach einer kleinen Beschädigung anfällig, zum Beispiel durch eine Spirale.

Entzündungssymptome sind vaginaler Ausfluß, Fieber,
Kopfschmerzen und Appetitlosigkeit. Beim Intimverkehr
können ein brennendes Gefühl oder Schmerzen auftreten.

Gebärmutterentzündung und Gebärmutterhalsentzündung
werden meist antibiotisch behandelt, doch kann man auch
zu einem homöopathischen Arzt oder Heilpraktiker gehen.

Gebärmutterhalsentzündung

Siehe »Gebärmutterentzündung«.

Gebärmutterhalskrebs

In der Reihenfolge der häufigsten Krebserkrankungen bei
Frauen steht Gebärmutterhalskrebs nach Brustkrebs und
vor Gebärmutterkrebs an zweiter Stelle. Jede dreißigste
Frau bekommt Gebärmutterhalskrebs. Das Vorstadium
(unruhige Zellen) beginnt meist zwischen dem dreißigsten
und vierzigsten Lebensjahr. Der Krebs selbst entwickelt
sich im allgemeinen erst zwischen dem vierzigsten und

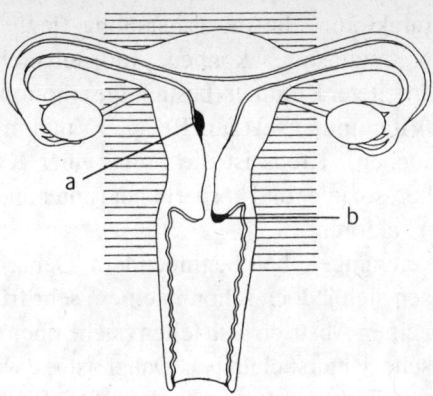

Unterschiedliche Lage von Gebärmutterkrebs (a) und Gebärmutterhalskrebs (b)

fünfzigsten Lebensjahr. Gebärmutterhalskrebs tritt jedoch
in immer jüngerem Alter auf; in den letzten Jahren wurde
eine starke Zunahme von Gebärmutterhalskrebs bei jungen
Frauen zwischen dem fünfundzwanzigsten und dreißigsten
Lebensjahr und teilweise noch jünger festgestellt.

Einer der Faktoren für die Entstehung von Gebärmutterhalskrebs sind wechselnde sexuelle Kontakte, womit in
immer früherem Alter begonnen wird. Dadurch besteht die
Gefahr einer Ansteckung mit Papilloma-Viren oder dem
Herpes-simplex-Virus vom Stamm 2. Viele Viren stehen
im Verdacht, an der Entstehung von Gebärmutterhalskrebs
beteiligt zu sein. Ein weiterer Faktor ist das Vorliegen einer
chronischen Entzündung des Gebärmuttermundes. Weißfluß kann ein Anzeichen hierfür sein.

Symptome, die auf beginnenden Gebärmutterhalskrebs hin-
weisen können, sind unregelmäßiger Blutverlust, Blutverlust nach dem Verkehr oder ein wäßrig-blutiger vaginaler
Ausfluß. Schmerzen treten erst in einem späten Stadium
auf. In den meisten Fällen bemerkt die Frau jedoch keine
Veränderungen.

Allgemeinfaktoren, die die Entstehung (jeglicher Form) von Krebs begünstigen können, sind anhaltender Streß, nicht verarbeiteter Kummer (beständige emotionale Probleme) oder Vitaminmangel (zum Beispiel Vitamin-C-Mangel durch Rauchen). Krebs ist die Folge einer Kombination psychischer, sozialer und körperlicher (unter anderem auch erblicher) Faktoren.

Die Abweichungen bei beginnendem Gebärmutterhalskrebs lassen sich jedoch schon in einem sehr frühen Stadium durch einen Abstrich feststellen (siehe oben unter »Gynäkologische Untersuchung«). Daher ist es wichtig, daß jede Frau zwischen zwanzig und fünfundfünfzig mindestens alle zwei Jahre von einem Arzt oder Gynäkologen einen Abstrich machen läßt. Weiterhin kann man Gebärmutterhalskrebs dadurch vorbeugen, daß man bei sexuellen Kontakten stets ein Kondom benutzt. Wenn man einen festen Partner hat, muß man bei diesem auf sorgfältige Hygiene drängen. Das Smegma, eine Absonderung, die sich unter der Vorhaut bildet, muß sorgfältig abgewaschen werden. Wenn jahrelang Smegma in die Vagina gelangt, erhöht dies das Risiko der Entstehung von Gebärmutterhalskrebs. Lassen Sie weiterhin vaginalen Ausfluß (Weißfluß) gründlich behandeln. Versuchen Sie, anhaltenden Streß zu vermeiden, ernähren Sie sich vollwertig, essen Sie täglich frisches Obst und Gemüse, und stellen Sie das Rauchen ein (auch Mitrauchen!). Näheres hierzu finden Sie im Kapitel »Ernährung und Krebs« im Anhang.

Wenn Krebs festgestellt wird, wird meist der befallene Bereich operativ entfernt. Anschließend folgt manchmal noch eine Strahlenbehandlung. Gebärmutterhalskrebs im Anfangsstadium kann durch eine einfache Konisation (Entfernung eines kegelförmigen Gewebestücks aus dem Gebärmutterhals) praktisch immer geheilt werden. Auch bei einem etwas tieferen Einwachsen sind etwa 90 Prozent der

Frauen fünf Jahre nach der Behandlung geheilt. Bei weiterem Tiefenwachstum ist jedoch eine größere Operation notwendig, wobei auch die Lymphdrüsen entfernt werden und eine Nachbestrahlung durchgeführt wird.

Gebärmutterkrebs

Gebärmutterkrebs ist etwa halb so häufig wie Gebärmutterhalskrebs. Etwa jede dreißigste Frau bekommt dieses Leiden. Die meisten Frauen mit Gebärmutterkrebs haben die Wechseljahre bereits hinter sich; die Erkrankung besteht vor allem bei Frauen zwischen dem 55. und 65. Lebensjahr.

Ein erster Hinweis sind unregelmäßige und schmerzlose Blutungen aus der Vagina. Diese Blutungen sind auffällig, auch wenn man noch menstruiert, weil sie unregelmäßig auftreten und es sich um kleine Mengen handelt. Meist ist es nicht mehr als ein kleiner Blutfleck in der Wäsche. Starke und/oder schmerzhafte Blutungen sind dagegen selten ein Anzeichen für Gebärmutterkrebs.

Ein zweites Symptom ist das Auftreten eines fleischwasserfarbig-blutigen Ausflusses. Manchmal führt er zu einer Reizung der Schamlippen. Schmerzen treten erst in einem sehr weit fortgeschrittenen Stadium auf.

Von den Allgemeinfaktoren für Krebs war schon im vorigen Abschnitt die Rede. Das Risiko von Gebärmutterkrebs nimmt zu, wenn die Gebärmutterschleimhaut lange Zeit entzündet ist, wenn man an Zuckerkrankheit leidet, wenn man erhebliches Übergewicht hat oder in der Familie schon öfter Krebs aufgetreten ist. Auch wird bei kinderlosen Frauen Gebärmutterkrebs häufiger festgestellt.

In den Wintermonaten sollten Sie auf eine ausreichende Zufuhr von Vitamin A und C achten. Diese Vitamine geben zusätzlichen Schutz gegen die Entstehung von Krebs in den Schleimhäuten. Reich an Vitamin A sind zum Beispiel

Karotten, Grünkohl, Aprikosen und Butter. Hierzu mehr im
Kapitel »Ernährung und Krebs« im Anhang.

Eine wichtige Ursache für die Entstehung von Gebärmutterkrebs ist eine anhaltende Stimulation der Gebärmutterschleimhaut durch Östrogene. Falls man während der
Wechseljahre – unter ärztlicher Aufsicht – Östrogene einnimmt (siehe Kapitel 3), ist es unbedingt ratsam, alle zwei
Monate eine Progesteron-Kur einzunehmen, die dafür
sorgt, daß die Gebärmutterschleimhaut in Form einer Entzugsblutung abgestoßen wird. Dies verhindert, daß die
Gebärmutterschleimhaut zu lange weiterwächst, wodurch
man das Risiko von Gebärmutterkrebs erheblich senken
kann.

Die Diagnose Gebärmutterkrebs kann erst gestellt werden,
nachdem ein Stückchen Gebärmutterschleimhaut, das
durch Kürettage gewonnen wurde, mikroskopisch untersucht wurde. Abstriche sind bei einer Untersuchung auf
Gebärmutterkrebs wenig sinnvoll; Abstriche geben hauptsächlich Hinweise auf Gebärmutterhalskrebs.

Wenn Gebärmutterkrebs festgestellt wurde, wird meist operativ behandelt. Je nachdem, wie weit der Tumor fortge-
schritten ist, werden nur die Gebärmutter oder auch der
Gebärmutterhals, die Eierstöcke, die Eileiter und die
Lymphdrüsen im Bereich der Gebärmutter entfernt. Meist
ist nach der Operation eine weitere Behandlung in Form von
Bestrahlung notwendig. Wenn keine weiteren Metastasen
vorliegen, ist die Chance einer Heilung sehr groß. Die
Fünf-Jahres-Überlebensrate aller Frauen mit Gebärmutterkrebs liegt bei etwa 90 Prozent.

Gebärmutteroperationen

Kleine operative Eingriffe an der Gebärmutter sind Eingriffe am Gebärmuttermund und Ausschabung. Große Operationen sind der Kaiserschnitt (wenn keine normale Geburt

möglich ist), die Entfernung eines Myoms (siehe dort) und die Entfernung der Gebärmutter, zum Beispiel bei Gebärmutterkrebs, Gebärmutterhalskrebs oder Endometriose (siehe Kapitel 2)

Die großen Gebärmutteroperationen können durch die Vagina oder durch die Bauchwand erfolgen. Bei einer Operation durch die Vagina dauert der Eingriff kurz, es bleiben keine sichtbaren Narben zurück, und der Blutverlust ist gering. Die Heilung verläuft schnell, und man hat nach der Operation kaum Bauchbeschwerden.

Vorteile einer Bauchwandoperation sind, daß der Gynäkologe mehr Raum zur Operation hat, andere Organe besser betrachten und auch Abweichungen kontrollieren kann. Es gibt auch Situationen, bei denen die Operation nur durch die Bauchwand ausgeführt werden kann. Bei einer Bauchwandoperation wird, wenn möglich, ein Querschnitt unmittelbar oberhalb des Schamhaars gelegt. Damit bleibt die Narbe unterhalb des Slips und ist dadurch unsichtbar. Ein Querschnitt heilt besser, und die Narbe ist fester. Wenn für die Operation viel Platz benötigt wird oder wenn Komplikationen auftreten können, wird ein Schnitt in Längsrichtung durchgeführt. Dieser verläuft meist bis unter den Nabel.

Nach einer Operation durch die Scheide befindet sich oben in der Vagina eine Wunde, die erst nach etwa sechs Wochen verheilt ist. Bis dahin darf man daher keinen Verkehr haben. Danach kann die Vagina etwas kürzer sein, unter anderem auch durch Bildung von Narbengewebe. Wählen Sie dann beim Verkehr eine Haltung, bei der der Penis weniger weit eindringen kann. Das Orgasmuserleben verändert sich bei den meisten Frauen nicht. Es ist nicht so, daß man nach einer operativen Entfernung der Gebärmutter in die Wechseljahre kommt. Wenn einer oder beide Eierstöcke funktionsfähig sind, reifen weiterhin Eizellen und werden weiterhin Ge-

schlechtshormone gebildet. Die Wechseljahre beginnen
ganz normal wie bei anderen Frauen mit einem Rückgang
der Östrogenproduktion. Eine Blutung tritt natürlich nicht
mehr auf.

Zum Einnehmen
Arnica D6: Allgemeinmittel bei Wunden nach Operationen; beschleunigt die Heilung.

Äußere Anwendung
Calendula Salbe DHU: In einer dicken Schicht unter einer
Kompresse auf die Bauchwunde auftragen; entzündungshemmend und geweberegenerierend, wirkt der Bildung
häßlicher Narben entgegen.

Gebärmutterpolypen

Ein Polyp ist eine normalerweise gutartige geschwulstartige
Wucherung der Schleimhaut. Polypen können an verschiedenen Stellen des Körpers entstehen, unter anderem auch in
der Gebärmutter oder am Gebärmutterhals. Polypen werden
meist zufällig gefunden, wenn der Arzt eine innere gynäkologische Untersuchung durchführt.
Leichte Blutungen während oder nach dem Verkehr, die
nicht mit der Monatsblutung zusammenhängen, können
durch einen Polypen verursacht werden, können aber auch
durch Gebärmutterhalskrebs bedingt sein (siehe dort). Da
der Polyp ein Fremdkörper ist, zieht sich die Gebärmuttermuskulatur während der Menstruation kräftig zusammen,
um den Polypen auszutreiben. Dies kann zu starken Men-
struationskrämpfen oder längeren und stärkeren Blutungen
führen. Manchmal tritt ein blutiger oder wäßrig-blutiger
Ausfluß auf. Polypen müssen nach der Entdeckung stets
entfernt werden, um eine möglicherweise bösartige Geschwulst auszuschließen.

Ein kleiner Polyp im Gebärmutterhals kann ambulant entfernt werden. Der zurückbleibende Stiel kann gegebenenfalls kauterisiert werden. Große Polypen in Gebärmutterhals und Gebärmutter werden mittels Kürettage entfernt (Ausschabung der Gebärmutter, wodurch die Schleimhaut entfernt wird).

Es gibt einige homöopathische Typen, die zu Polypenbildung neigen. Diese können mit Hilfe des zu ihnen passenden Mittels versuchen, der Entwicklung von (neuen) Polypen vorzubeugen.

Zum Einnehmen

Calcium carbonicum D12: Kräftig gebaute bis dicke blonde Frauen, die zu Erkältungen und Hals-Nasen-Ohren-Beschwerden neigen; schwitzen leicht (vor allem an der Stirn); Hände und Füße sind kalt und klamm; tut alles gern nach eigenem Gutdünken; ißt gerne Eier.

Calcium phosphoricum D12: Schlanke Frau mit bräunlichem bis rötlichem Haar, die schnell müde und häufig unruhig ist; schlechter Appetit, häufig erkältet, Neigung zu Hals- und Mandelentzündungen; Kopfschmerzen bei Anspannung.

Phosphorus D12: Attraktive und eitle Frau mit rotem, rötlichem oder blondem Haar und Neigung zu Blutungen; einmal vor Energie strotzend, im nächsten Augenblick völlig erledigt; fühlt sich besser nach dem Schlafen; Beschwerden verschlimmern sich bei Gewitter und nach geistiger oder körperlicher Anstrengung, bessern sich durch Schlaf.

Sepia D12: Schlanke Brünette mit launischem Wesen und überwiegend linksseitigen Beschwerden; trockene Scheide; traurig und manchmal plötzlich gleichgültig gegenüber geliebten Menschen oder Tätigkeiten; Beschwerden bessern sich durch Bettwärme und Schlaf, verschlechtern sich morgens und abends.

Thuja D12: Melancholische Frau, die zu bestimmten Hautbeschwerden neigt, insbesondere Warzen, Gerstenkorn, Polypen, Schuppen, aber auch Eingeweidegeräuschen und Blähungen. Beschwerden bessern sich durch Wärme und verschlechtern sich durch Kälte und Feuchtigkeit.

Harninkontinenz

Harninkontinenz bedeutet, daß man unwillkürlich Harn verliert, daß man sein Wasser nicht halten kann. Harninkontinenz tritt vor allem bei Menschen über 55 und bei Frauen häufiger als bei Männern auf. Man kann zwei Formen von Inkontinenz unterscheiden: Druckinkontinenz (auch relative oder Streßinkontinenz genannt) und Andrangsinkontinenz.

Bei Druckinkontinenz kommt es zum Harnabgang, wenn durch eine bestimmte Aktivität der Druck im Bauchraum zunimmt. Lachen, Husten, Niesen, Bücken, Sport usw. können hierfür der Anlaß sein. Diese Form von Blaseninkontinenz tritt insbesondere bei Frauen auf, die mehrere Kinder haben. Durch die Geburten können die Beckenbodenmuskeln so sehr erschlafft sein, daß die Blase nicht mehr ausreichend gestützt wird. Der Schließmechanismus der Blase ist in diesem Fall zwar funktionsfähig, doch kann die Harnröhre dem Druck aus der Blase nicht genügend Widerstand entgegensetzen.

Eine Erschlaffung der Beckenbodenmuskulatur kann ihre Ursachen auch in einer Arbeit haben, bei der man schwer heben muß, in erheblichem Übergewicht, in bestimmten gynäkologischen Operationen und in hormonalen Veränderungen während des Klimakteriums.

Bei Andrangsinkontinenz tritt plötzlich ein starker Harndrang auf; die Blasenmuskulatur zieht sich unkontrollierbar zusammen, wenn die Blase sich füllt, und man erreicht oft nicht mehr rechtzeitig die Toilette. Bei dieser Form der

Blaseninkontinenz verliert man mehr Harn als bei Druckinkontinenz, da sich die Blase in einem Mal völlig entleert. Die Ursache hierfür kann eine Harnwegsinfektion, Zuckerkrankheit, Erkrankungen des Nervensystems oder psychische Spannungen sein. Manchmal ist auch keine Ursache erkennbar. Durch eine innere gynäkologische Untersuchung, die Prüfung von Harnproben oder durch Röntgenaufnahmen kann in den meisten Fällen eine medizinische Ursache für die Blaseninkontinenz festgestellt werden.

Bei einer leichten Druckinkontinenz können Übungen für die Beckenbodenmuskulatur helfen. Die einfachste Übung besteht darin, beim Harnlassen mehrmals hintereinander zu versuchen, kurz aufzuhören (die Muskulatur zusammenzuziehen) und wieder weiter zu urinieren (die Muskulatur entspannen). Weitere Übungen kann der Arzt oder ein Psychotherapeut geben. Wenn Übergewicht der Hauptgrund für die Inkontinenz ist, hilft wohl eine gute Diät am besten. Nehmen Sie faserreiche Nahrung zu sich, und trinken Sie vor dem Zubettgehen nicht zuviel. In manchen Fällen sind mit verschiedenen Operationstechniken gute Erfolge möglich.

Bei Andrangsinkontinenz greift man je nach Ursache und Grad zu einer medikamentösen oder hormonalen Behandlung. Falls diese keinen Erfolg bringt, müssen Inkontinenzhöschen oder Einlagen getragen werden. Diese haben heute eine hohe Absorptionsfähigkeit und eine gute Paßform, so daß man sie unauffällig tragen kann.

Bei leichteren Formen von Druckinkontinenz kann Homöopathie Übungen für die Beckenbodenmuskulatur sinnvoll ergänzen. Bei schwereren Formen wendet man sich besser an einen homöopathischen Arzt.

Zum Einnehmen
Bryonia D6: Harnabgang bei körperlicher Anspannung,
Bewegung und Laufen.
Causticum D6: Harnabgang beim Lachen, Husten, Niesen,
Sport usw. (Druckinkontinenz).
Nux vomica D6: Unwillkürlicher Harnabgang beim Hu-
sten, Lachen, Niesen und bei körperlicher Anstrengung
(Druckinkontinenz); bei stets beschäftigten, schnell gereiz-
ten Frauen.

Myom

Ein Myom ist eine gutartige Geschwulst in der Gebärmut-
terwand. Es handelt sich um eine knollenförmige Wucherung im Gebärmuttermuskel von unterschiedlicher Größe.
Etwa 20 Prozent der Frauen haben ein oder mehrere Myome
in der Gebärmutter. Es kommt jedoch nicht selten vor, daß
eine Frau mit Myomen keine Beschwerden hat und daß
diese bei einer inneren Untersuchung zufällig entdeckt werden. Bei Menstruationsschmerzen oder langwierigem und
starkem Blutverlust ist immer an ein Myom zu denken. Sehr
große Myome können zu einer Druckempfindung im Unterleib führen. Ein Myom, das während der Schwangerschaft wächst, muß operativ entfernt werden. Meist verläuft
die Schwangerschaft danach normal.
Es gibt homöopathische Mittel, die das Wachstum von
Myomen hemmen bzw. verhindern können. Wenden Sie
sich diesbezüglich jedoch an Ihren homöopathischen Arzt
oder Heilpraktiker, denn diese Beschwerde eignet sich nicht
zur Selbstbehandlung.

Schamlippenerkrankungen

An den Schamlippen können verschiedene Erkrankungen
auftreten. Meist handelt es sich um eine Entzündung einer
Drüse. Dies kann eine der Bartholin-Drüsen sein, die im

unteren Teil der großen Schamlippen liegen und an den kleinen Schamlippen münden. Diese Drüsen sorgen dafür, daß der Bereich zwischen den Schamlippen schleimig und feucht bleibt. Bei einer Entzündung einer Bartholin-Drüse hat man Schmerzen unten in einer der großen Schamlippen, die sich rötet und geschwollen aussieht. Es kann auch Fieber auftreten. Die Behandlung besteht in Bettruhe und warmen Bädern; bei starken Schmerzen kann man ein Schmerzmittel einnehmen. Es kann sich auch eine Schweißdrüse oder eine Talgdrüse entzünden; in diesem Fall ist das Krankheitsbild meist abgeschwächt.

Ein Geschwür auf den Schamlippen kann durch das Herpes-genitalis-Virus (dasselbe Virus, das auch Lippenbläschen hervorruft) verursacht werden und kehrt häufig wieder, vor allem während der Menstruation. Ein Geschwür kann aber auch durch die Geschlechtskrankheit Syphilis bedingt sein. Ein solches Geschwür fühlt sich härter an, ist schmerzlos und verschwindet nach etwa drei Wochen spontan wieder. Dies bedeutet aber nicht, daß die Krankheit geheilt ist; sie kann später wiederaufflammen, und in der Zwischenzeit ist man für andere ansteckend. Lassen Sie dies daher immer von einem Arzt untersuchen, denn wenn die Krankheit zurückkehrt, sind die Symptome viel schwerer (unter anderem Hautausschlag, Fieber, Kopfschmerz, Muskelschmerzen, geschwollene Lymphdrüsen und Haarausfall). Wenn Syphilis nicht behandelt wird, können nach vielen Jahren Gehirn- und Rückenmarkserkrankungen und Gefäßabweichungen auftreten, die den Körper weiter schädigen und schließlich zum Tod führen.

Knötchen auf den Schamlippen kommen häufig vor; es handelt sich meist um harmlose verstopfte Talgdrüsen. Wenn Rötung, Schwellung oder Schmerzen auftreten, ist vermutlich eine Entzündung entstanden.

Papillome auf den Schamlippen werden durch ein Virus

hervorgerufen, das meist durch Geschlechtsverkehr übertragen wird. Diese Papillome sind häufig flach und rosafarben oder rötlich. Sie können Flüssigkeit entlassen, bluten leicht bei Berührung und beim Verkehr und können jucken oder brennen. Wenn sie nicht behandelt werden, können sie sich zu großen, unregelmäßig geformten Warzen entwikkeln. Ärztliche Behandlung ist notwendig.

Bei älteren Frauen tritt nicht selten ein lästiger Juckreiz an den Schamlippen auf. Die Haut ist dünn, manchmal gerötet oder weist weiße Flecken auf. Beim Kratzen blutet die Haut schnell. Da ein beginnender Hautkrebs der äußeren Geschlechtsorgane dasselbe Aussehen haben kann wie eine harmlose Reizung, muß man in diesem Fall doch zum Arzt und sich untersuchen lassen. Sie sollten nicht aus Scham den Besuch beim Arzt hinauszögern.

Bei einer beginnenden Entzündung einer Bartholin-Drüse oder einer leicht entzündeten Talgdrüse kann man es einige Tage mit einem homöopathischen Mittel versuchen. Wenn nach vier Tagen noch keine Besserung eingetreten ist, sollte man zu einem homöopathischen Arzt bzw. Heilpraktiker gehen.

Zum Einnehmen

Hepar sulfuris D12: Am ersten Tag der Entzündung viermal stündlich einnehmen, anschließend nach zwei Stunden, dann nach vier Stunden; danach zweimal täglich eine Dosis.

Thuja D4: Bei Papillomen, wenn diese auch anderswo am Körper auftreten; darauf achten, daß es sich bei den Papillomen nicht um sexuell übertragbare Genitalwarzen handelt.

Thuja D6: Bei einer wiederkehrenden Entzündung der Bartholin-Drüsen.

Senkung

Gebärmutter, Eierstöcke, Blase und der letzte Abschnitt des Dickdarms (Enddarm) liegen im kleinen Becken. Das Muskelgewebe des kleinen Beckens bildet den Beckenboden. Diese Muskelgruppe hat verschiedene Funktionen. Sie muß die Organe stützen, die außerdem durch elastische Bänder und Stützgewebe an ihrem Platz gehalten werden. Außerdem muß die Beckenbodenmuskulatur bei der Geburt das Kind hindurchtreten lassen.

Wenn die Beckenbodenmuskulatur und das Stützgewebe sich dehnen, erschlaffen oder beschädigt werden, werden die Organe im Becken nur mehr ungenügend an ihrem Platz gehalten und können sich langsam senken. Eine solche Beschädigung oder Erschlaffung der Beckenbodenmuskulatur kann verschiedene Ursachen haben. Das Muskelgewebe kann durch eine oder mehrere (schwere) Geburten übermäßig belastet werden, wodurch es sogar zu Rissen kommen kann. Auch rasch aufeinanderfolgende Geburten können zu einer Erschlaffung des Gewebes führen. Auch Pressen beim Stuhlgang wegen einer Verstopfung, chronischer Husten und Übergewicht können auf die Dauer zu einer Senkung führen. Weiterhin nimmt die Möglichkeit einer Senkung mit höherem Alter zu (insbesondere nach den Wechseljahren), da die Elastizität und der Tonus des Stützgewebes allmählich abnehmen.

Von einer Senkung betroffen sein können Gebärmutter, Scheide (häufig verbunden mit einer Senkung der Harnröhre und Blase), der Enddarm und eine Kombination der genannten Organe.

Die Beschwerden bei einer Senkung hängen ab von dem betroffenen Organ und vom Umfang der Senkung. Bei einer Gebärmuttersenkung werden ein drückendes und schweres Gefühl im Unterleib oder zwischen den Beinen häufig als Beschwerde genannt. Manche Frauen haben das Gefühl,

daß spontan oder beim Pressen ein »Ball« nach außen tritt.
Wenn die gesenkte Gebärmutter an den Aufhängebändern
zieht, tritt im Kreuz eine reißende oder schmerzende Empfindung auf. Schmerzen beim Geschlechtsverkehr sind selten. Wenn die Beckenbodenmuskulatur gedehnt ist, kann
der Scheidenspalt offenstehen, wodurch man anfälliger für
Infektionen wird.

Bei einer Senkung von Harnröhre und Blase können zusätzliche Probleme mit den Harnwegen entstehen, zum Beispiel
häufig wiederkehrende Blasenentzündungen oder verschiedene Formen von Harninkontinenz (siehe dort). Bei einer
Senkung des Enddarms tritt Verstopfung als wichtigste
Beschwerde auf.

Eine fortgeschrittene Senkung kann man sehen, wenn man
einen Spiegel vor den Schritt hält und dann preßt. Der Arzt
kann eine Senkung durch eine innere gynäkologische Untersuchung feststellen. Bei einer leichten Senkung können
Übungen für die Beckenbodenmuskulatur wirksam sein.
Man muß dabei mehrmals täglich das Anspannen und Entspannen dieser Muskeln üben. Dies kann man zum Beispiel
während des Harnlassens tun: anspannen und versuchen,
kurz aufzuhören; entspannen und weiter urinieren. Es empfiehlt sich, mit solchen Dingen sofort nach einer Geburt zu
beginnen.

Im späteren Alter sind die Ergebnisse solcher Übungen oft
unzureichend, und es ist ein ärztliches Eingreifen erforderlich. Der Frauenarzt oder Hausarzt kann ein Pessar an die
Gebärmutter anlegen, wodurch diese in der Scheide gestützt
wird. Falls ein Pessar nicht eingesetzt werden kann oder
wenn dies unzureichende Wirkung hat, kann ein operativer
Eingriff Hilfe bringen. Dabei wird die Gebärmutter (und
gegebenenfalls Blase oder Mastdarm) nach oben gezogen.
Bei älteren Frauen wird manchmal die Gebärmutter entfernt.

Bei leichteren Senkungen kann man zusätzlich zu den Übungen für die Beckenbodenmuskulatur mit homöopathischen Mitteln das Stützgewebe kräftigen.

Zum Einnehmen
Causticum D6: Bei Harnabgang beim Husten, Niesen, Laufen usw. Druckinkontinenz.
Natrium muriaticum D6: Bei erschlafften Bändern und trockener Scheide, bei einem ernsthaften Typ, der Salziges liebt.
Platinum metallicum D6: Bei einem Senkungsgefühl, bei einer hochmütigen, stolzen Frau.
Sepia D6: Bei einem Senkungsgefühl, das vor allem am Nachmittag auftritt; wenn die Neigung besteht, die Beine übereinanderzuschlagen; bei einer schlanken Brünetten mit launischem Wesen; bei beginnender Scheidensenkung.
Ruta D6: Bei einer schwachen Blase und menstruationsartigen Bauchschmerzen.

Sterilisation
Siehe Kapitel 4.

Unfruchtbarkeit
Unfruchtbarkeit kann verschiedene Ursachen haben. Die Ursache liegt zu etwa gleichen Teilen beim Mann und bei der Frau. Wir beschränken uns hier auf die Unfruchtbarkeit der Frau.
Bei Unfruchtbarkeit können beide Eileiter verstopft sein, oder es tritt kein Eisprung ein. Oft ist die Unfruchtbarkeit Folge einer durchgemachten Geschlechtskrankheit (siehe auch Kapitel 4 unter »Sexuell übertragbare Erkrankungen«). Durch eine solche Infektion können die Eileiter verstopfen, so daß die Eizellen nicht mehr zur Gebärmutter gelangen.

Entzündungen, die sich durch das Auftreten vaginalen Ausflusses außerhalb der Menstruation verraten, können die Eileiter schädigen. Vaginaler Ausfluß muß daher stets abgeklärt werden. Bei leichten Formen von Weißfluß kann man mit homöopathischer Selbstbehandlung versuchen, etwas zu unternehmen (siehe »Weißfluß«).

Hormonmangel kann ebenfalls die Fruchtbarkeit beeinträchtigen, da ein solcher Mangel dazu führt, daß die Eizellen zu spät (überreif) oder gar nicht frei werden. Weiterhin spielt das Lebensalter im Zusammenhang mit Unfruchtbarkeit eine große Rolle, da die Fruchtbarkeit ab dem vierzigsten Lebensjahr abnimmt (bei manchen Frauen auch schon fünf Jahre früher).

Wenn man schon ein Jahr lang versucht hat, durch regelmäßigen Verkehr insbesondere während der fruchtbaren Tage schwanger zu werden, kann man es drei Monate lang mit Homöopathie versuchen. Wenn man dann immer noch nicht schwanger ist, sollte man mit seinem Partner zum Hausarzt gehen. Dieser gibt Ihnen gegebenenfalls eine Überweisung zum Gynäkologen.

Zum Einnehmen

Borax D3: Weißfluß durch Pilzinfektion (Candida); keine Lust auf Sex; Schwierigkeiten, schwanger zu werden.

Graphites D6: Fruchtbarkeitsprobleme und Widerwillen gegen Sex bei einer gesetzten Frau mit einer trockenen, rissigen Haut und einem etwas trägen und schwermütigen Wesen.

Natrium muriaticum D6: Fruchtbarkeitsprobleme und fehlendes sexuelles Interesse; Probleme mit einer trockenen Scheide; bei einem ernsthaften Typ, der Salziges liebt.

Pulsatilla D6: Verringerte Fruchtbarkeit bei einer schüchternen blonden Frau mit einem zu langen Menstruationszyklus; hat selten Durst.

Sepia D6: Fruchtbarkeitsprobleme und Widerwillen gegen Sex, leidet unter einer trockenen Scheide; bei einer schlanken Brünetten mit launischem Wesen.

Vaginismus

Siehe Kapitel 4

Weißfluß

Weißfluß ist eine übermäßige Absonderung aus der Scheide, die auf einen herabgesetzten natürlichen Widerstand in der Vagina hinweist. In der Vagina vorhandene Bakterien oder Pilze haben sich in diesem Fall vermehrt und zu einer Entzündung geführt.

Bei jeder Frau tritt eine Absonderung von Flüssigkeit aus der Vagina auf. Diese ist normalerweise farblos oder weiß und hat einen für jede Frau charakteristischen eigenen Geruch. Es fällt meist sehr schnell auf, wenn die Absonderung zunimmt, ihre Farbe ändert oder intensiver riecht. »Weiß«fluß ist nämlich selten weiß, sondern zum Beispiel gelblich, grünlich oder bräunlich.

Die häufigste Ursache für Weißfluß ist eine Pilzinfektion (zum Beispiel Candida) oder eine bakterielle Infektion. Diese Infektionen werden meist durch sexuellen Kontakt übertragen. Gefürchtet ist verstärkter Ausfluß durch sexuell übertragbare Krankheiten wie Gonorrhoe, Syphilis, Herpes-simplex-Virus vom Stamm 2, Aids und gegenwärtig auch Chlamydien (siehe Kapitel 4). Die Abwehrkraft der Scheide kann auch durch die Benutzung von Intimsprays, das Waschen mit Seife oder Seifenprodukten oder zu seltenes Wechseln von Tampons während der Regelblutung herabgesetzt sein.

Vaginalem Ausfluß kann man vorbeugen durch eine einwandfreie Hygiene (täglich mit lauwarmen Wasser ohne Seife waschen; vor und nach sexuellem Kontakt waschen),

durch regelmäßiges Wechseln des Tampons während der
Regelblutung (alle drei bis vier Stunden), indem man nicht
zu oft Nylonunterwäsche, Höschen und enge Hosen trägt
(nach dem Waschen gut spülen, damit alle Waschmittelre-
ste entfernt werden) und indem man bei sexuellen Kontakten stets ein Kondom benutzt.

Bei leichten Formen von Ausfluß kann man versuchen,
dieses häufige und meist harmlose Leiden mit homöopathischen Mitteln zu heilen. Wenn die Beschwerden nicht innerhalb von drei Wochen verschwunden sind, sollte man
einen homöopathischen Arzt oder Heilpraktiker aufsuchen.
Wenn die Möglichkeit besteht, daß man sich mit einer
Geschlechtskrankheit angesteckt hat, oder wenn der Ausfluß blutig ist, muß man sofort zum Arzt gehen.

Zum Einnehmen

Calcium carbonicum D6: Weißfluß mit Jucken und Weißfluß bei jungen Mädchen; bei kräftig gebauten, blonden
Typen, die leicht schwitzen.

Graphites D6: Weißfluß vor oder nach der Menstruation,
Weißfluß im Klimakterium; bei zu dicken Frauen mit einer
trockenen, rissigen Haut.

Kreosotum D6: Vaginaler Ausfluß mit starkem Juckreiz
an den äußeren und inneren Geschlechtsteilen; auffallend
unangenehmer Geruch.

Natrium muriaticum D6: Bei Weißfluß mit einer eiweiß-
artigen Absonderung und/oder mit Juckreiz, bei präzisen
Frauen, die Salziges lieben.

Pulsatilla D6: Weißfluß bei sanften, blonden jungen Mädchen mit einem zu langen Menstruationszyklus; gelbliche
oder cremefarbene, sahnige Absonderung, meist ohne Reizung.

Sepia D6: Weißfluß mit Juckreiz vor der Menstruation, bei
schlanken Brünetten mit launischem Wesen; Weißfluß bei

jungen Mädchen während der Pubertät; Weißfluß während des Klimateriums.

Äußere Anwendung
Calendula Salbe DHU: Bei Reizung der äußeren Geschlechtsteile durch einen scharfen vaginalen Ausfluß; nur die äußeren Teile eincremen, nicht in die Scheide bringen.

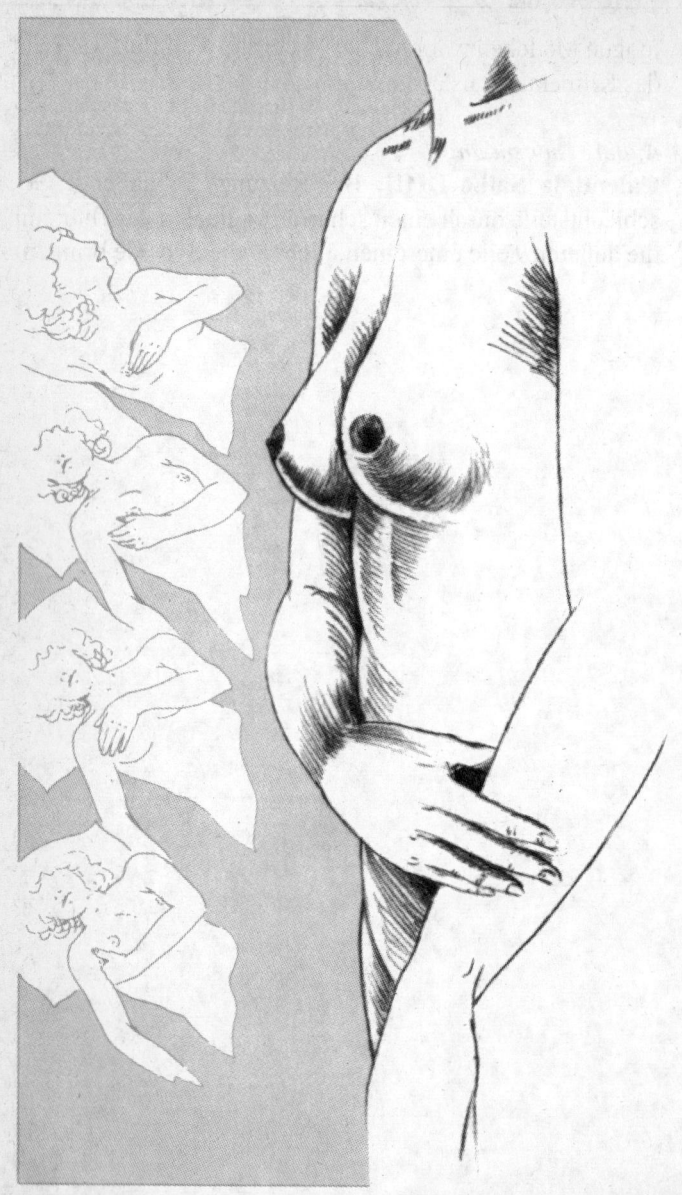

7. Die Brüste

Anatomie der Brust

Die Brüste bestehen hauptsächlich aus Drüsengewebe, reichlich Fett und Bindegewebe; dahinter liegen Muskeln. Das ungleichmäßige und höckerige Gewebe, das man beim Betasten der Brüste fühlt, sind die Milchdrüsen. Jede Brust enthält durchschnittlich zwölf bis zwanzig solcher Drüsen. Die Ausführgänge laufen strahlenförmig zur Brustwarze.

Die Milchdrüsen sind von Fettgewebe und Bindegewebe umgeben (siehe Abbildung auf S. 192). Das Fettgewebe bestimmt weitgehend die Größe der Brüste; das Bindegewebe hat eine Stützfunktion. Außerhalb der Schwangerschaft bestehen die Brüste zum größten Teil aus Fettgewebe; wenn sich die Brust während der Schwangerschaft auf das Stillen vorbereitet, nimmt die Brustdrüse an Größe zu.

Bei den meisten Frauen sind linke und rechte Brust nicht genau gleich groß und haben oft auch eine etwas andere Form. Die Form der Brüste wird bestimmt durch erbliche Veranlagung, durch das Körpergewicht (wenn man schwerer wird, setzt man mehr Fettgewebe an, weshalb auch die Brüste voller werden) und durch die Entwicklung der Brustmuskulatur. Bei guttrainierten Brustmuskeln stehen die Brüste hoch, während sie bei schlaffen Brustmuskeln mehr hängen.

Die Haut der Brüste ist natürlicherweise glatt und straff. Im höheren Alter oder nach einer Abmagerungskur kann die Haut für das Fettgewebe, das sie umschließt, zu weit werden und etwas schrumpfen. Außerdem können durch eine schnelle Zunahme des Körpergewichts oder durch ein zu schnelles Wachstum der Brüste sogenannte Striae (gelblichweiße Hautstreifen) entstehen.

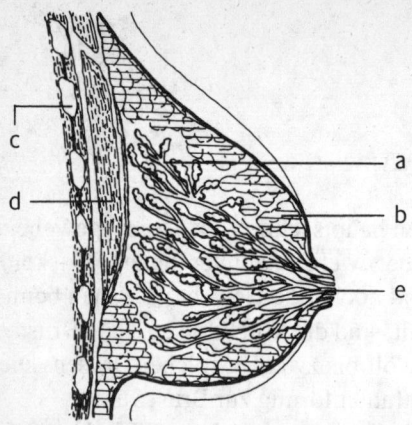

Querschnitt durch eine Brust; dargestellt sind Milchdrüsen (a),
Fettgewebe (b), Rippen (c), Muskeln (d) und Brustwarze (e)

Warzen und Warzenhof

Die Milchgänge der Milchdrüsen laufen in der Brustwarze
zusammen. Linke und rechte Brustwarze können unterschiedlich ausgebildet sein. So kann zum Beispiel die eine Warze
etwas höher sitzen als die andere oder in eine andere Richtung
weisen. Manche Frauen haben eingesunkene Brustwarzen.
Wenn man stillen will, kann dies zu Problemen führen. Hierauf
wird weiter unten eingegangen.

Der Warzenhof ist der dunkle Bereich um die Warze, in dem
sich Schweiß-, Milch- und Talgdrüsen befinden. Während der
Schwangerschaft und in der Stillzeit sind diese Drüsen vergrößert. Im Warzenhof befinden sich auch kleine unwillkürliche
Muskeln, die sich zusammenziehen können, so daß sich die
Warze unter dem Einfluß einer Reizung oder von Kälte auf-
richtet.

Die Farbe des Warzenhofs richtet sich nach der natürlichen
Pigmentierung und unterliegt hormonellen Einflüssen. Blonde
und hellhäutige Frauen haben meist einen rosafarbenen und
hellbraunen Warzenhof; Frauen mit dunklem Haar und einem

mehr olivfarbenen Teint haben einen dunkleren Warzenhof.
Während der Schwangerschaft wird der Warzenhof deutlich
dunkler. Nach der Geburt kehrt die normale Farbe von selbst
wieder zurück.
Der Mensch hat im Gegensatz zu den meisten anderen Säuge-
tieren nur zwei Brüste und Brustwarzen. Gelegentlich treten
beim Menschen überzählige Brustwarzen auf. Diese liegen
dann stets auf einer gedachten Linie von den Achseln über die
Brüste zu den Leisten. Meist ist nur ein pigmentierter Fleck
sichtbar (ein kleiner Warzenhof), in dessen Mitte sich manchmal ein kleiner Höcker findet. Vielfach ähnelt ein solcher
Fleck einer Warze oder einem Muttermal. Während der
Schwangerschaft wird auch dieser Fleck etwas dunkler. Aus
ärztlicher Sicht besteht hier keinerlei Grund zum Eingreifen;
falls man dies aus kosmetischen Gründen wünscht, kann der
Fleck entfernt werden.

Die Entwicklung der Brüste

Bis zur Pubertät sehen die Brüste von Jungen und Mädchen
gleich aus: flach mit zwei kleinen Warzen. Bei Männern bleibt
die Brustdrüse unverändert in diesem Zustand, während sich
bei Frauen in der Pubertät die Brüste entwickeln.
Zunächst vergrößert sich der Warzenhof, und die Warzen
richten sich ein wenig auf. Die Milchgänge entwickeln sich
von der Warze aus nach innen, und sie umgeben sich mit
Fettgewebe. Der Warzenhof bekommt eine dunkle Farbe.
Meist sind die Brüste um das fünfzehnte oder sechzehnte
Lebensjahr voll entwickelt; sie sind dann stets fest und weisen
nach vorne.
Im späteren Alter werden die Brüste durch Zunahme des
Fettgewebes häufig noch etwas voller und runder. Außerdem
werden die Brüste während einer Schwangerschaft größer. Die
Milchdrüsen und Milchgänge wachsen, und die Durchblutung
der Brust ändert sich. Zur Vorbereitung auf das Stillen nimmt

der Umfang der Brüste um etwa 25 Prozent zu. Nach dem
Stillen nehmen die Brüste allmählich wieder die frühere Form
an, auch wenn sie dann meist etwas hängen.
Die Brüste können ihre Form und Festigkeit durch zuviel
Fettgewebe bei Übergewicht, durch Erschlaffung der Brustmuskulatur oder durch einen zu raschen Abbau von Fettgewebe verlieren.
Um die Zeit der Menopause beginnen die Brüste zu hängen
und werden weniger fest, weil das feste Gewebe erschlafft und
die Milchdrüsen und Milchgänge schrumpfen.

Mögliche Beschwerden

Brustamputation
Siehe »Brustoperationen«.

Brustdrüsenentzündung
Brustdrüsenentzündung tritt praktisch nur bei Frauen auf,
die vor kurzem geboren haben und stillen.
Eine Brustdrüsenentzündung entsteht, wenn Bakterien über
die Brustwarze eindringen und die Milchdrüsen infizieren.
Meist stammen diese Bakterien von der die Brustwarze
umgebenden Haut oder vom Mund des Säuglings. Sie vermehren sich rasch, denn eine mit Milch gefüllte Brustdrüse
ist ein idealer Nährboden für Krankheitskeime. Die Brust
rötet sich und schwillt schmerzhaft an. Die Lymphknoten
in der Achsel neben der entzündeten Brust können ebenfalls
schmerzen, und manchmal tritt Fieber auf. Häufig bestanden bereits Schrunden der Brustwarzen (durch die die Bakterien eindrangen), die jetzt noch schmerzhafter sind. Der
harte Knoten liegt meist an einer Stelle im oberen Brustbereich, in dem sich das meiste Drüsengewebe befindet. Sofern der Arzt nicht davon abrät, kann man weiter stillen.

Durch sorgfältige Hygiene in Verbindung mit einem geeigneten homöopathischen Mittel kann man mit ein wenig Glück einer antibiotischen Behandlung entgehen. Suchen Sie einen (homöopathischen) Arzt/Heilpraktiker auf, wenn nach drei bis vier Tagen noch keine Besserung eingetreten ist.

Zum Einnehmen

Hepar sulfuris D3: In der ersten Phase der Entzündung, um einem Fortschreiten vorzubeugen.

Phytolacca D6: Bei schmerzenden Brustwarzen; beim Stillen ein stechender Schmerz, der in den ganzen Körper ausstrahlt.

Silicea D6: Zur Nachbehandlung einer zurückgehenden Brustentzündung.

Äußere Anwendung

Calendula Salbe DHU: Entzündungshemmende Salbe; geweberegenerierend bei kleineren Schäden.

Calendula Extern DHU: Zur Vorbeugung gegen Brustdrüsenentzündung; Warzen nach jedem Stillen leicht einreiben (die Milchkanälchen in der Warze nicht verstopfen).

Graphites Salbe DHU: Bei trockenen Warzen; Allgemeinmittel bei trockenen oder schrundigen Hauterkrankungen.

Brustentwicklung, zu geringe

Die Form und die Größe der Brüste, die im wesentlichen von der – individuell verschiedenen – Ausbildung des Fettpolsters bestimmt wird, sagt noch nichts über die Funktion bzw. Leistung der Drüsenkörper aus. Zudem sind Begriffe wie »zu gering« nicht unbedingt objektiv. Bevor Sie also irgendwelche Maßnahmen ergreifen, sollte eine ärztliche Untersuchung ergeben haben, daß tatsächlich eine zu geringe Brustentwicklung vorliegt.

Wenn bei jungen Mädchen die Brustentwicklung zurück-

bleibt, können homöopathische Mittel manchmal helfen,
die Entwicklung in Gang zu bringen. Zum einen kann eine
Kombination von zwei Mitteln eingesetzt werden, Agnus
castus und Sabal serrulatum: zwei Monate lang einnehmen,
eine Woche absetzen und dann nochmals zwei Monate
einnehmen. Daneben kann Calcium carbonicum oder Graphites verwendet werden, wenn man sich in der Beschreibung eines der nachstehenden Typen genau erkennt. Auch
hier zwei Monate lang einnehmen, eine Woche absetzen
und dann nochmals zwei Monate einnehmen.

Zum Einnehmen

Agnus castus D2: Bei fehlender oder schwacher Entwick-
lung der Brüste bei pubertierenden Mädchen. Vor dem
Frühstück und vor dem Abendessen sieben Tropfen in
Kombination mit Sabal serrulatum D3.

Sabal serrulatum D3: Bei fehlender oder mangelnder Ent-
wicklung der Brüste bei pubertierenden Mädchen. Vor dem
Mittagessen und vor dem Zubettgehen sieben Tropfen; in
Kombination mit Agnus castus D2.

Calcium carbonicum D12: Kräftig gebaute Frau, häufig
blondes Haar und blaue Augen, blasser Teint. Schwitzt
leicht, vor allem an der Stirn und an den Füßen. Als Kind
oft erkältet, Mittelohrentzündung, Bronchitis, geschwollene Lymphdrüsen oder Mandeln. Die gesamte Entwicklung
ist verspätet, auch im Kindesalter (läuft und redet spät); die
erste Menstruation tritt spät auf. Hat oft einen Widerwillen
gegen Milch und liebt Eier.

Graphites D12: Leicht frierender Typ trotz hohen Übergewichts. Etwas träge (etwas langsam von Begriff, bewegt
sich langsam) und manchmal schwermütig gestimmt. Neigung zu Hautproblemen: trockene, blasse Haut mit Schrunden oder Ekzem. Langsame Entwicklung, auch die erste
Menstruation tritt spät ein.

Brustkorrektur (plastische Chirurgie)

Bei einer Brustkorrektur geht es meist um eine Verkleinerung oder Vergrößerung der Brust. Brustrekonstruktionen nach Brustkrebs werden unter dem Stichwort »Brustoperationen« besprochen.

Eine operative Brustverkleinerung kann medizinisch wie psychisch indiziert sein. Zu schwere Brüste können körperliche Beschwerden verursachen. Die Brüste können schmerzen, die BH-Träger können schmerzhaft in die Haut einschneiden, und durch das Überhängen kann auch Intertrigo (Wundsein) unter den Brüsten entstehen. Weiterhin können Haltungsschäden, Rückenschmerzen, Nackenschmerzen oder Schulterschmerzen auftreten. Dies kommt daher, daß das »Mitschleppen« dieses zusätzlichen Gewichts (eine Brust kann über 1,5 Kilogramm wiegen) die Muskeln übermäßig belastet; es kommt aber auch vor, daß Frauen aus Scham wegen ihrer großen Brüste vornübergebeugt gehen. Schwere Brüste sind oft lästig beim Sport, beim Kleiderkauf und können die allgemeine Bewegungsfreiheit einschränken. Auch psychische Probleme können auftreten, weil Menschen oft auf die großen Brüste starren oder Bemerkungen darüber machen. Deshalb wagt man es vielleicht nicht mehr, engsitzende Kleidung und Badekleidung zu tragen, treibt man keinen Sport mehr und verliert man allmählich das Selbstvertrauen. In diesem Fall kann eine Brustverkleinerung helfen.

Bei sehr kleinen Brüsten liegt in den meisten Fällen keine medizinische Indikation vor, doch können einige Frauen hiermit erhebliche seelische Probleme bekommen. In einem solchen Fall sollten Sie das Gespräch mit Ihrem homöopathischen Arzt oder Heilpraktiker suchen, um mit ihm gemeinsam eine geeignete Therapieform zu finden. Manche Frauen entscheiden sich auch für eine brustvergrößernde Operation.

Bei einer Brustverkleinerung wird ein T-förmiger Schnitt
vom Warzenhof nach unten geführt. Das überschüssige
Gewebe wird entfernt, und für die Ableitung des Wundse-
krets wird ein kleiner Schlauch eingesetzt, der zwei Tage
später wieder entfernt wird. Der Klinikaufenthalt dauert
einige Tage. Nach der Operation muß man noch einige
Wochen einen elastischen BH tragen, und die Fäden werden
nach etwa vierzehn Tagen gezogen. In den ersten Wochen
sind die Brüste noch durch Blutergüsse verfärbt, und die
Narbe behält im ersten Jahr noch eine rote oder rosa Farbe.
Das Stillen kann durch diesen Eingriff beeinflußt werden.
Bei den meisten Frauen ändert sich hinsichtlich der Empfindlichkeit der Brüste und Brustwarzen wenig.

Bei einer Brustvergrößerung wird ein Schnitt in einer Falte
unter der Brust gelegt. Anschließend wird hinter dem großen Brustmuskel ein Hohlraum geschaffen, in den eine
Prothese mit Silikon oder einer Kombination von Silikon
mit sterilem Salzwasser eingelegt wird. Auch hier werden
kleine Schläuche (»Drains«) zum Ableiten des Wundse-
krets gelegt. Wenn diese zwei Tage später entfernt werden,
darf man meist wieder nach Hause. Die Fäden werden im
allgemeinen eine Woche später entfernt. Bei diesem Eingriff sind die Narben kleiner und weniger sichtbar als bei
einer Brustverkleinerung. Durch das Dehnen des großen
Brustmuskels während des chirurgischen Eingriffs können
noch einige Zeit Muskelschmerzen bestehen.

In seltenen Fällen kann eine Bindegewebskapsel entstehen,
die der Körper selbst um das körperfremde Implantat bildet.
Dies ist an sich noch kein Problem, weil die Kapsel die
Prothese gut an ihrem Platz hält. In etwa 30 Prozent der
Fälle schrumpft jedoch die Kapsel aus unbekannten Gründen wieder. Dadurch kann die Prothese schmerzhaft werden, sich verformen, oder die Brüste fühlen sich sehr hart
an. Durch Massage können Verformungen oder Schmerzen

meist vermieden werden. Da die Prothesen heute meist unter dem Brustmuskel angebracht werden, treten Einkapselungen seltener auf. Das Stillen ist normal möglich, und auch die Empfindung in den Warzen wird durch diesen Eingriff nicht beeinflußt.

Äußere Anwendung
Calendula Salbe DHU: Nach dem Entfernen der Fäden auf den Narben anbringen; entzündungshemmend und geweberegenerierend, beugt der Bildung häßlicher Narben vor.

Brustkrebs

Brustkrebs ist das häufigste Krebsleiden bei der Frau. Etwa jede dreizehnte Frau bekommt mit dieser Erkrankung zu tun. Diese Krebsart tritt vor allem bei Frauen jenseits des vierzigsten Lebensjahres auf. Zum Glück kann man selbst einiges gegen Brustkrebs tun. Ein wichtiges Element der persönlichen Gesundheitsvorsorge ist die Selbstuntersuchung (siehe »Brüste, Selbstuntersuchung«).

Brustkrebs entsteht wie andere Formen von Krebs wahrscheinlich durch ein Zusammenspiel seelischer, körperlicher und Umgebungsfaktoren. Es lassen sich die folgenden seelischen Merkmale unterscheiden: Depression, unverarbeiteter Kummer und aufgestaute Emotionen. Anhaltender Streß kann die körpereigene Abwehr, insbesondere bestimmte weiße Blutzellen, die Krebszellen angreifen und vernichten, lähmen.

Ein wichtiger Faktor ist weiterhin die Verabreichung von Geschlechtshormonen (Östrogenen) an Frauen, deren Eierstöcke entfernt wurden. Manche Formen von Brustkrebs werden durch Östrogene gefördert.

Erblichkeit spielt bei Brustkrebs ebenfalls eine Rolle. Wenn Mutter oder Schwester vor den Wechseljahren Brustkrebs bekamen, ist das Krebsrisiko zwei- bis dreimal so hoch.

Wichtige Umgebungsfaktoren sind die Ernährung, Rauchen und Strahlungseinflüsse. Eine wissenschaftlich bewiesene negative Wirkung haben eine zu hohe Fettzufuhr und zu reichliches Essen, wodurch Übergewicht entsteht. Übergewicht spielt eine Rolle für die Entstehung von Gefäßkrankheiten, aber auch von einigen Krebsarten, darunter Brustkrebs und Gebärmutterkrebs. Weiterhin ist in 30 Prozent aller Fälle Rauchen die Ursache für Krebs. Rauchen und Passivrauchen belasten den Körper mit krebserregenden Stoffen; mögliche Folgen sind Lungenkrebs, Kehlkopfkrebs und Mundkrebs. Auch der Genuß von Alkohol spielt eine Rolle: Man nimmt an, daß Alkohol die Schleimhäute in Hals und Speiseröhre angreifen kann, wodurch krebserregende Stoffe leichter in den Körper gelangen.

Sehr wichtig ist die regelmäßige Selbstuntersuchung der Brüste. Durch regelmäßige Beobachtung und Betastung der Brüste kann man Veränderungen schon in einem frühen Stadium feststellen. Bei einer rechtzeitigen Entdeckung sind die Heilungschancen bei Brustkrebs besser.

Achten Sie weiterhin auf folgendes: Wenn Sie ein östrogenhaltiges Präparat einnehmen, fragen Sie Ihren Arzt, ob dieses unterhalb der sicheren Grenze liegt (0,626 Milligramm pro Tag). Sorgen Sie für eine gesunde Ernährung. Lesen Sie hierüber mehr in dem Abschnitt »Ernährung und Krebs« im Anhang.

Brustoperation

Wenn die Diagnose Brustkrebs gestellt ist, wird in vielen Fällen eine Brustoperation durchgeführt, um eine weitere Ausstreuung der Krebszellen zu verhindern.

Es sind im wesentlichen drei verschiedene Operationsarten möglich. Bei der sogenannten Tylektomie wird nur die Geschwulst mit einem kleinen Teil des umliegenden gesunden Gewebes entfernt. Dies ist der am wenigsten radikale

Eingriff. Nach einer Tylektomie wird heute stets eine Bestrahlungsserie der Brust durchgeführt. Bei einer modifizierten Mastektomie wird mit der Geschwulst auch die gesamte Brust entfernt. Bei einer radikalen Mastektomie werden außer der Geschwulst und der vollständigen Brust auch das darunterliegende Muskelgewebe und die Lymphdrüsen in der Achsel entfernt.

In den ersten Wochen nach der Operation können vorübergehend Wundschmerz, Schwäche des Armes an der Seite der Brustoperation und das sogenannte Phantomempfinden (Schmerzen oder Juckreiz an einem amputierten Körperteil) auftreten.

Abgesehen von der medizinischen Seite kann man bei einer Brustoperation mit psychischen Problemen zu tun bekommen. Es ist ein schöner und wichtiger Teil des Körpers beschädigt (durch Tylektomie) oder sogar weggenommen worden (bei Amputation). Die Brüste sind ein Teil Ihres Frauseins, sie haben in unserer Kultur eine erotische Bedeutung, sie sind für viele beim sexuellen Kontakt eine erogene Zone, und sie können das Symbol der Mutterschaft sein. Von alldem muß man nach der Operation emotionell Abschied nehmen. Hierfür sollte man sich ganz bewußt Zeit nehmen, denn auch wenn man von der Krebsgeschwulst befreit ist, ist eine Brustoperation immer schwierig zu verarbeiten.

Unmittelbar nach der Operation kann man gegebenenfalls vorübergehend eine Brustprothese tragen; dies ist ein künstlicher Brustersatz, den man im BH trägt. Diese Behelfsprothese ist sehr leicht, und es kommt noch nicht so sehr auf eine exakte Form an; wichtig ist, daß die Wunde nicht gereizt wird. Danach kann man eine endgültige Prothese tragen. Dies kann eine Konfektionsprothese sein, die es in Fachgeschäften zu kaufen gibt, oder eine Maßprothese, die speziell angefertigt wird. Teilweise besteht die Möglich-

keit, die Prothese mittels plastischer Chirurgie unter der
Haut anzubringen, so daß man keine äußere Prothese mehr
tragen muß. Mit diesem Eingriff wird aber meist ein Jahr
nach der Brustamputation und/oder der Nachbestrahlung
gewartet. Die Meinungen bezüglich einer solchen Rekon-
struktion gehen jedoch auseinander. Manche Chirurgen
sind der Auffassung, daß eventuell erneut auftretender
Krebs durch die Prothese nicht mehr rechtzeitig festgestellt
werden kann.

Äußere Anwendung

Calendula extern DHU: Während und nach der Strahlenbehandlung anwenden; lindert und kühlt.

Calendula Salbe DHU: Nach dem Ziehen der Fäden auf
die frischen Narben auftragen; entzündungshemmend und
geweberegenerierend, beugt der Bildung häßlichen Nar-
bengewebes vor.

Brustpflege

Die Haut der Brüste ist natürlicherweise glatt und straff.
Damit dies so bleibt, kann man sie nach dem Waschen oder
Duschen mit einer Körperlotion einreiben. Wenn man
schwanger ist und die Brüste allmählich schwellen, empfiehlt es sich, sie zweimal täglich mit Babyöl oder *Calendula extern DHU* zu massieren, damit die Haut geschmeidig
bleibt.

Die Haut der Brüste kann sehr empfindlich auf die Sonne
reagieren, vor allem wenn man es nicht gewöhnt ist, sich
oben ohne zu sonnen. Um einen Sonnenbrand zu vermeiden, kann man ein Sonnenschutzmittel mit einem besonders
hohen Schutzfaktor verwenden, auch wenn man am übrigen
Körper schon mit einem niedrigeren Faktor auskommt.

Die Festigkeit der Brüste hängt zum Teil von der Festigkeit
der Brustmuskulatur ab. Man kann die Brüste »an ihrem

Platz« halten, indem man regelmäßig die Brustmuskulatur trainiert. Eine gute Übung ist die folgende: Legen Sie die Handflächen so aneinander, daß die Arme in Brusthöhe liegen und die Ellbogen nach außen weisen. Dann müssen Sie die Hände mit aller Kraft gegeneinanderdrücken; man fühlt dann, wie sich der Brustmuskel zusammenzieht. Den Druck sollten Sie kurz aufrechterhalten und wieder entspannen. Wiederholen Sie dies 25mal. Diese Übung führt man am besten dreimal am Tag aus.

Wenn man schwere Brüste hat, empfiehlt es sich, einen gut stützenden BH zu tragen, ebenso während der Schwangerschaft und der Stillzeit. Dadurch verhindert man, daß sich das Stützgewebe dehnt. Wenn man kleine oder normale Brüste hat, braucht man nicht unbedingt einen BH zu tragen; die Notwendigkeit eines BHs wird oft übertrieben. Bei bestimmten Sportarten (Laufen, Joggen, Leichtathletik) kann ein Sport-BH dagegen angenehm sein. Man wird dann nicht durch die Bewegung der Brüste behindert.

Zum Einnehmen
Lac defloratum D6: Bei Erschlaffung und Schrumpfung der Brüste; einen Monat lang einnehmen, eine Woche absetzen, insgesamt drei Monate anwenden.

Äußere Anwendung
Calendula extern DHU: Nach dem Sonnenbaden, wenn an den Brüsten Sonnenbrand auftritt; kühlend und lindernd.

Brustwarzen, eingesunkene

Die Brustwarzen können schon in jugendlichem Alter eingesunken sein. Dies ist aus ärztlicher Sicht ohne Bedeutung, doch kann es später Probleme beim Stillen geben. Vielfach richten sich die Brustwarzen jedoch noch während der Schwangerschaft auf, wenn die Brüste zur Vorbereitung auf das Stillen zu schwellen beginnen. Wenn dies nicht spontan geschieht, kann man die Brustwarzen auch in geeigneter Weise stimulieren. Wenn man die Brustwarzen täglich mit sauberen Händen massiert, zwischen den Fingern rollt und immer wieder vorsichtig nach vorne zieht, kann man sie etwas mehr an die Oberfläche bringen.

Man kann beim Stillen jedoch auch ein Saughütchen benutzen. Wenn das Baby saugt, entsteht im Sauger Unterdruck, und die Warze tritt nach außen. Anschließend kann man das Kind an der Brust weiter trinken lassen.

Wenn eine Brustwarze im späteren Lebensalter plötzlich einzusinken beginnt, empfiehlt es sich immer, zum Arzt zu gehen. Dies gilt auch, wenn die Haut an einer anderen Stelle der Brust einsinkt. Dies kann ein Hinweis auf eine Entzündung oder eine Geschwulst sein.

Bei durch Veranlagung eingesunkenen Brustwarzen kann Homöopathie gelegentlich die Warze anregen, sich etwas mehr aufzurichten. Nehmen Sie einen Monat lang das geeignete Mittel ein, und setzen Sie es dann eine Woche ab; verfahren Sie in dieser Weise drei Monate lang.

Zum Einnehmen
Sarsaparilla D6: Allgemeinmittel bei eingesunkenen Brustwarzen.
Silicea D6: Eingesunkene Brustwarzen bei leicht frierenden Frauen mit trockener Haut und schwachen Nägeln.

Brustzysten
Siehe »Mastopathie«.

Brüste, Schmerzen in den
Schmerzende oder empfindliche Brüste sind vor allem vor der Regelblutung häufig. Diese Schmerzen hängen mit den hormonalen Veränderungen im Körper zusammen. In der

Woche vor der Menstruation schwellen die Brüste häufig an. Sie werden empfindlich gegen Berührung und können schmerzen. Manchmal fühlt man auch Knoten und Unregelmäßigkeiten, die nach der Menstruation wieder verschwinden. In diesem Fall reagiert das Drüsengewebe in den Brüsten in derselben Weise auf den Zyklus wie das Gebärmuttergewebe.

Wenn man beständige Schmerzen hat, kann die Antibabypille oft Besserung bringen. Wenn die Beschwerden nicht zurückgehen, kann man es mit einem anderen Präparat versuchen. Versuchen Sie außerdem, in der letzten Woche den Genuß von Zucker und Salz einzuschränken, damit der Körper nicht zuviel Flüssigkeit ansammelt.

Während der Schwangerschaft können Schmerzen in den Brüsten auftreten, weil diese sich auf die Milchproduktion vorbereiten. Meist halten diese Beschwerden nicht über die ganze Schwangerschaft an, sondern gehen nach einigen Monaten vorüber. Während der Zeit des Stillens können Schmerzen durch Milchstauung, Schrunden der Brustwarzen oder eine Brustdrüsenentzündung auftreten.

Es gibt noch weitere Ursachen für schmerzende Brüste. Bei sehr großen, schweren Brüsten können sowohl die Brüste selbst, die Muskeln, die beim Heben beteiligt sind (Rücken, Schultern, Nacken), wie auch die Haut, die durch einschneidende BH-Träger beschädigt ist, Schmerzen verursachen. Außerdem können die Schmerzen durch eine Mastopathie bedingt sein.

Nur in seltenen Fällen hängen Schmerzen in einer Brust mit Brustkrebs zusammen. Trotzdem ist es bei beständigen Schmerzen in einer oder beiden Brüsten zu empfehlen, einen homöopathischen Arzt bzw. Heilpraktiker aufzusuchen (siehe auch »Mastopathie«).

Zum Einnehmen

Borax D6: Während der Stillzeit; Schmerzen in der Brust, an der das Kind nicht trinkt.

Calcium carbonicum D6: Schmerzende Brüste vor der Menstruation, Prämenstruelles Syndrom; bei einer stark gebauten Frau, die leicht schwitzt (vor allem an der Stirn); hat klamme Hände. Friert leicht, ist schnell erkältet und ist empfindlich gegen Feuchtigkeit.

Chamomilla D6: Schmerzende Brustwarzen ohne ausgeprägte Schrunden, mit einem scharfen, krampfartigen Schmerz in Kreuz und Bauch.

Conium D6: Bei harten, geschwollenen und schmerzenden Brüsten und Warzen, vor der Menstruation; Druck gegen die Brüste lindert die Beschwerden.

Ignatia D6: Schmerzende Brüste vor der Menstruation, Prämenstruelles Syndrom; bei einem dunkelhaarigen, schlanken Typ. Sehr starke Stimmungsschwankungen, kann Kummer nur schlecht verarbeiten. Stechender Kopfschmerz, Menstruationszyklus ist kurz, leidet unter Menstruationsschmerzen.

Lycopodium D6: Schmerzende Brüste vor der Menstruation, Prämenstruelles Syndrom; bei einem jähzornigen Typ, der sich über kleine Dinge ärgert; geistig sehr beweglich, jedoch ein weniger gutes Gedächtnis. Liebt Süßes. Viele Beschwerden äußern sich an der rechten Körperseite.

Natrium muriaticum D6: Schmerzende Brüste vor der Menstruation, Prämenstruelles Syndrom; bei einem mageren Typ mit trockener Haut. Neigt zu Schwermut und ist gerne allein. Neigt dazu, Verdruß und Unzufriedenheit in sich hineinzufressen. Liebt Salziges und hat einen guten Appetit.

Phytolacca D6: Während der Stillzeit; Schmerz in den Brüsten strahlt in den ganzen Körper aus.

Pulsatilla D6: Schmerzende Brüste vor der Menstruation

bei einem schüchternen blonden Typ, der unter starken Stimmungsschwankungen leidet. Sanft, überempfindlich und nachgiebig. Weint schnell und möchte getröstet werden. Die Menstruation kommt zu spät und ist zu schwach.

Rhus toxicondendron D6: Während der Stillzeit; geschwollene, juckende und überempfindliche Brüste; zuviel Milch.

Sepia D6: Schmerzende Brüste vor der Menstruation bei einer Brünetten mit schlankem Körperbau und einem launischen Wesen. Gleichgültig gegenüber geliebten Menschen und Tätigkeiten. Körperliche Beschwerden treten meist linksseitig auf. Die Scheide ist trocken und brennt.

Brüste, Selbstuntersuchung

Wenn man regelmäßig die Brüste selbst untersucht, kann man eventuelle Abweichungen, die sich zu Brustkrebs entwickeln können, leicht selbst feststellen. Da Brustkrebs die häufigste Krebsform bei Frauen ist, ist diese Selbstuntersuchung ganz besonders wichtig. Bei einer rechtzeitigen Entdeckung kann die Krankheit nämlich sehr gut behandelt werden. Wenn man mit seinen eigenen Brüsten vertraut ist, weiß man genau, was normal ist. Dadurch fallen Veränderungen schnell auf. Mit der Selbstuntersuchung der Brüste beginnt man am besten, wenn diese voll entwickelt sind, das heißt um das achtzehnte Lebensjahr. Da Brustkrebs vor allem bei älteren Frauen auftritt, ist es wichtig, diese Untersuchung bis in das hohe Alter fortzusetzen.

Kurz vor der Menstruation sind die Brüste häufig etwas geschwollen, empfindlich und höckeriger als sonst. Es ist daher besser, mit der Selbstuntersuchung bis einige Tage nach der Menstruation zu warten. Eine einmalige sorgfältige Untersuchung pro Monat genügt. Wenn man nach dem Klimakterium nicht mehr menstruiert, nimmt man sich am besten einen festen Tag vor.

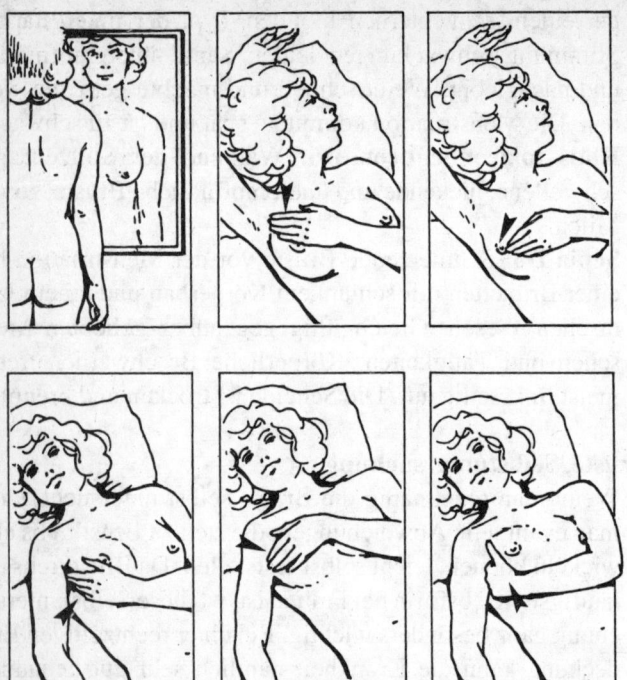

Abweichungen an den Brüsten kann man durch eine regelmäßige
Selbstuntersuchung frühzeitig feststellen

Die Selbstuntersuchung besteht immer aus zwei Teilen:
dem Betrachten und dem Betasten. Beim Betrachten stellt
man sich vor einen Spiegel, in dem man beide Brüste gut
sehen kann. Lassen Sie die Arme locker am Körper herab-
hängen. Achten Sie dann sorgfältig auf folgendes: Sind
Schwellungen, Verfärbungen, Vertiefungen oder Falten zu
sehen, die vorher noch nicht da waren? Bestehen Unterschiede zwischen der linken und der rechten Brust, die
bisher nicht bestanden? Gibt es auffällige Veränderungen
an den Warzen, zum Beispiel Absonderungen, Einsenkun-
gen oder Ekzem (gerötet, gereizt, feucht, schilfernd)? Beu-

gen Sie sich anschließend vornüber, so daß die Brüste hängen. Prüfen Sie nochmals sorgfältig, ob sich etwas geändert hat. Wiederholen Sie dies, wenn Sie wieder aufrecht stehen und beide Arme nach oben strecken.

Tasten Sie anschließend die Brüste systematisch ab (siehe Abbildung links). Legen Sie sich hierzu hin, und nehmen Sie ein Kissen zur Hand. Wenn Sie links beginnen, schieben Sie das Kissen mehr unter die linke Schulter, und legen Sie den linken Arm unter den Kopf. Dadurch liegt die Brust flach, was das Betasten vereinfacht. Tasten Sie nun mit aneinandergelegten Fingern der anderen Hand die ganze Brust in einer festen Reihenfolge ab. Beginnen Sie oben, und untersuchen Sie zuerst die Innenseite der Brust. Machen Sie mit den Fingerkuppen kleine, kreisende Bewegungen in Richtung Warze. Tasten Sie auch sorgfältig im Bereich um die Warze. Untersuchen Sie anschließend die Außenseite der Brust. Hierzu ziehen Sie den Arm unter dem Kopf weg und legen ihn an den Körper an. Beginnen Sie an der Unterseite, und gehen Sie auch hier mit kreisenden Bewegungen langsam nach oben. Achten Sie beim Abtasten auf Knötchen oder sich hart anfühlende Stränge, die in Richtung der Warzen laufen. Die Milchdrüsen in den Brüsten sind normalerweise weich und nachgiebig; sie fühlen sich an beiden Seiten gleich an. Wenn man einen Knoten fühlt, braucht dies allerdings noch nicht Brustkrebs zu sein. Es kann sich um eine geschwollene Milchdrüse, eine Zyste oder eine Fettgewebeansammlung handeln. Gehen Sie aber trotzdem zum Arzt, wenn dieser Befund bei der nächsten Untersuchung noch besteht. Achten Sie weiterhin darauf, ob bei vorsichtigem Druck Flüssigkeit aus der Warze austritt. Untersuchen Sie schließlich mit den Fingern die Achselhöhle auf Verdickungen und Knoten. In derselben Weise verfahren Sie noch über und unter dem Schlüsselbein. Anschließend verfahren Sie auf der rechten Körperhälfte in

derselben Weise. Indem Sie sich eine feste Reihenfolge bei
der Brustuntersuchung angewöhnen, wird dies schnell zur
Routine, so daß das Ganze höchstens wenige Minuten in
Anspruch nimmt.

Fibroadenom
Siehe »Mastopathie«.

Mastektomie
Siehe »Brustoperation«.

Mastopathie
Mastopathie ist ein Sammelbegriff für eine Reihe gutartiger
Erkrankungen des Drüsengewebes der Brüste. Die häufig-
sten Formen sind die Zyste (ein mit Flüssigkeit gefüllter
Hohlraum, der sich knotig anfühlt und in unterschiedlichen
Formen auftritt, und das Fibroadenom (ein Knoten aus
Bindegewebe und Drüsengewebe). Bei Mastopathie hat
man also Knoten oder Unregelmäßigkeiten in den Brüsten,
die sehr schmerzhaft sein können. Bei der Brustuntersuchung fühlt man einen oder mehrere Höcker, strang- oder
scheibenartige Verdickungen. Außerdem können sich die
Brüste gespannt und geschwollen anfühlen.
Schätzungsweise 10 Prozent aller Frauen leiden in mehr
oder weniger starkem Maße an solchen Beschwerden. Mastopathie tritt vor allem bei Frauen zwischen dem 40. und
45. Lebensjahr auf. Nach den Wechseljahren sind die ma-
stopathischen Beschwerden vielfach verschwunden.
Es können eine oder auch beide Brüste betroffen sein. Der
Schmerz hat seinen Sitz meist an der Armseite der Brust,
kann aber auch an anderen Stellen der Brust auftreten.
Manchmal strahlt der Schmerz sogar in den Arm aus. Die
Schmerzen sind bei vielen Frauen in der Woche vor der
Regelblutung am stärksten; danach gehen die Höcker und

der Schmerz zurück oder verschwinden sogar. Die Ursache für die Entstehung einer Mastopathie sind nicht immer klar erkennbar. In jedem Fall spielen hormonale Einflüsse eine Rolle. Mastopathie kann in Zeiten hormonaler Umstellungen auftreten, unter anderem während der Schwangerschaft, nach dem Absetzen der Pille oder nach einer Entfernung der Gebärmutter oder der Eierstöcke. Weiterhin scheint Mastopathie durch einen Überschuß an Schlackenstoffen im Körper, eine schlechte Verdauung oder eine geschwächte Abwehrkraft begünstigt zu werden (Arzneimittel, Schwangerschaft, Kummer, Streß, ungesunde Lebensweise usw.).

Mastopathie ist keine Krebskrankheit; die hier auftretenden Knoten sind stets gutartig. Brustkrebs ist praktisch nie schmerzhaft, während bei Mastopathie sehr starke Schmerzen auftreten können. Bei den meisten Formen von Mastopathie besteht auch kein erhöhtes Blutkrebsrisiko. Das gutartige Fibroadenom, das als einzelner fester Knoten tastbar ist, wird meist operativ entfernt und zur Absicherung des Befundes mikroskopisch untersucht.

Homöopathie kann bei Mastopathie helfen, doch ist die Selbstbehandlung schwierig. Wenn die Selbstbehandlung mit Hilfe eines der nachfolgend genannten Mittel nicht innerhalb weniger Wochen Besserung bringt, empfiehlt es sich, einen homöopathischen Arzt oder Heilpraktiker aufzusuchen (siehe auch »Brüste, Schmerzen in den«).

Zum Einnehmen
Conium D6: Bei harten, geschwollenen und schmerzenden Brüsten und Brustwarzen, vor der Menstruation; Druck gegen die Brüste lindert die Beschwerden.
Silicea D12: Verbessert den Zustand des Bindegewebes; bei leicht frierenden Frauen mit trockener Haut und empfindlichen Nägeln.

Schrunden der Brustwarzen

Bei dieser Erkrankung sind die Ausgänge der Milchkanälchen in den Brustwarzen irritiert; die Brustwarze sieht trocken, rissig und stark gerötet aus. Wenn man einen scharfen Schmerz in der Brustwarze verspürt, wenn das Baby saugt, dann sind die Ursachen wahrscheinlich Schrunden.

Schrunden können vermieden werden, indem man die Brüste nach jedem Stillen mit etwas lauwarmem Wasser wäscht und sorgfältig abtrocknet. Anschließend sollte man die Warzen dünn mit Salbe oder Emulsionen einreiben, damit sie geschmeidig bleiben und nicht austrocknen können. Die Salbe darf nicht zu dick aufgetragen werden. Verwenden Sie gegebenenfalls zur Entlastung der Brustwarzen beim Stillen ein sogenanntes Saughütchen (siehe auch Kapitel 5).

Zum Einnehmen

Graphites D6: Bei empfindlichen Warzen mit Schrunden; kleine Risse mit honigartiger Absonderung; bei Typen mit einer Neigung zu Hautkrankheiten.

Phytolacca D6: Bei Schrunden mit geröteten Warzen und/oder gerötetem Warzenhof.

Silicea D6: Wenn die Warze infiziert ist; mit Schrunden und beginnender Eiterabsonderung.

Äußere Anwendung

Calendula extern DHU: Vorbeugend, Warzen nach jedem Stillen einreiben.

Graphites Salbe DHU: Bei Schrunden; auch an anderen Körperstellen trockene Haut mit Schrunden, Allgemeinmittel bei Hautkrankheiten.

Stillprobleme

Siehe Kapitel 5

Striae

Striae sind rötliche oder blaurote Streifen, die an Brüsten, Bauch, Hüften, Gesäß und Oberschenkeln auftreten können. Es handelt sich um eine Schädigung der elastischen Fasern der Haut.

Striae treten auf, wenn man dicker wird, zum Beispiel während der Schwangerschaft; in diesem Fall spricht man auch von Schwangerschaftsstreifen. Auch bei jeder anderen raschen Gewichtszu- oder -abnahme kann es zu einer Überlastung des Bindegewebes kommen. Auch die Einnahme von Hormonen führt gelegentlich zu Striae.

Einmal entstandene Striae sind nicht mehr zu entfernen, doch verblassen sie im Laufe der Zeit, so daß sie kaum mehr auffallen. Sie bilden dann blasse bis gelblichweiße Streifen auf der Haut.

Zum Einnehmen

Silicea D6: Bindegewebskräftigendes Mittel; vor allem bei leicht frierenden Typen mit einer trockenen Haut und schwachen Nägeln.

Äußere Anwendung

Calendula extern DHU: Die empfindlichen Hautbereiche ein- bis zweimal täglich einreiben, damit die Haut geschmeidig bleibt. *Calendula extern DHU* wirkt der Bildung von häßlichem Narbengewebe entgegen; teilweise werden Striae nach langfristiger Anwendung weniger auffällig.

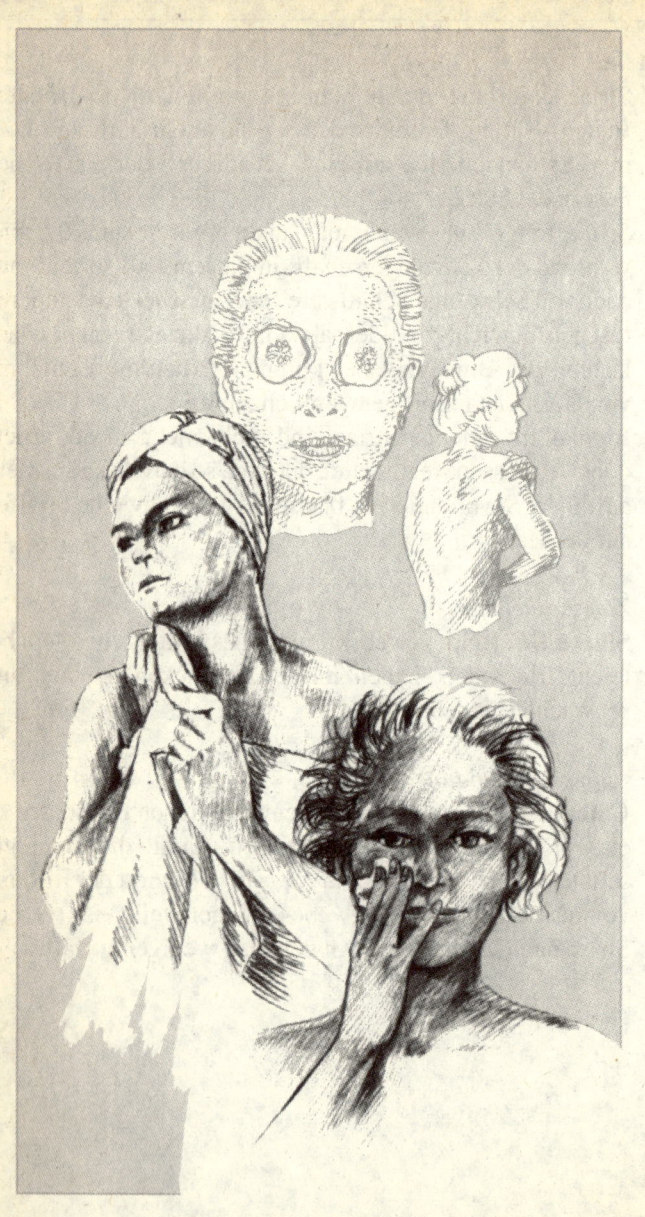

8. Schönheitspflege

In diesem Kapitel werden Beschwerden behandelt, die in aller Regel keine ernsthafte Gefahr für die Gesundheit darstellen. Es handelt sich um Beschwerden, die überwiegend mit Ihrem Äußeren zu tun haben: der Haut, dem Haar, den Nägeln und der Figur. Schönheitsprobleme sind vor allem deshalb unangenehm, weil sie so auffällig sind. Wenn man Kopfschmerzen oder Bauchkrämpfe hat, braucht die Umgebung davon nichts zu bemerken; äußere Erkrankungen sind jedoch für jeden sichtbar. Selbst wenn man klug genug ist, die Unabhängigkeit von irgendwelchen Schönheitsidealen zu wahren, wie diese von Mode, Werbung usw. »vorgeschrieben« werden, selbst wenn Sie den Mut haben, einfach »Sie selbst« zu sein – dann sind Sie doch wohl lieber »Sie selbst« ohne Ekzem, ohne Schuppen und ohne Pickel …

Daneben können kosmetische Probleme auch unangenehme körperliche Beschwerden verursachen. Bei manchen Hautkrankheiten (Ekzem, Sonnenbrand) können Juckreiz oder Schmerzen auftreten, Probleme mit den Zehennägeln können das Gehen beschwerlich machen, und sorgloser Umgang mit dem Gewicht und der Ernährung kann Verdauungsprobleme und anderes mehr hervorrufen.

Die Haut

Die Haut ist, was viele vielleicht nicht wissen, das größte und schwerste Organ. Bei einer durchschnittlichen Frau bedeckt die Haut eine Fläche von 1,7 Quadratmetern und macht 16 Prozent des Gesamtgewichts aus. Die Dicke der Haut ist unterschiedlich: In den meisten Körperbereichen ist sie etwa

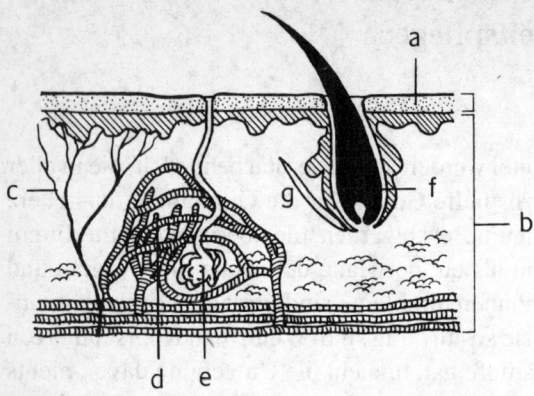

Querschnitt durch die Haut; es ist deutlich erkennbar, daß die Haut aus
zwei Schichten besteht: der Oberhaut (a) und der Unterhaut (b); weiterhin
sind dargestellt: Nerven (c), Kapillaren (d), Schweißdrüsen (e), ein Haarbalg (f) und ein unwillkürlicher Muskel zum Aufrichten des Haars (g)

1,2 Millimeter dick; an Handflächen und Füßen ist sie jedoch
viel dicker (4 bis 6 Millimeter), an den Augenlidern viel dünner
(0,5 Millimeter). Die Haut ist über elastische Fasern mit dem dar-
unterliegenden Gewebe verbunden und daher sehr beweglich.
Die Haut besteht aus zwei Schichten, der Oberhaut und dem
Unterhautfettgewebe. Die Oberhaut ist die obere Schicht, die
sichtbare Haut. Die oberste Schicht der Oberhaut heißt Hornschicht, da sich in den obersten Zellschichten Hornschüppchen
bilden. Diese oberste Schicht schilfert fortwährend ab. Im
Unterhautfettgewebe liegen die Nerven, Blutgefäße, Muskel-
endungen, Schweißdrüsen und die Haarbälge, aus denen die
Haare wachsen. Außerdem wird hier Fett gespeichert (siehe
Abbildung oben).
Die Farbe der Haut hängt ab vom Farbpigment in den Haut-
zellen (bekannt ist das braune Pigment Melanin, das unter der
Einwirkung der Sonne die Bräunung bewirkt) und von den
kleinen Blutgefäßen unter der Haut (die die Haut blaß, rosig
oder rot erscheinen lassen).

Die Haut hat viele Aufgaben: Sie schützt das darunterliegende
Gewebe, und sie hat mehr·Nervenendigungen als jedes andere
Organ und vermittelt dadurch Tastempfindungen (Druck,
Schmerz, Temperatur), und sie sorgt für die Wärme- und
Feuchtigkeitsregulierung. Die Haut gilt auch als Spiegel unserer Gesundheit. Wenn man sich nicht gut fühlt, sieht man dies
häufig schon an der Haut: Man ist etwas blaß oder gerade
gerötet und erhitzt. Allergien und Überempfindlichkeiten äußern sich häufig über die Haut. Daneben ist die Haut als äußeres Organ empfindlich gegen Virusinfekte (Fieberbläschen,
Warzen), Pilze oder bakterielle Infekte (Akne, Furunkel).
Wenn man älter wird, wird die Haut trockener und verliert
allmählich ihre Elastizität. Hierdurch und aufgrund der Tatsache, daß man mit zunehmendem Alter kleiner wird, bekommt
die Haut allmählich Falten. Eine geeignete Pflege mit den zu
Ihrer Haut passenden Produkten kann, wenn man frühzeitig
damit beginnt, die Bildung von Falten hinauszögern und vorhandene Falten etwas glätten. Bei extremer Faltenbildung
(Tränensäcke, Krähenfüße) kann in manchen Fällen nur noch
plastische Chirugie Abhilfe schaffen.

Das Haar

Die Haut ist mit Tausenden von Haaren bedeckt, die aus
Haarbälgen hervorwachsen. Am Kopf, in den Achseln und in
der Schamgegend wachsen lange Haare; an den übrigen Kör-
perteilen sind die Haare so klein, daß sie mit bloßem Auge
kaum zu sehen sind. Die einzigen Körperteile, an denen keine
Haare wachsen, sind die Handflächen, die Fußsohlen und Teile
der Geschlechtsorgane.
Jedes Haar wächst aus einem eigenen Haarbalg in der Haut.
Jeder Haarbalg besitzt wiederum eine eigene Talgdrüse (Talg
hält die Haare geschmeidig, macht sie aber auch fettig, wenn

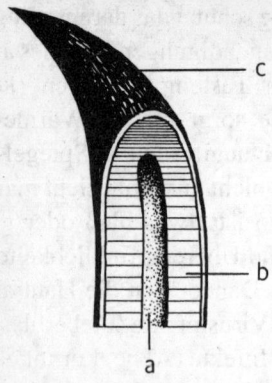

Querschnitt eines Haars mit hohlem Kern (a), harter Wand (b) und einer dünnen Schicht Keratin (c)

man sie nicht wäscht) und einen eigenen Muskel. Sehr feine Blutgefäße stellen die Versorgung mit Nährstoffen sicher (siehe Abbildung oben).

Das Haupthaar wächst durchschnittlich 1,25 Zentimeter im Monat. Die Haarwurzel ist der einzige lebende Teil des Haars; diese wächst beständig und schiebt den abgestorbenen Haarfaden nach außen. Nach der Wachstumsphase folgt eine Ruhephase, nach der das Haar sich lockert und schließlich ausfällt. Dieses Haar wird durch ein neues ersetzt, das an seiner Stelle wächst. In dieser Weise verliert der Mensch täglich etwa hundert Haare, ohne dies zu bemerken.

Die Farbe der Haare ist erblich bedingt. Durch die Pigmentzellen, die unten an jedem Haarbalg liegen, erhält das Haar eine schwarze, braune, rote oder blonde Färbung. Wenn die Zellen kein Pigment mehr herstellen, wird das Äußere des Haars durchsichtig; dies sind die grauen Haare. Auch die Dichte des Haars (voll und dick oder leicht und dünn) und die Form (glatt, gewellt, kraus) sind erblich festgelegt.

Kopf- und Körperhaare dienen dem Schutz und der Isolation (Festhalten von Wärme). Die Wimpern schützen die Augen, die Nasen- und Ohrenhaare halten Fremdstoffe fern, und die Brauen verhindern, daß Schweißtropfen in die Augen gelangen. Daß die Körperhaare eine Rolle für die Wärmeisolierung spielen, stellt man spätestens dann fest, wenn man plötzlich friert. Man bekommt dann eine »Gänsehaut«, die dadurch entsteht, daß sich die kleinen Muskeln eines jeden Haarbalgs zusammenziehen. Dadurch richten sich alle Haare auf, wodurch mehr Luft festgehalten wird und weniger Wärme verlorengeht. Bei einem Tier, das ein Fell hat, ist diese Isolierung natürlich viel wirksamer.

Das Haar ist auch ein Element der persönlichen Attraktivität. Was als attraktiv betrachtet wird, ist allerdings subjektiv. Haartracht, Haarfrarbe und Haarschnitt unterliegen sehr stark modischen Einflüssen.

Die Nägel

Der Nagel ist eine harte, durchsichtige Platte abgestorbener, verhornter Zellen. Nägel wachsen aus dem Nagelfalz hervor; die Nagelzellen, die Keratin enthalten, wachsen nach vorne und verhärten allmählich. Das weiche Gewebe, auf dem der Nagel aufliegt, enthält Blutgefäße, die die Ernährung des Nagelbetts sicherstellen. Die Nägel wachsen etwa 2 bis 3 Millimeter pro Woche.

Die Nägel werden leicht beschädigt, und es dauert relativ lange, bis ein solcher Schaden wieder verschwunden ist. Erkrankungen der Nägel wie zum Beispiel schwache Nägel oder eingewachsene Zehennägel können beschwerlich und häßlich sein, haben aber an sich keine Folgen für die Gesundheit. Allerdings können Nagelverformungen und Verfärbungen manchmal ein Krankheitssymptom sein, zum Beispiel für Blutarmut oder Lungenkrankheiten. Furchen auf den Nägeln können einen Mangel an bestimmten Stoffen (Vitaminen) anzeigen, können aber auch durch eine Beschädigung des Nagelbetts entstehen.

Beschwerden, die an den Nägeln auftreten können, wie zum Beispiel Nagelverkrümmung oder eingewachsene Nägel, werden weiter unten in diesem Kapitel besprochen.

Das Idealbild

Viele Frauen sind mit ihrer Figur oder ihrem Aussehen unzufrieden. Dies hängt zum großen Teil mit dem Idealbild zusammen, das in der jeweiligen Kultur als verbindlich gilt. Es gibt zum Beispiel afrikanische Kulturen, in denen Frauen um so attraktiver sind, je dicker sie sind: Wer so viel essen kann, daß er rund und dick wird, muß reich sein. In unserer westlichen Kultur war das Idealbild früher ebenfalls viel rundlicher als heute (man denke an die Frauendarstellungen von Rubens).

Die »ideale Frau« unserer Kultur ist im Laufe der Jahre immer jünger, schlanker und »perfekter« geworden. Sie muß aussehen wie achtzehn, die Figur und das Äußere eines Mannequins haben, sich nach der neuesten Mode kleiden und möglichst noch eine beeindruckende Karriere mit einem perfekt organisierten Familienleben kombinieren ... Man muß sich also nicht wundern, daß viele Frauen mit ihrer Figur oder ihrem Äußeren unzufrieden sind!

Das Idealbild wird uns in der Werbung, im Fernsehen, in Zeitschriften vorgesetzt. Auf Schritt und Tritt versucht man uns davon zu überzeugen, daß man perfekt aussehen muß, wenn man mitreden will. Es kostet daher einen nicht unerheblichen geistigen Aufwand, um sich davon zu überzeugen, daß man diesem Bild keineswegs entsprechen muß und sich am besten so akzeptiert, wie man ist. Machen Sie sich einmal klar, daß alle die wunderschönen Modelle auch erst Stunden hinter dem Schminktisch oder beim Friseur gesessen haben, bis sie so makellos schön aussahen. Wenn man sich einmal zu dem Entschluß durchgerungen hat, daß man bei dem zermürbenden Kampf gegen jedes Pfund zuviel, das erste Fältchen oder das erste graue Haar nicht mitmachen will, dann ist man schon ein gutes Stück auf dem richtigen Weg.

Natürlich ist es sinnvoll, aus Gesundheitsgründen auf sein Gewicht zu achten. Starkes Übergewicht kann sich auf die Dauer gesundheitsschädlich auswirken. Vollwertige Ernährung ist die beste Grundlage für ein stabiles Körpergewicht und für »Schönheit von innen«, denn dadurch werden auch Haut, Haare und Nägel gesünder und glänzender. Achten Sie weiterhin auf ausreichend Bewegung; wählen Sie eine Ihnen zusagende Sportart, oder machen Sie des öfteren eine Radtour oder Wanderung. Regelmäßige Bewegung stellt sicher, daß Sie zum Beispiel eine verbesserte Widerstandskraft gegen Erkältungen haben und daß Sie Spannungen besser ertragen können. Sie schlafen besser, bekommen weniger leicht Gewichtsprobleme, haben trainierte Muskeln, so daß Sie auch äußerlich »in Form« bleiben und weniger leicht unter Verstopfung leiden. Vielen Beschwerden kann man einfach dadurch vorbeugen, daß man jeden Tag eine Stunde spazierengeht.

Gesunde Ernährung und regelmäßige Bewegung stellen sicher, daß man mehr Energie hat, als wenn man seine Mahlzeiten mit Fast food und Imbißhappen hinter sich bringt oder wenn man vor dem Fernsehgerät klebenbleibt. Genau auf diese Energie kommt es an. Wenn man voller Energie und mit sich selbst zufrieden ist, wie man eben ist, dann strahlt man dies auch nach außen aus. Vielleicht ist man dann nicht unbedingt »schön« nach den Vorschriften des modischen Idealbilds, doch hat man dann eine Ausstrahlung, durch die man sehr wohl attraktiv ist.

Mögliche Beschwerden

Akne

Akne tritt vor allem von der Pubertät bis etwa zum zwanzigsten Lebensjahr auf. In dieser Zeit kommt es zu größeren hormonalen Umstellungen im Körper, unter anderem einer Zunahme der männlichen Hormone. Diese Veränderungen können zu einer Steigerung der Talgproduktion führen. Zudem ist der Talg während der Pubertät etwas dicker, wodurch die Absonderung erschwert ist. Es kommt zu einer Verstopfung der Talgdrüsen und dadurch zu Entzündungen.

Akne tritt bei Jungen etwas häufiger auf als bei Mädchen. Mädchen und Frauen leiden vor allem vor der Menstruation unter diesem Problem. Auch zu Beginn der Schwangerschaft kann aufgrund der hormonalen Veränderungen vorübergehend Akne auftreten. Erbliche Faktoren spielen eine Rolle für die Entstehung von Akne. Man vermutet auch einen Zusammenhang mit dem Genuß bestimmter Nahrungsmittel wie Schokolade, Käse und Erdnüssen. Emotionelle Belastungen können das Auftreten von Akne verschlimmern. Etwa zwei Tage nach dem emotionellen Streß reagiert die Haut mit (einer Verschlimmerung der) Akne. Akne kann auch durch Chlor, Brom und Arzneimittel (Lithiumkarbonat und Kortikosteroide) ausgelöst werden.

Typische Merkmale für Akne sind eine fettige Haut mit Mitessern (Komedonen), große Pickel und gelegentlich auch Pusteln mit gelben Eiterköpfchen. Befallen werden vor allem Gesicht, Schultern, Hals, Rücken und Brust. In leichten Fällen liegt nur eine fettige Haut mit wenigen Pusteln vor. In schweren Fällen können Entzündungen oder schmerzhafte Höcker unter der Haut entstehen. Schwere Akne kann bleibende Narben hinterlassen, doch ist dies ein seltener Fall.

Waschen Sie die Haut morgens und abends vorsichtig mit lauwarmem Wasser; Sie sollten nicht reiben und kein heißes Wasser anwenden, da dadurch die Talgproduktion zusätzlich angeregt wird, und sie leicht tupfend abtrocknen. Man kann die Haut auch mit geeigneten Lotionen gegen fettige Haut reinigen. Benutzen Sie keine austrocknenden Lotionen, da die Haut natürlicherweise stets eine Schicht Fett und Feuchtigkeit braucht. Erlaubt ist eine leichte, feuchtigkeitspendende Lotion für die fette Haut, nicht dagegen fette Hautpflegeprodukte wie Cremes oder Körpermilch.

Daneben ist es wichtig, wenn auch schwierig, möglichst nicht an den Pickeln zu manipulieren, da dies zu einer Ausbreitung der Entzündungen führt. Offene Mitesser kann man vorsichtig ausdrücken. Hierzu waschen Sie zunächst das Gesicht mit lauwarmem Wasser oder machen unter einem Handtuch einige Minuten ein Gesichtsdampfbad. Dadurch erreicht man, daß sich die Hautporen öffnen und der Talg erweicht, so daß man die Talgpfröpfe leicht entfernen kann. An den befallenen Stellen sollten Sie keine dicken Make-up-Schichten auftragen. Dadurch können weitere Talgdrüsen verstopft werden und sich entzünden, und man bekommt noch mehr Pickel. Kosmetische Produkte auf Wasserbasis sind zu bevorzugen.

Nehmen Sie möglichst wenig Zucker, Weißmehlerzeugnisse, Fett- und Milchprodukte zu sich. Stellen Sie sich auf Buttermilch und Joghurt mit rechtsdrehender Milchsäure um. Bei einem möglichen Zinkmangel (zum Beispiel an weißen Flecken in den Fingernägeln zu erkennen) sollten Sie auf ausreichende Zinkzufuhr achten. Dieses Metall ist unter anderem in Milch, Käse, Fisch, Nüssen und Quark enthalten. Bei schweren Formen von Akne kann in Absprache mit dem Arzt Vitamin D, Selen oder ein Vitamin-B-Komplex verabreicht werden.

Zum Einnehmen

Curcuma Pentarkan: Eine vierwöchige Entgiftungskur; bei Akne, zur Hautreinigung.

Hepar sulfuris Pentarkan: Allgemeines Komplexmittel bei Jugendakne (nach der Kur mit *Curcuma Pentarkan* einnehmen).

Agnus castus D3: Bei Pickeln, die mit der Einnahme der Pille zusammenhängen.

Carbo vegetabilis D6: Akne, wenn die Pickel hauptsächlich am Rücken auftreten; außerdem Verdauungsbeschwerden und Verstopfung.

Graphites D6: Akne, insbesondere mit fettiger Haut.

Hepar sulfuris D3: Pickel mit Eiterköpfchen.

Sepia D6: Akne vor der Menstruation, bei Brünetten mit säuerlich riechendem Schweiß.

Sulfur D6: Akne mit trockener, juckender und brennender Haut.

Äußere Anwendung

Calendula extern DHU: Als Reinigungsmilch bei Akne; wirkt bei längerer Anwendung gegen häßliche und verdickte Narben.

Anorexia nervosa

Bei Anorexia nervosa handelt es sich um eine psychosomatische Störung mit einer verzerrten Einstellung gegenüber Nahrungsaufnahme und Gewicht (krankhafte Appetitlosigkeit). Es steht der Wunsch im Vordergrund, mager zu werden, bzw. die Angst, dick zu werden. Die Betreffende ißt daher kaum und magert auf ein gefährlich niedriges Gewicht ab.

Anorexia nervosa geht gelegentlich in Bulimia nervosa über. Hierbei handelt es sich um eine wiederholte und zwanghafte Aufnahme großer Nahrungsmittelmengen (»Heißhungerattacken«), die anschließend – künstlich herbeigeführt – wieder erbrochen werden.

Die Krankheit tritt bei Frauen und bei Männern auf. Sie fällt jedoch bei Mädchen und jungen Frauen leichter auf, da bei ihnen schon in einem frühen Stadium die Menstruation ausbleibt. Anorexia kann zu extremer Abmagerung, hormonalen Störungen (Ausbleiben der Menstruation) und schließlich zum Tod führen. Anorexia eignet sich keinesfalls zur Selbstbehandlung.

Wenden Sie sich an einen homöopathischen Arzt bzw. Heilpraktiker oder an eine spezielle Patientenvereinigung. (Adressen erfahren Sie beispielsweise bei Ihrer örtlichen Suchtberatungsstelle). Wenn man fähig ist, sein Eßproblem zu erkennen, ist man bereits auf dem richtigen Weg zu dessen Lösung.

Augenprobleme

Wenn man unter geröteten und tränenden Augen leidet, kann eine Bindehautentzündung vorliegen. Das Innere des Augenlides und die äußere Schicht des Augapfels sind irritiert und brennen. Die Entzündung kann durch ein Virus oder Bakterien entstanden sein, durch Reizung (Chlorwasser im Schwimmbad, Rauch, Staub, Kontaktlinsen) oder durch übermäßiges Reiben in den Augen. Es kann auch eine Überempfindlichkeit gegenüber dem Augen-Make-up vorliegen; versuchen Sie es in diesem Fall mit einem hypoallergenen Produkt. Waschen Sie die Augen vorsichtig mit abgekochtem lauwarmem Wasser. Meist verschwinden die Beschwerden nach einigen Tagen wieder; wenn jedoch keine Besserung eintritt oder sich sogar Eiter in den Augenwinkeln zeigt, sollte man zum homöopathischen Arzt oder Heilpraktiker gehen.

Wenn gerötete, juckende und tränende Augen mit Niesen und einer laufenden Nase einhergehen, dürfte es sich um

eine allergische Reaktion handeln. Wenn die Beschwerden
zwischen Mai und August auftreten, weist dies auf Heuschnupfen hin (eine Allergie gegenüber Blütenpollen). Ein
ähnliches Krankheitsbild zeigt sich bei einer Allergie gegenüber Hausstaub.

Auch plötzlich geschwollene Augenlider können ihre Ursache in einer allergischen oder Überempfindlichkeitsreak-
tion haben. Lassen Sie von Ihrem Arzt einen Allergietest
durchführen. Verwenden Sie hypoallergenes Make-up und
hypoallergene Pflegeprodukte; manche Marken haben spezielle abschwellende Gels für die Augenlider im Programm.
Ein dickes Augenlid ist praktisch immer die Folge einer
Augenlidentzündung oder einer Bindehautentzündung. Das
Augenlid kann aber auch durch einen Insektenstich anschwellen.

Zum Einnehmen

Heuschnupfenmittel DHU: Allgemeinmittel bei Heuschnupfen und Hausstauballergie.

Apis mellifica D3: Geschwollene Augenlider, gerötet und
heiß, mit sich heiß anfühlenden Tränen; auch nach einem
Insektenstich.

Arsenicum album D6: Geschwollene Augenlider, weiß
und kalt, mit brennenden und irritierenden Tränen; tränende
Augen bei Heuschnupfen.

Baden

Die menschliche Haut ist mit ihrer großen Zahl von Ner-
venendigungen als Ganzes ein Sinnesorgan, das äußere
Eindrücke aufnimmt und auf die inneren Organe überträgt.
Dadurch ist es möglich, durch Bäder, Waschungen, Massage usw. einen deutlich wahrnehmbaren Einfluß auf den
Kreislauf und die Wärmeregulierung, den Stoffwechsel und
das Nerven-Sinne-System auszuüben. Man kann, kurz ge-

sagt, in dieser Weise etwas für seine Gesundheit, Energie und Schönheit tun.

Ein Wannenbad kann rundum ein Gefühl des Wohlbefindens vermitteln. Die Lufttemperatur im Badezimmer sollte möglichst bei 22 bis 23 Grad Celsius liegen. Für den Kreislauf ist es wichtig, daß man nicht mit vollem Magen badet, das heißt frühestens zwei Stunden nach einer Hauptmahlzeit. Für das Bad sollte man sich mindestens zehn und höchstens dreißig Minuten Zeit nehmen. Nicht jeder verträgt dieselbe Badewassertemperatur. Am besten beginnt man bei 36 Grad und steigert oder senkt diese Temperatur nach dem persönlichen Bedürfnis. Man kann in Abständen von etwa zwei Minuten so viel heißes Wasser hinzufügen, daß die Temperatur jeweils um ein halbes Grad steigt. Hierfür benutzt man am besten ein spezielles Badethermometer. Das warme Wasser bewirkt eine Entspannung des ganzen Körpers. Man kann in dieser Weise fortlaufend heißes Wasser hinzufügen, bis nach fünfzehn bis dreißig Minuten eine Temperatur um vierzig Grad erreicht ist. Meist tritt dann eine leichte Schweißbildung an Stirn und Hals auf. Zum Abschluß können Sie sich kurz mit kaltem Wasser (20 bis 25 Grad) abkühlen. Dann ist man wieder frisch und gut entspannt. Je nachdem, ob Sie sich durch ein Bad entspannen oder aufmuntern wollen bzw. bestimmte gesundheitliche Wirkungen erzielen möchten, können Sie beispielsweise die folgenden Zusätze verwenden:

– Für ein aufmunterndes Bad fügt man dem Badewasser ein wenig Rosmarinöl zu. Kurz vor dem Zubettgehen sollten Sie kein Rosmarinöl verwenden, da dies zu Schlaflosigkeit führen kann.

– Für ein entspannendes und beruhigendes Bad kann man Lavendelöl benutzen. Lavendelbäder nehmen Sie vorzugsweise abends.

– Für ein nervenstärkendes Bad können Sie dem Badewasser etwas Fichtennadelöl hinzufügen.
– Für ein gefäßkräftigendes Bad kann man ein Badepräparat mit Auszügen von Roßkastanie, Ackerschachtelhalm und Arnika benutzen.

Alle genannten Öle und Präparate sind im Reformhaus oder Naturkostladen und in gutsortierten Drogerien und Parfümerien erhältlich. Benutzen Sie keine Seife, wenn Sie ein Badeöl verwenden, da dies zu Hautreizungen führen kann.

Da durch das Baden stets eine Entfettung der Haut eintritt, empfiehlt es sich, die noch feuchte Haut leicht mit einigen Tropfen des verwendeten Öls einzureiben.

Wechselbäder in Form von Teilbädern an Armen oder Beinen nimmt man bei einer Unterkühlung von Händen oder Füßen. Nehmen Sie zwei Eimer oder Wannen. Füllen Sie das eine Gefäß mit Wasser von etwa 23 Grad, das andere mit Wasser von etwa 37 Grad, und fügen Sie jeweils einen Schuß Rosmarinöl hinzu. Halten Sie während des Bades die Temperaturen aufrecht, indem Sie ab und zu etwas warmes Wasser hinzufügen. Beginnen Sie zunächst drei bis fünf Minuten lang im warmen Wasser, bis die Haut eine zartrosa Farbe angenommen hat. Halten Sie anschließend die Gliedmaßen zehn Sekunden in das kalte Wasser. Diesen Vorgang wiederholen Sie wie folgt: drei bis fünf Minuten in warmes Wasser, abschließend zehn Sekunden in das kalte Wasser. Das Wasser sollten Sie nur abstreifen, das heißt nicht abtrocknen. Anschließend sollten Sie sich warm anziehen und mindestens fünfzehn Minuten kräftig bewegen, zum Beispiel durch einen Spaziergang.

Wechselbäder regen den Kreislauf an und trainieren dadurch die Blutgefäße. Diese lernen dadurch, besser und schneller auf Temperaturschwankungen anzusprechen. Die

Wirkung der Wechselbäder kann man mit homöopathischen Mitteln verstärken.

Zum Einnehmen
Aesculus Pentarkan: Bei Frostbeulen; regt den Kreislauf
an.

Äußere Anwendung
Abrotanum Salbe DHU: Nach den Wechselbädern Arme
und Beine einreiben; regt die Durchblutung an.

Bläschen
Es können verschiedene Formen von Bläschen auf der Haut
auftreten, die jeweils andere Ursachen haben. Bekannt sind
die durch das Herpes-simplex-Virus hervorgerufenen Bläschen: Man bekommt einen Ausschlag im Gesicht, vor allem
um Lippen und Nase. Wenn man einmal mit diesem Virus
angesteckt ist, verbleibt es latent im Körper, und bei herabgesetzter Widerstandskraft (zum Beispiel durch Ermüdung)
oder einer Erkältung (oder durch starke Besonnung und
Wind) wird es wieder aktiviert.
Manchmal können auch emotionelle Anspannungen einen
Ausschlag in Bläschenform auf dem Körper hervorrufen.
Dies gilt auch für juckende allergische Reaktionen (Nesselsucht) bei Kontaktallergien (durch einen Stoff, mit dem man
in Berührung kommt) wie auch Überempfindlichkeit gegen
bestimmte Nahrungs- oder Arzneimittel. Außerdem kann
die Sonne zu Hautreizungen in Form kleiner Flüssigkeitsbläschen mit Juckreiz führen (siehe »Sonnenbrand« und
Sonnenekzem/Sonnendermatitis«).

Zum Einnehmen
Apis mellifica D6: Bei Nesselsucht mit Bläschen, geröteter
und geschwollener Haut wie von einem Bienenstich.

Natrium muriaticum D6: Bei Lippenbläschen mit einem brennenden Gefühl.

Rhus toxicodendron D6: Bei roten und geschwollenen Hautbläschen, starker Juckreiz, Besserung durch Wärme.

Äußere Anwendung
Calendula Salbe DHU: Entzündungshemmend und geweberegenerierend.

Echinacea Salbe DHU: Entzündungshemmende Salbe; bessert die Verfassung der Haut.

Bulimia nervosa
Siehe »Anorexia nervosa«.

Diät
Siehe »Übergewicht«.

Ekzem
Das Ekzem ist eine nichtansteckende Hauterkrankung, die fast immer mit Juckreiz verbunden ist. Das äußere Erscheinungsbild eines Ekzems kann unterschiedlich und wechselnd sein: Rötung, Wasserbläschen, trockene Abschürfungen oder Pickel.

Man unterscheidet zwei Hauptgruppen: Kontaktekzem und konstitutionelles Ekzem. Kontaktekzem entsteht durch Berührung mit Stoffen, gegenüber denen man überempfindlich (allergisch) ist, oder mit irritierenden Stoffen (die bei allen Menschen langfristig zu Reizungen führen).

Ein konstitutionelles Ekzem ist eine angeborene Veranlagung zum Ekzem, die häufig in Verbindung mit anderen Erkrankungen wie Heuschnupfen oder Asthma auftritt. Milchschorf ist ein frühe Manifestation von konstitutionellem Ekzem, die bei Babys im ersten Lebensjahr auftritt. Bei Milchschorf entstehen gerötete, nässende und stark juckende Flecken auf dem Gesicht, vor allem an Stirn und Wangen. Die Spätform eines konstitutionellen Ekzems tritt an festen Stellen auf. Befallen werden vor allem die Innenseite des Handgelenks, Ellbogen und Kniekehle, aber auch Gesicht und Hals. Es handelt sich um ein trockenes, stark juckendes Ekzem, das nach Heuschnupfen, einer allergischen Reaktion auf Nahrungsmittel (Nahrungsmittelallergie), Hausstaub, Hautabschürfungen von Tieren usw. ausbrechen kann.

Mittels eines Allergietests kann man feststellen, gegen welche Stoffe man allergisch ist. Diese Stoffe muß man dann soweit wie möglich meiden, was manchmal einschneidende Maßnahmen erfordert. Vielleicht muß man sich von einem Haustier trennen oder die Wohnungseinrichtung ändern. Mit einem Diätplan kann auch eine Prüfung auf eine Nahrungsmittelallergie vorgenommen werden.

Achten Sie auf eine sorgfältige Hautpflege. Meiden Sie Seifen und Seifenprodukte, die die Haut austrocknen oder zusätzlich reizen könnten. Ein chronisches Ekzem eignet sich weniger gut zur Selbstbehandlung; gehen Sie bei einem wiederkehrenden Ekzem zu einem homöopathischen Arzt oder Heilpraktiker. Bei einem hartnäckigem Ekzem werden Sie an einen Hautarzt überwiesen (siehe auch »Sonnenbrand« und »Sonnenekzem/Sonnendermatitits«).

Zum Einnehmen
Rhus toxicodendron D6: Bei juckenden Bläschen vor allem an den Händen, durch Kontakt mit einem reizenden Stoff.
Sepia D6: Allergisches Ekzem an den Fingern, bei brünetten Frauen.

Äußere Anwendung
Calendula Salbe DHU: Bei schlecht heilenden Hautwun-

den in Ellbogenfalten und Kniekehlen; entzündungshemmend und geweberegenerierend.
Graphites Salbe DHU: Bei trockenen Ekzem; schilfernde,
trockene Haut mit Schrunden.

Haarausfall

Die Gesundheit und der Glanz des Haars hängt von zwei
Faktoren ab. In erster Linie muß eine gute Versorgung mit
Wuchsstoffen sichergestellt sein. Daher ist eine gesunde
Lebensweise für den Haarwuchs und den Zustand des Haa-
res sehr wichtig. Wer sich gesund und abwechslungsreich
ernährt, hat weniger Haarprobleme. In zweiter Linie ist eine
gute Pflege wichtig. Wenn man sein Haar schlecht pflegt,
zum Beispiel durch ungeeignete Haarwaschmittel oder
durch zu häufiges Färben oder Legen von Dauerwellen,
kann es brechen oder sich spalten.
Haarausfall ist nicht unbedingt ein Zeichen von Vitamin-
oder Mineralmangel. Durchschnittlich verliert der Mensch
bis zu hundert Haare täglich. Während der Schwangerschaft
werden unter dem Einfluß der Hormone mehr Haare erzeugt, die nach der Geburt wieder ausfallen. Haarausfall
nach der Geburt ist daher eine ganz normale Erscheinung.
Erst dann, wenn das Haar wirklich büschelweise ausfällt,
muß man nach der Ursache forschen.
Aus ärztlicher Sicht sind zwei Formen von Haarausfall zu
unterscheiden: Diffuser und lokaler (umschriebener) Haarausfall. Diffuser Haarausfall kann durch Arzneimittel verursacht sein (zum Beispiel durch Zytostatika bei Krebs),
durch Vergiftung (Thallium), Infektionskrankheiten mit
hohem Fieber und durch Bestrahlungen. Auch eine falsche
Ernährung gehört zu den möglichen Ursachen. Nicht vollwertige Ernährung mit einem Mangel an Vitamin B_2, B_5,
B_6, B_{12}, Biotin (Vitamin H) und Folsäure führt langfristig
zu Haarausfall. Umschriebener Haarausfall kann durch Er-

krankungen der Kopfhaut wie zum Beispiel Pilzinfektionen, eine ausgeprägte Form von Schuppen (seborrhoisches Ekzematoid), Psoriasis und ähnliches verursacht werden.

Bei Haarausfall sollte man versuchen, die Ursache zu klären. Werfen Sie einen kritischen Blick auf Ihre Ernährung. Für diffusen und umschriebenen Haarausfall gibt es verschiedene homöopathische Mittel, doch ist die Selbstmedikation oft schwierig. Zudem ist zu beachten, daß ein Haar, das jetzt abstirbt, erst in etwa hundert Tagen ausfällt. Es dauert daher einige Monate, bis man ein Ergebnis sehen kann. Gehen Sie zu einem homöopathischen Arzt oder Heilpraktiker, wenn Sie keine Besserung feststellen können.

Zum Einnehmen

Calcivitan similiaplex: Das Haar ist dünn, trocken, tot.

Silicea Pentarkan: Allgemeines Komplexmittel bei Haarausfall, wenn gleichzeitig Nagelprobleme auftreten (schwach, brüchig, verwachsen); fördert die Aufnahme von Kieselsäure aus der Nahrung (essen Sie Hirse, die reich an Kieselsäure ist).

Acidum phosphoricum D3: Bei ausgedehntem Haarausfall durch Streß; bei nervösen Menschen mit fettigem Haar und (gelegentlich) Schuppen.

Haarwuchs, unerwünschter

Man kann zwei Formen von unerwünschtem Haarwuchs, unterscheiden: Zunahme des Haarwuchses an Stellen, an denen natürlicherweise Haarwuchs besteht (Hypertrichosis), und Haarwuchs mit männlichem Erscheinungsbild (Hirsutismus).

Übermäßiger Haarwuchs an den normalen Stellen (Achseln, Schamgegend, Brauen, Unterarme und Unterschenkel) ist oft erblich bedingt. Die Erkrankung zeigt sich vielfach schon in der Pubertät. Im allgemeinen kann man diese

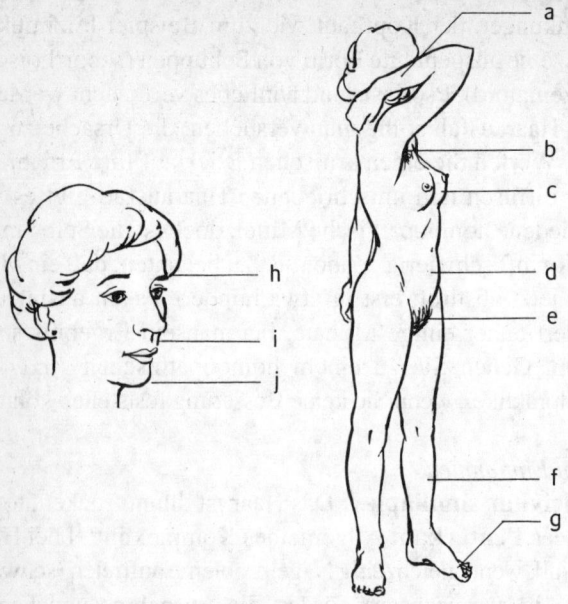

Körperteile, an denen übermäßiger Haarwuchs auftreten kann: Unterarme (a), Achseln (b), Brustwarzen und Brustbein (c), Bauch (d), Schamgegend (e), Unterschenkel (f), Füße (g), Brauen (h), Oberlippe (i) und Kinn (j)

Form von übermäßigem Haarwuchs mit den üblichen Haarentfernungstechniken gut unter Kontrolle halten: Abrasieren (Ladyshave) oder Behandlung mit Enthaarungscreme (die man gegebenenfalls auch von einer Kosmetikerin durchführen lassen kann).

Bei Hirsutismus entwickelt sich Haarwuchs zum Beispiel an Oberlippe, Wangen, Kinn, Hals, an den Brustwarzen, am Brustbein, am Rücken, an den Armen, Beinen, Füßen und am Bauch, das heißt an allen Stellen, an denen Männer üblicherweise behaart sind (siehe Abbildung oben). Häufigste Ursache hierfür ist eine angeborene Überempfindlichkeit für die im Körper vorhandenen männlichen Hormone

oder ein Überschuß an diesen Hormonen. In diesem Fall ist
eine Hormonbehandlung möglich. Bei leichteren Formen
wird gelegentlich auch das Präparat verordnet.

Es gibt andererseits Arzneimittel, bei denen Haarwuchs als
Nebenwirkung auftritt (zum Beispiel bei Mitteln, die bei
Hitzewallungen in den Wechseljahren verordnet werden,
bei Endometriose und bei Brustkrebs). Bei übermäßigem
Haarwuchs im Gesicht kommt auch eine elektrische Epila-
tion durch die Kosmetikerin in Frage. Eine solche Behandlung kostet viel Zeit und Geld, bringt aber Erfolg.

Zum Einnehmen
Sepia D6: Hirsutismus bei ordnungsliebenden Brünetten.
Pulsatilla D6: Übermäßiger Haarwuchs bei sanftmütigen,
schüchternen Blondinen.

Hautprobleme

Viele Hautkrankheiten sind psychosomatisch bedingt und
verschlimmern sich durch Emotionen. Spannungen, Sorgen, Aufregungen und andere Gefühlsbewegungen gehen
oft mit – manchmal sehr heftigen – Hautreaktionen einher,
die von roten Flecken am Hals bis zu Lippenbläschen
reichen. Zu den Hautbeschwerden, die durch Emotionen
ausgelöst oder verschlimmert werden können, zählen übermäßiges Schwitzen, Juckreiz, Handekzem, allergisches Ekzem, Nesselsucht, Psoriasis, Akne, Lippenbläschen (Herpes) und Kontaktekzem. Die Hautreaktion kann innerhalb
weniger Sekunden bis zwei Wochen nach den Emotionen
entstehen. Reaktionen wie Akne, extrem fettige Haut und
Schuppen können dadurch entstehen, daß tiefer im Körper
gelegene Drüsen wie zum Beispiel die Geschlechtsdrüsen
unter Streßbedingungen mehr Hormone ausschütten. Errö-
ten und Rotanlaufen bei Menschen, die sich schämen bzw.
aufregen, ist eine Folge der Erweiterung der Blutgefäße in

der Haut. Schlechte Ernährungsgewohnheiten können
ebenfalls zu ungesunder Haut führen. Außerdem können
bei Menschen mit einer Nahrungsmittelallergie in der Haut
allergische Reaktionen ablaufen. Milchschorf bei Babys
wird stets durch eine Allergie gegen Kuhmilcheiweiß, Hüh-
nerei-Eiweiß, Orangen und ähnliches verursacht. Denken
Sie daher bei einem Ekzem auch an eine Nahrungsmittelallergie (siehe auch »Ekzem«).

Zum Einnehmen
Graphites D6: Bei trockener Haut mit Schrunden, Ver-
schlimmerung durch kaltes Wasser; bei trägen, gesetzten
Frauen.
Silicea D6: Bei trockener Haut und schwachen Nägeln;
leicht frierender Typ.

Äußere Anwendung
Calendula extern DHU: Bei blutenden Wunden; blutstil-
lend und geweberegenerierend.
Echinacea Salbe DHU: Bei Entzündungen und Fußpilz;
entzündungshemmende Salbe.
Graphites Salbe D4 DHU: Bei sehr trockener Haut mit
Abschilferungen und Schrunden.

Magersucht
Siehe »Anorexia nervosa«.

Mitesser
Siehe »Akne«.

Nagelprobleme
Was für Haut und Haar gilt, gilt auch für die Nägel: Der
Zustand der Nägel ist eine Spiegelung der Verfassung des
Gesamtorganismus. Wer sich vollwertig und abwechs-

lungsreich ernährt, hat in der Regel schöne, kräftige, gut wachsende Nägel.

Die Ursache für eine schlechte Qualität der Nägel kann Mangel an Vitamin A, B_2, und B_5, an Mineralien und Spurenelementen sein. Zur Vorbeugung und Behandlung von Nagelproblemen ist eine vollwertige, abwechslungsreiche Kost das erste Gebot. Hierbei ist zu denken an Vollreis, Hirse, Roggenbrot und andere Vollkornprodukte.

Auch das Eindringen von Fremdstoffen in die Zellen des Nagelbetts kann die Erhärtung stören, so daß die Nägel sich spalten und brechen. Letzteres kann auch die Folge einer häufigen Verwendung scharfer Spülmittel, Säuren und Laugen sein, aber auch eines Stoßes oder einer Infektion infolge einer Beschädigung des Nagelfalzes.

Nagelprobleme sind meist nur ein kosmetisches Problem, können jedoch manchmal auch ein Hinweis auf eine Krankheit sein, zum Beispiel Blutarmut durch Eisenmangel, eine Lungen- oder Herzerkrankung, Psoriasis usw. Bei schweren Nagelproblemen kann Maniküre bzw. Pediküre Abhilfe schaffen.

Im Normalfall hat man keine Nagelprobleme, wenn man die folgenden Hinweise beachtet: Das Einwachsen der Zehennägel kann verhindert werden, indem man die Nägel gut zurückschneidet und gegebenenfalls in der Mitte etwas dünner feilt, um den Druck auf die äußeren Ränder zu vermindern; man sollte stets weites Schuhwerk tragen. Die Fingernägel schneidet man nicht zu kurz, sondern feilt sie oval. Vermeiden Sie längeren Kontakt mit Seifenwasser, das die Nägel weich und empfindlich macht. Beim Zurückschieben des Nagelhäutchens müssen Sie vorsichtig vorgehen, da eine Verletzung des Nagelbetts zu Verformungen und Entzündungen führen kann. Nagellack härtet die Nägel und schützt sie vor äußeren Einflüssen. (Siehe auch »Zehennagel, eingewachsener« und »Nagelverkrümmung«.)

Zum Einnehmen

Silicea Pentarkan: Allgemeinmittel bei Wachstumsstörungen des Nagels.

Antimonium crudum D6: Bei kurzen, breiten Nägeln, langsamem Wachstum, Spaltung in Längsrichtung und Nagelverkrümmung.

Echinacea angustifolia D6: Bei Nagelbettentzündung; entzündungshemmend.

Graphites D6: Bei brüchigen und/oder spröden kurzen, dicken Nägeln; trockene Haut mit Schrunden.

Silicea D6: Bei brüchigen, einreißenden langen, schmalen Nägeln mit Längsrillen, weiße Flecken in den Nägeln; leicht frierende Menschen.

Thuja D6: Spröde, dicke Nägel mit Querfurchen.

Äußere Anwendung

Quassia D1 = Ø: Gegen Nägelkauen; auf die Nägel auftragen, damit der bittere Geschmack veranlaßt, diese Gewohnheit aufzugeben.

Echinacea Salbe DHU: Bei Nagelbettentzündung.

Nagelverkrümmung

Hierbei liegt eine starke Hornbildung unter dem Nagel vor, wodurch sich dieser verdickt. Die Erkrankung tritt meist an den Zehennägeln auf und ist in vielen Fällen ein Altersleiden. Eine gute Fußkosmetikerin kann Sie beraten und die Nägel regelmäßig in Ordnung bringen.

Zum Einnehmen

Silicea Pentarkan: Allgemeinmittel bei Wachstumsstörungen des Nagels; Nagelverkrümmung, brüchige Nägel.

Antimonium crudum D6: Bei schlechten Nägeln, langsam wachsend, Nagelverkrümmung.

Narben

Nach Operationen, bei Schnitt- und Brandwunden, Impfungen, Ohrlochstechen, Windpocken, Akne usw. können sich Narben bilden. Bei oberflächlichen Beschädigungen wird das Gewebe vom Rand her wieder ergänzt. Wenn die Beschädigung tiefer geht, schließen sich die Wundränder nicht mehr ganz, und der Körper bildet an der Stelle des ursprünglichen Gewebes eine derbe Bindegewebsmasse: eine Narbe. Eine frische Narbe sieht rot und dick aus. Nach einiger Zeit verblaßt die Farbe und glättet sich die Oberfläche. Kleine Narben können mit kosmetischen Mitteln weitgehend unsichtbar gemacht werden. Größere Narben können mit Bindegewebsmassage behandelt werden, die die Kosmetikerin durchführt. Schwere Narben können mit Hilfe verschiedener Techniken vom Hautarzt oder plastischen Chirurgen behandelt werden.

Zum Einnehmen
Graphites D6: Bei einer Veranlagung zu übermäßiger Bildung von Narbengewebe; bei zu dicken, etwas trägen Frauen.

Äußere Anwendung
Calendula extern DHU: Diese Emulsion kann bei längerer Anwendung Narben verkleinern; wirkt lindernd und kühlend bei Juckreiz.
Calendula Salbe DHU: Kann bei längerer Anwendung Narben verkleinern; entzündungshemmend und geweberegenerierend.

Pickel

Siehe »Akne«.

Pubertätsmagersucht

Siehe »Anorexia nervosa«.

Rosacea

Man bezeichnet mit dem Begriff Rosacea oder Kupferrose chronisch erweiterte Haargefäße (Kapillargefäße) in der Haut, meist im Gesicht. Meist äußert sich dies in Form »roter Apfelbäckchen«.

Bei Rosacea sollte man mit der Haut besonders vorsichtig umgehen, damit das Leiden nicht verschlimmert wird. Meiden Sie extreme Kälte und Wärme (Sauna), und pflegen Sie die Haut mit milden Kosmetikprodukten. Reinigen Sie das Gesicht vorsichtig, und tupfen Sie es sorgfältig trocken. Seien Sie zurückhaltend mit Alkohol und gewürzten Speisen. Weitere Empfehlungen kann Ihnen Ihr homöopathischer Arzt bzw. Heilpraktiker geben.

Äußere Anwendung

Abrotanum Salbe DHU: Verbessert die Durchblutung; auch bei Frostbeulen.

Schrunden/Hauteinrisse (Rhagaden)

Schrundige Haut ist meist eine Folge von Austrocknung. Zu einer solchen Austrocknung der Haut kommt es durch häufigen Kontakt mit Wasser, Reinigungsmitteln, Seife oder chemischen Substanzen, die den natürlichen Säuremantel der Haut schädigen. Es kann sich aber auch um eine Kontaktallergie handeln, wobei man regelmäßig mit einem Stoff in Berührung kommt, gegen den man überempfindlich ist. Weitere Erscheinungen einer Kontaktallergie sind kleine Bläschen, trockene und schilfernde Stellen oder auch gerötete, feuchte Stellen.

Bei Schrunden an Händen oder Fingern sollte man beim Abwasch, Waschen, Reinemachen, Anstreichen usw. stets Schutzhandschuhe tragen. Pflegen Sie Ihre Hände mit einer guten Handcreme, verwenden Sie milde Seife und geeignete kosmetische Produkte, und reiben Sie die trockene

Körperhaut nach dem Duschen oder Baden stets mit einer nichtparfümierten Körpermilch ein (siehe auch »Ekzem«).

Zum Einnehmen

Calcium carbonicum D6: Bei Schrunden an den Fingern, vor allem im Winter; bei kräftig gebauten blonden Frauen.

Graphites D6: Bei trockener, schilfernder Haut mit Schrunden, die bei Berührung mit Wasser zu bluten beginnen können; gelegentlich eine honigartige Absonderung.

Sarsaparilla D6: Bei tiefen, blutenden Schrunden an Fingern und/oder Füßen.

Äußere Anwendung

Calendula Salbe DHU: Bei kleinen Hautrissen; blutstillend und entzündungshemmend, beugt Narbenbildung vor.

Graphites Salbe D4 DHU: Bei trockenem Ekzem, trockener Haut mit Schrunden (aufgesprungene und abschilfernde Haut).

Schwielen/Hornhaut

Unter Schwielen versteht man umschriebene Verdickungen der oberflächlichen Hornschicht der Haut. An Stellen, an denen das Gewebe großem Druck ausgesetzt ist, zum Beispiel an den Fußsohlen, können Hornhautverdickungen und Hühneraugen entstehen. An den Handflächen können sich durch schwere Arbeit Schwielen bilden. Verstärkte Hornhautbildung an den Füßen kann durch einen Mangel an Vitamin A bedingt sein; in diesem Fall ist meist auch die Haut an Unterarmen und Beinen trocken und schuppig, man sieht im Dunkeln schlecht, und/oder es treten Schleimhautentzündungen auf. Auch lokaler Druck auf die Haut kann

die Ursache sein. In diesem Fall kann man versuchen, das
Problem durch geeignetes Schuhwerk zu beseitigen; in
schweren Fällen muß versucht werden, eine Fehlstellung
der Füße zu korrigieren.

Man kann mit einer Nagelfeile oder einem Bimsstein die
oberste Hornhautschicht abtragen, um die Unanehmlichkei-
ten zu verringern. Verkehrt wäre es in jedem Fall, die
gesamte Hornhaut zu entfernen, da sie vielfach einen Schutz
gegen Reizungen bildet.

Zum Einnehmen
Antimonium crudum D6: Bei Hornhautverdickungen mit
einem brennenden Gefühl und/oder Juckreiz, auch brüchige
Nägel oder Nagelverkrümmung.

Äußere Anwendung
Graphites Salbe D4 DHU: Bei trockener Haut mit Schrunden; in die schwieligen Bereiche einreiben.

Sonnenbrand

Als Sonnenbrand bezeichnen wir meist eine Verbrennung
ersten Grades, die durch längere Sonneneinwirkung auf die
unbekleidete Haut hervorgerufen wird. Manche Teile des
Körpers sind besonders empfindlich: die Schultern, Nacken
und der obere Teil des Rückens, Dekolleté und Brüste,
Nase, der Fußrist, die Schläfen und Wangen, die Kniekehlen und das Kreuz (siehe Abbildung rechts).

Wenn ein Sonnenbrand entstanden ist, sollten Sie die Sonne
meiden, bis die Haut vollständig geheilt ist (das heißt, bis
sie nicht mehr empfindlich ist). Anschließend können Sie
das Sonnenbaden allmählich wieder steigern: Am ersten
Tag die Haut nicht länger als fünfzehn Minuten der Sonne
aussetzen, anschließend den Schatten aufsuchen oder die
verbrannte Haut bedecken. Am folgenden Tag darf man

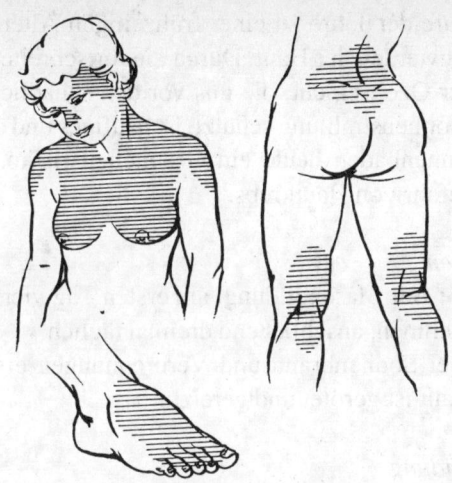

Bereiche des weiblichen Körpers, die besonders sonnenbrandgefährdet sind

eine halbe Stunde in der Sonne bleiben, und in dieser Weise verdoppelt man jeweils die Zeitdauer des Sonnenbadens.

Verwenden Sie eine gute Sonnencreme mit hohem Lichtschutzfaktor. Vermeiden Sie das Sonnenbaden zur heißesten Tageszeit (zwischen 12.00 und 14.00 Uhr). Sorgen Sie mit entsprechenden Präparaten für die Hautpflege vor und nach dem Sonnenbaden für einen ausreichenden Feuchtigkeits- und Fettgehalt der Haut.

Die Gefahr eines Sonnenbrandes ist größer, wenn die ultraviolette Strahlung der Sonne von Wasser, Sand oder Schnee reflektiert wird. In diesem Fall muß man stets einen höheren Lichtschutzfaktor wählen. Eine stechende oder ziehende Empfindung und Rötung der Haut sind Signale für einen Sonnenbrand. Suchen Sie dann den Schatten auf, oder ziehen Sie etwas an! Man wird auch im Schatten braun, auch wenn die Farbe etwas langsamer, aber dafür gleichmäßiger und gesünder aufgebaut wird. Wiederholte Sonnenbrände

führen im Laufe der Jahre zu einer frühzeitigen Alterung
und zum Faltigwerden der Haut. Durch die fortschreitende
Zerstörung der Ozonschicht, die uns vor den schädlichen
Anteilen der Sonnenstrahlung schützt, ist häufiges und ausgedehntes Sonnenbaden heute ein Gesundheitsrisiko. Es
besteht die Gefahr von Hautkrebs.

Zum Einnehmen
Cantharis D6: Bei Blasenbildung; am ersten Tag viermal
stündlich einnehmen, anschließend dreimal täglich.
Urtica D6: Bei Sonnenbrand und Verbrennungen ersten
Grades; die Haut ist gerötet und gereizt.

Äußere Anwendung
Calendula extern DHU: »After sun« bei Sonnenbrand;
erweicht und regeneriert das Gewebe.

Sonnenekzem/Sonnendermatitis

Übermäßige ultraviolette Bestrahlung kann bei empfindlicher Haut Reizungen hervorrufen. Es bildet sich an der
bestrahlten Haut ein Sonnenekzem, meist in Form einer
Rötung und kleiner Flüssigkeitsbläschen oder juckender
Höcker. Meiden Sie einige Zeit die Sonne, bis die Irritation
abgeklungen ist. Nehmen Sie anschließend ein hypoallergenes unparfümiertes Sonnenbrandprodukt mit einem sehr
hohen Lichtschutzfaktor. Steigern Sie die Dauer des Son-
nenbades langsam. In regelmäßigen Abständen in den
Schatten gehen. Bei sehr heller, empfindlicher Haut und bei
Muttermalen ist »Braten« in der Sonne tabu (siehe auch
»Sonnenbrand«)!

Zum Einnehmen
Urtica D6: Bei Sonnenbrand und Verbrennungen ersten
Grades; die Haut ist gerötet und gereizt.

Äußere Anwendung
Calendula extern DHU: Erweicht und regeneriert das Gewebe; auch bei Juckreiz nach Sonnenbrand.

Striae

Striae sind rötliche oder blaurote Streifen, die an Brüsten, Bauch, Hüften, Gesäß und Oberschenkeln auftreten können. Es handelt sich um eine Schädigung der elastischen Fasern der Haut. Striae treten auf, wenn man dicker wird, zum Beispiel während der Schwangerschaft. Vor allem Bauch und Brüste schwellen dann an; in diesem Fall spricht man auch von Schwangerschaftsstreifen. Auch bei jeder anderen raschen Gewichtszu- oder -abnahme kann es zu einer Überlastung des Bindegewebes kommen. Auch die Einnahme von Hormonen führt gelegentlich zu Striae. Einmal entstandene Striae sind nicht mehr zu entfernen, doch verblassen sie im Laufe der Zeit, so daß sie kaum mehr auffallen. Sie bilden dann blasse bis weißliche Streifen auf der Haut. Um die Haut geschmeidig zu halten, kann man sie täglich nach dem Duschen mit einer Körpermilch oder *Calendula extern DHU* gut einreiben. Während der Schwangerschaft sollten Sie Bauch und Brüste zweimal täglich einreiben.

Zum Einnehmen
Silicea D6: Bindegewebskräftigendes Mittel; vor allem bei leicht frierenden Typen mit einer trockenen Haut und schwachen Nägeln.

Äußere Anwendung
Calendula extern DHU: Die empfindlichen Hautbereiche ein- bis zweimal täglich einreiben, damit die Haut geschmeidig bleibt. Calendula extern DHU wirkt der Bildung von häßlichem Narbengewebe entgegen; teilweise werden Striae nach langfristiger Anwendung weniger auffällig.

Übergewicht

Ein zu hohes Körpergewicht kann ein Gesundheitsrisiko
darstellen. Statistisch ist erwiesen, daß Übergewicht in einem Zusammenhang mit einer Reihe gefährlicher Erkrankungen steht. Das Risiko hohen Blutdrucks nimmt zu; es
besteht eine erhöhte Gefährdung gegenüber Zuckerkrankheit, Schlaganfall, Erkrankungen der Herzkranzgefäße,
Nieren- und Gallenblasenbeschwerden und einigen Formen
von Krebs. Starkes Übergewicht kann zu einer Überlastung
von Gelenken und Gelenkbändern führen, was wiederum
Arthrose, Rückenschmerzen oder Plattfüße zur Folge haben
kann. Weitere Risiken sind Krampfadern, Atembeschwer-
den, Hautwolf, vorzeitige Menopause (Wechseljahre),
Komplikationen bei Operationen und bei der Geburt.

Hier ist also Abmagern angezeigt. Die einzig sinnvolle Art
des Abermagerns besteht darin, daß man ein Gleichgewicht
zwischen der verbrauchten und der aufgenommenen Energiemenge schafft. Dies ist auf zweierlei Arten möglich:
Man verringert die Energieaufnahme, indem man weniger
ißt, oder man erhöht den Energieverbrauch, indem man sich
mehr bewegt.

Der Körper braucht Nahrung zur Wärmeerzeugung, zum
Gewebeaufbau und zur Geweberegenerierung, zur Energie-
bereitstellung und für die Aufrechterhaltung lebenswichti-
ger chemischer Abläufe und Funktionen im Körper. Der
durchschnittliche Grundbedarf liegt bei Frauen bei etwa
8400 kJ (2000 kcal) pro Tag.

Das Maß der täglich geleisteten Arbeit hat erheblichen
Einfluß auf den Energiebedarf. Menschen, die schwere
körperliche Arbeit leisten, und Spitzensportler benötigen
teilweise über 1680 kJ (4000 kcal) pro Tag.

Wenn man mehr ißt, als man für seinen Energieverbrauch
und die Körperfunktionen benötigt, speichert der Körper
den Überschuß in Form von Fett. Fettgewebe befindet sich

bei der Frau vor allen Dingen am Gesäß, an den Hüften, an den Oberschenkeln, in den Brüsten und am Bauch. Es ist schwierig, Übergewicht wieder abzubauen. Deshalb ist es wichtig, bei einer Gewichtszunahme frühzeitig Maßnahmen zu ergreifen, damit nicht immer mehr Pfunde dazukommen. Je länger die Fettpolster bestehen, desto schwieriger wird man sie wieder los.

Eine Schlankheitskur kann nur gelingen, wenn die Kost alle notwendigen Nährstoffe enthält. Es genügt also nicht, nur die Kalorien zu zählen, weil dann die Gefahr besteht, daß man die höchstzulässige Kalorienzahl aus den falschen Nahrungsmitteln bezieht (zum Beispiel ein Tortenstück statt zwei Scheiben Brot). Weiterhin muß die Diät auch schmecken, damit man sie durchhalten kann (das heißt keine Brotdiät, wenn man eigentlich kein trockenes Brot mag), und sie muß in das Alltagsleben integrierbar sein. Oft ist es viel zu schwierig, für Normal- und Diätesser unterschiedliche Mahlzeiten zuzubereiten. Weiterhin ist es nicht gesund, eine so geringe Energiemenge zu sich zu nehmen, daß man seine täglichen Aufgaben nur mehr mit Anstrengung erfüllen kann.

Wenn man eine Schlankheitskur ohne Begleitung durchführt, sind 4200 kJ (1000 kcal) die absolute untere Grenze. Damit kann man pro Woche etwa ein bis zwei Pfund Gewicht verlieren. Eine Diät von 1000 kcal oder weniger kann man auf die Dauer kaum durchhalten; besser ist es, etwas mehr Kalorien aufzunehmen und dafür für zusätzliche körperliche Bewegung zu sorgen.

Von größter Wichtigkeit ist, daß die Diät letztlich zu einer bleibenden Verbesserung der Ernährungsgewohnheiten führen muß. Führen Sie daher eine Schlankheitskur am besten unter ärztlicher Aufsicht durch. Zur Unterstützung des Abnehmens kann man neben Diät und körperlicher Bewegung eventuell auch homöopathische Mittel einset-

zen. Es sind allerdings keine Wundermittel: Wenn man nur
das Präparat einnimmt und weiter nicht auf seine Ernährung
achtet, nimmt man nicht ohne weiteres ab.

Zum Einnehmen
Fucus vesiculosus D1 Ø: Schilddrüsenstimulierendes Mittel; nur bei echter Fettsucht (nicht, wenn man etwas Übergewicht hat).
Solidago virga aurea D1 Ø: Entwässerndes Mittel bei
Ödem (Flüssigkeitsansammlung) und Fettsucht; verbessert
die Nierenfunktion.

Warzen

Warzen werden durch ein Virus hervorgerufen, das in die
Haut eindringt und Wucherungen auslöst. Sie treten meist
an Händen und Füßen auf, vor allem bei Kindern.
Meist handelt es sich um kleine, harte, hornartige Höcker
von weißer, bräunlicher oder rosa Farbe mit einer blumen-
kohlartigen Oberfläche. Manchmal sind sie braun und flach.
Schmerzhafte Warzen zieht man sich oft an den Füßen zu,
wenn man in der Turnhalle oder im Schwimmbad barfuß
läuft.
Wer häufig Probleme mit Warzen hat, sollte eine Zeitlang
versuchen, auf Zucker zu verzichten.

Zum Einnehmen
Antimonium crudum D6: Bei flachen, hornartigen Warzen an der Fußsohle oder auf der Handfläche mit einem
brennenden Gefühl und/oder Juckreiz.
Causticum D6: Harte, hornartige und leicht blutende Warzen an den Fingerkuppen oder im Bereich der Nägel.
Dulcamara D3: Bei flachen Warzen auf der Handfläche.
Rhus toxicodendron D6: Bei hartnäckigen Fällen, wenn
die Warzen häufig wiederkehren.

Sepia D6: Bei hornartigen oder flachen, juckenden Warzen an den Fingern.

Thuja D6: Bei Menschen mit einer Veranlagung zu weichen, fleischigen Warzen; zur Unterstützung von *Thuja extern DHU*.

Äußere Anwendung

Thuja extern DHU: Bei weichen, fleischigen Warzen; unverdünnt auf die Warze auftragen.

Zehennagel, eingewachsener

Der Zehennagel kann zum Beispiel deshalb in die Haut einwachsen, weil er nicht gerade abgeschnitten wird, sondern rund, oder weil er nicht häufig genug geschnitten wird. Versuchen Sie, etwas Verbandwatte zwischen den Nagelrand und die schmerzende Stelle im Nagelwall zu schieben, so daß die Spitze des Nagels über statt in das Fleisch wächst. Lassen Sie den Nagel etwas länger wachsen, und schneiden Sie ihn dann gerade ab. Tragen Sie weites Schuhwerk, und halten Sie die Füße sauber und trocken. Wenn bereits eine Entzündung besteht, können Sie die Nägel regelmäßig in warmem Sodawasser einweichen.

Zum Einnehmen

Hepar sulfuris D3: Entzündetes Nagelbett mit Eiterbildung.

Silicea D6: Bei einem eingewachsenen Zehennagel mit Eiterbildung; in der zweiten Phase, wenn kein Eiter mehr gebildet wird.

Äußere Anwendung

Calendula Salbe DHU: Entzündungshemmend und geweberegenerierend.

Echinacea Salbe DHU: Entzündungshemmende Salbe; bei wiederkehrenden Entzündungen.

Zellulitis

Typisches Kennzeichen der Zellulitis, auch Orangenhaut genannt, ist die unebene Hautoberfläche. Aus medizinischer Sicht handelt es sich um eine harmlose Erscheinung. Im Gegensatz zu der fälschlichen Bezeichnung handelt es sich um keinen entzündlichen Vorgang. Bei Orangenhaut liegt vielmehr eine Anomalie des Hautbindegewebes vor. Es entstehen dadurch lokale Anhäufungen von Flüssigkeiten und Fettzellen, wodurch auf der Haut Erhebungen und Vertiefungen auftreten. Dies ist meist an Oberschenkeln, Hüften, Gesäß und Unterarmen zu beobachten.

Zellulitis hat verschiedene miteinander zusammenhängende Gründe. Zunächst einmal tritt Zellulitis ausschließlich bei Frauen auf; das Bindegewebe der Frau ist anders als dasjenige des Mannes, vermutlich deshalb, weil es sich während der Schwangerschaft sehr stark dehnen muß. Außerdem haben Frauen einen anderen Stoffwechsel als Männer, wodurch sie leichter Flüssigkeit und Fett speichern.

Dicke Frauen leiden im allgemeinen stärker an Zellulitis als magere Frauen. Wenn man zunimmt, werden die Fettzellen größer. Bei häufigen Gewichtsschwankungen kommt es zu einer Erschlaffung des Bindegewebes. Daneben spielt auch die Ernährung eine wichtige Rolle. Vor allem Zucker, denaturierte Ernährung, chemische Zusätze, Alkohol und Fett haben eine ungünstige Wirkung. Wenn man wenig Sport treibt, arbeiten Kreislauf und Stoffwechsel nicht optimal, und durch die erschlaffte Muskulatur treten die Fetthöcker besonders deutlich hervor. Auch Streß kann die Reinigungsfunktionen des Körpers beeinträchtigen. Schließlich können auch Nahrungsmittelallergien für die Entstehung von Zellulitis verantwortlich sein. Die Ansammlung von Flüssigkeit ist vielfach eine primäre Reaktion des Körpers bei einer Allergie.

Streichen Sie Nahrungsmittel, gegen die Sie empfindlich sind, von Ihrem Speisezettel, und versuchen Sie, Übergewicht abzubauen; in dieser Weise befreit man sich nicht nur von Fett, sondern auch von Flüssigkeitsansammlungen und Abbauprodukten. Einige Tage entschlacken (das heißt fasten) hat ebenfalls sehr gute Wirkung. Führen Sie eine Saftkur mit einem Gemüsecocktail durch, und trinken Sie reichlich Mineralwasser und Kräutertee. Nehmen Sie nur frisches Obst zu sich, wenn es schwerfällt, überhaupt nichts zu essen. Gehen Sie dann über auf faserreiche Vollwertkost (Vollkornprodukte, frisches Gemüse, Obst), und seien Sie zurückhaltend mit Zucker, Alkohol, Nikotin und Fett.

Weiterhin ist eine tägliche Massage der Problembereiche sehr wichtig. Benutzen Sie einen Massagehandschuh oder eine Massagebürste, und massieren Sie in kreisenden Bewegungen in Richtung des Herzens. Man kann die Zellulitis-Bereiche auch zwischen Daumen und Fingern sanft kneten. Die Haut wird dadurch besser durchblutet, und der Stoffwechsel wird angeregt.

Unterstützend kann man auch Zellulitis-Präparate anwenden, die es etwa als Creme, Gel oder Lotion gibt. Diese Produkte wirken nur in Verbindung mit den obengenannten Maßnahmen. Sport kräftigt die Muskeln, regt den Kreislauf und den Stoffwechsel an.

Richtig gewählte homöopathische Mittel können teilweise einer Verschlechterung vorbeugen und den Zustand der Haut verbessern.

Zum Einnehmen

Graphites D6: Zellulitis bei gesetzten Frauen mit trockener, schilfernder Haut mit Schrunden, Entzündungsneigung, Verstopfungsbeschwerden.

Natrium sulfuricum D6: Zellulitis bei Frauen mit Verdauungsstörungen; launisches Wesen.

Nux vomica D6: Zellulitis bei Frauen, die zu hart arbeiten und reizbar sind; durch den Genuß von zuviel Tabak, Kaffee und/oder Alkohol.

Silicea D6: Zellulitis bei leicht frierenden Frauen, die auch unter einer trockenen Haut, schwachen Nägeln und Verstopfung leiden.

Teil II

HOMÖOPATHISCHE
HEILMITTEL

Hinweise zur Benutzung

In Teil II sind alle Mittel, die in Teil I genannt wurden, in alphabetischer Reihenfolge aufgeführt. Die Mittel werden in jeweils unterschiedlicher Weise besprochen, je nach der Art des Mittel (Einzel- oder Komplexmittel) und der Anwendung (innerlich oder äußerlich). Dies ist nachstehend anhand einiger Erläuterungen verdeutlicht.

Einzelmittel

Agnus castus: Name des Mittels.

Arzneimittelbild: Aufzählung der wichtigsten Symptome, die die unverdünnte Substanz bei einem gesunden Menschen auslösen kann (bei einer Arzneimittelprüfung [siehe Anhang]); dies sind gleichzeitig die Beschwerden, die ein homöopathisches Mittel heilen kann.

Indikationen: Stichwort(e), unter dem/denen das Mittel in Teil I besprochen wird. Die Zahlen in Klammern verweisen auf das Kapitel, in dem die Indikation beschrieben ist. (Aber ein homöopathisches Heilmittel kann von einem homöopathischen Arzt bzw. Heilpraktiker auch für andere Symptome verordnet werden!)

Potenz und Dosierung: Nennt die empfohlene Potenz und Darreichungsform (siehe Anhang: »Wie wendet man homöopathische Heilmittel an?«) und gibt an, wie oft und in welcher Menge das Mittel eingenommen werden muß (sofern vom Arzt bzw. Heilpraktiker nicht anders verordnet).

Komplexmittel und Mittel für die äußerliche Anwendung

Asa foetida Pentarkan: Name des Mittels.

Zusammensetzung: Die Bestandteile (Einzelmittel), die im Komplexmittel oder dem Mittel zur äußeren Anwendung verarbeitet sind.

Indikationen: Stichwort(e), unter dem/denen das Mittel in Teil I des Homöopathieführers für Frauen besprochen wird. Die Zahlen in Klammern verweisen auf das Kapitel, in dem die Indikation beschrieben ist. (Aber: Ein homöopathisches Heilmittel kann von einem homöopathischen Arzt/Heilpraktiker auch für völlig andere Symptome verordnet werden!)

Dosierung/Anwendungsform: Gibt an, welche Menge des Mittels wie häufig eingenommen werden muß (sofern vom Arzt bzw. Heilpraktiker nicht anders verordnet). Bei Mitteln zur äußeren Anwendung ist häufig angegeben, wie das Mittel angewandt werden muß.

Warnhinweis: Bei manchen Mitteln sind Warnhinweise erforderlich.

Erklärung der benutzten Symbole und Abkürzungen

aa p.	ana partes aequales (= zu gleichen Teilen)
(v/v)	volume per volume (z. B. 50 % v/v = 50 Vol. = %)
Ø	Urtinktur (= die tiefste flüssige Form des Mittels)
HAB 1	Homöopathisches Arzneibuch 1; dies ist in Deutschland die amtliche Pharmakopoe; es enthält Zubereitungsregeln und Vorschriften für die Ausgangssubstanzen für die homöopathischen Heilmittel
ad	zu
g	Gramm
mg	Milligramm (= 0,001 g)
D	Tropfen
K	Kügelchen
T	Tabletten

Verzeichnis homöopathischer Heilmittel

Abrotanum Salbe DHU
Zusammensetzung: Abrotanum Ø, 10 g, Salbengrundlage
gemäß HAB 1 mit Adeps lanae, Vaselinum album, Paraffi-
num subliquidum und Aqua purificata ad 100 g.
Indikationen: Wechselbäder (8). Rosacea (8).
Darreichungsform: Nach Bedarf äußerlich anwenden.

Acidum phosphoricum
Arzneimittelbild: Diffuser Haarausfall. Fettiges Haar, gele-
gentlich auch Schuppen. Geistige Erschöpfung und allge-
meine Interesselosigkeit. Bei Schulkindern tritt Kopfschmerz
auf, bei Erwachsenen eher Schwindel und Blutandrang zum
Kopf. Gefühl der Schlappheit; schlaffe Arme und Beine.
Verschlechterung durch Aufregung, Lärm und Streß. Bes-
serung durch »Nickerchen« zwischendurch.
Indikation: Müdigkeit (3).
Potenz und Dosierung: **T**, D6, 3 x täglich 1– 2 Tabletten.

Aesculus Pentarkan
Zusammensetzung: Aesculus D1 30 %, Calcium fluoratum
D6, Arnica D2, Carduus marianus D2, Collinsonia cana-
densis D1, Alkoholgehalt 65 % (v/v).
Indikationen: Hämorrhoiden (5). Krampfadern (5).
Dosierung: 3 x täglich 15 Tropfen.

Agnus castus
Arzneimittelbild: Schlecht entwickelte Brüste bei pubertierenden Mädchen. Das Mädchen wird von düsteren Gefühlen geplagt. Energieverlust, Lustlosigkeit. Man ist (geistig)
abwesend, vergeßlich und mutlos.

Indikation: Brustentwicklung, zu geringe (7).
Potenz und Dosierung: **D**, D2, 3 x täglich 5–10 Tropfen.

Anacardium

Arzneimittelbild: Irritation des Magens, Sodbrennen. Appetitlosigkeit. Nervös, müde, niedergeschlagen. Harter Stuhl. Hautausschlag.
Besserung nach dem Essen.
Indikationen: Sodbrennen (5). Verstopfung (3).
Potenz und Dosierung: **T**, D6, 3 x täglich 1–2 Tabletten.

Antimonium crudum

Arzneimittelbild: Weiß belegte Zunge. Vor allem Magen-Darm-Beschwerden; die Mahlzeit liegt wie ein Stein auf dem Magen, Aufstoßen, nach dem Essen immer noch Hunger. Starkes Verlangen nach sauren Nahrungsmitteln, die aber schlecht vertragen werden. Übelkeit. Durchfall oder Verstopfung mit vergeblichem Stuhldrang; gelegentlich wechseln auch Durchfall und Verstopfung miteinander ab. Blähungen. Juckender Hautausschlag, dicke Hornhautschichten und Hühneraugen unter den Füßen.
Verschlechterung durch Essen, Alkohol, Waschen mit kaltem Wasser und Temperaturschwankungen. Besserung durch Ruhe und einen Spaziergang in frischer Luft.
Indikationen: Durchfall (5). Verstopfung, wechselnd mit Durchfall (3). Warzen (8).
Potenz und Dosierung: **T**, D6, 3 x täglich 1–2 Tabletten.

Apis mellifica

Arzneimittelbild: Symptome wie von einem Bienenstich: brennendes oder stechendes Gefühl, Rötung, geschwollene Schleimhäute und Hitze. Große Unruhe, manchmal von Kopfschmerzen begleitet, Dunkelangst, Zähneknirschen usw. Daneben treten Fiebersymptome auf (ohne Durst), und

es besteht die Neigung zu Vereiterungen. An den Augen
treten häufig Beschwerden auf, zum Beispiel geschwollene
Augenlider oder Lichtscheu. Augen gerötet und warm, hei-
ße Tränenflüssigkeit.
Indikationen: Bläschen (8). Augenprobleme (8).
Potenzen und Dosierungen: **T**, D3, 3 x täglich 1–2 Tabletten; **T**, D6, 3 x täglich 1–2 Tabletten.

Argentum nitricum

Arzneimittelbild: Ruhelosigkeit und Gehetztheit mit inner-
lichem Zittern. Nervenschwäche. Ängste, vor allem Todesangst. Überhitzte Phantasie. Schwindel, Ohrensausen.
Schleimhautentzündungen, die sich anfühlen, als ob ein
ganzes Nadelkissen hineingedrückt würde. Schwäche, zittrig beim Aufstehen. Nervöse Magen- und Darm-Störun-
gen; Blähungen, Aufstoßen, auffällig geblähter Unterleib.
Schleimiger, wäßriger Durchfall bei geringster Aufregung.
Indikationen: Postpartale Depression (5), Vagina, trockene
(4). Vaginismus und Verkrampfung (4). Erbrechen in der
Schwangerschaft (5).
Potenzen und Dosierungen: **D**, D6, 3 x täglich 5–10 Tropfen; **T**, D12, 2 x täglich 1– 2 Tabletten.

Arnica

Arzneimittelbild: Bei allen Unfällen, Verletzungen, Prel-
lungen, Verstauchungen. Müdes Gefühl in den Beinen.
Muskel- und Nervenschmerzen, Magenschleimhautentzündung, ängstliches Herzklopfen. Reizbare Gefäße und Nerven. Kalte Hände und Füße, gleichzeitig geröteter, sich heiß
anfühlender und pochender Kopf. Spontanes Nasenbluten,
leicht blaue Flecken; Mißmutigkeit.
Indikationen: Beschädigtes Gewebe nach der Geburt (5).
Potenzen und Dosierungen: **T**, D6, 3 x täglich 1–2 Tabletten; **K**, D30, 1 x täglich 10 Kügelchen.

Arsenicum album

Arzneimittelbild: Wichtiges Konstitutionsmittel: Eine Person des Arsenicum-album-Typs ist häufig nervös, ängstlich, depressiv und unruhig, während die Kräfte rasch abnehmen. Sie ist ein sorgfältiger und genauer Mensch. Brennende Schmerzen wie von glühenden Kohlen. Virusinfekte des Verdauungstrakts. Unruhe. Erbrechen und Durchfall nach Essen und/oder Trinken. Typisch ist der Durst nach kleinen Mengen kalten Wassers bei allgemeinem Wärmebedürfnis. Allergische Veranlagung; Asthma, Ekzem, Erkrankungen der Schleimhäute. Alle Ausscheidungen sind dünn und wäßrig. Häufig auch Einsamkeitsangst. Überempfindlichkeit gegen Gerüche, Geräusche, Berührung, Aufregung. Magenschleimhautentzündung.

Verschlechterung nachts und nach dem Essen. Magen-und-Darm-Beschwerden werden durch kalte Getränke verschlimmert. Besserung durch Wärme; Zahnschmerzen bessern sich durch warme Getränke.

Indikationen: Durchfall (5). Sodbrennen (5).

Potenzen und Dosierungen: **T**, D6, 3 x täglich 1–2 Tabletten; **K**, D12, 2 x täglich 10–20 Kügelchen.

Asa foetida

Arzneimittelbild: Die Muttermilch bleibt nach dem zehnten Tag weg. Krampf der glatten Muskulatur (Eingeweide). Mit lautem Geräusch abgehende Rülpser und Winde, beide stinkend. Aufgeblähter Unterleib, Eingeweidegeräusche. Übelriechender Atem. Der Stuhl ist wäßrig und schaumig oder dickbreiig, außerordentlich stinkend. Auch der Urin riecht scharf.

Indikation: Muttermilch, zuwenig (5).

Potenzen und Dosierungen: **D**, D4, 3 x täglich 5–10 Tropfen; **D**, D6, 3 x täglich 5–10 Tropfen.

Avena sativa

Arzneimittelbild: Wirkt auf das unwillkürliche Nervensystem; das Herz pocht gegen die Rippen, alle Nerven sind zum Zerreißen gespannt. Verlust des Appetits, Einschlafschwierigkeiten. Schmerzen an der Schädelbasis. Reizbarkeit. Schlappheit. Appetitlosigkeit.

Indikationen: Müdigkeit (3). Psychische Beschwerden (3). Schlaflosigkeit (5).

Potenz und Dosierung: **D**, Ø, 3 x täglich 15–20 Tropfen, vor dem Einschlafen 25 Tropfen.

Belladonna

Arzneimittelbild: Blutandrang zum Kopf und starkes Herzklopfen, das deutlich bis zum Hals spürbar ist. Starkes Schwitzen, aber auch Gänsehaut. Fiebrig und unruhig. Ängstlich. Schmerzen kommen und gehen unerwartet. Der Rachen ist stark gerötet und trocken. Die Mandeln sind entzündet und geschwollen. Die Patientin hat großen Durst und verlangt nach kaltem Wasser, wagt aber nicht zu trinken. Die Pupillen sind häufig erweitert. Übererregbarkeit aller Sinne durch Licht, Lärm, Berührung.

Der Zustand wird schlechter durch Kälte, Zug, Aufregung und starke Sinnesreize. Die Krämpfe können häufig durch Zurückbeugen des Rumpfs gelöst werden.

Indikationen: Kopfschmerzen, hormonal verursachte (2). Kopfschmerzen (3). Postpartale Depression (5). Vaginismus und Krämpfe (4).

Potenzen und Dosierungen: **K**, D6, 3 x täglich 10–20 Kügelchen; **T**, D12, 2 x täglich 1–2 Tabletten.

Bellis perennis

Arzneimittelbild: Wirkt stark auf das Muskelgewebe, die Blutgefäße, die Haut und die Gebärmutter. Ermüdete und steife Muskeln. Gefäßstauungen. Der Kopf schmerzt wie

nach einer Verletzung. Die Haut ist geschwollen und über-
empfindlich gegen Berührungen.
Indikationen: Beschädigtes Gewebe nach der Geburt (5).
Krampfadern (5).
Potenzen und Dosierungen: **D**, D3, 3 x täglich 5–10 Trop-
fen; **D**, D6, 3 x täglich 5–10 Tropfen.

Berberis

Arzneimittelbild: Die Schmerzen strahlen in die Nieren-
und Lebergegend aus. Nierenschmerzen. Brennender Urin,
häufiger Harndrang. Durchfall oder Verstopfung. Schie-
ßende Schmerzen in der Leber. Rauhe, schmerzende Gelenke. Die Haut prickelt, juckt, beißt. Beschwerden vor allem
links.
Besserung durch Ruhe.
Indikationen: Anorgasmie (4). Verkehr, Schmerzen beim (4).
Potenz und Dosierung: **T**, D3, 3 x täglich 1–2 Tabletten.

Bismutum Pentarkan

Zusammensetzung: Per Tablette: Bismutum subnitricum
D2, Capsicum D5, Robinia pseudacacia D5, Iris D5, Arse-
nicum album D5, Tablettenmasse ad 250 mg.
Indikation: Sodbrennen (5).
Dosierung: **T**, 4 x täglich 1 Tablette.

Borax

Arzneimittelbild: Schmerzen in der Brust, an der das Kind
nicht trinkt. Übermäßige Milchproduktion; Milchfluß zwischen den Stillzeiten. Die Milch ist dicklich. Nervöse Beschwerden wie Schlaflosigkeit und Überempfindlichkeit
gegen Lärm. Entzündungsanfällige Haut. Magenbeschwerden, Druckgefühl im Magen. Schläfrigkeit oder Übelkeit
nach dem Essen.
Verschlechterung durch nasses und kaltes Wetter.

Indikationen: Brüste, Schmerzen in den (7). Muttermilch, zuviel (5). Stillen, Schmerzen beim (5). Unfruchtbarkeit (6) *Potenz und Dosierung:* **T**, D6, 3 x täglich 1–2 Tabletten.

Bryonia

Arzneimittelbild: Stechende Schmerzen, die bei der geringsten Bewegung schlimmer und durch Ruhe besser werden. Gelenke entzünden sich; rheumatische Schmerzen in Armen und Beinen. Die Schleimhäute werden trocken; die Lippen sind gesprungen. Verstopfung. Rauher Hals, Reizhusten, Schleim mit Blutschlieren wird ausgehustet. Der Brustraum schmerzt vom vielen Husten. Das Essen liegt schwer im Magen. Die Beschwerden treten vor allem auf, wenn es tagsüber warm und nachts relativ kalt ist.

Verschlechterung durch Wärme und Bewegung. Besserung durch Ruhe, Schwitzen und Kälte, durch Druck auf die schmerzende Stelle und durch Liegen auf der schmerzenden Seite (meist rechts).

Indikationen: Brüste, schmerzende (2). Schwindel (5). Gelenkschmerzen (3). Harnwege, Erkrankungen der (3). Verstopfung (5).

Potenz und Dosierung: **T**, D6, 3 x täglich 1–2 Tabletten.

Bryorheum

Zusammensetzung: Bryonia D2, Rhus toxicodendron D4, Dulcamara D1, Phytolacca D1, Gnaphalium polycephalum D1, Colocynthis D4, Alkoholgehalt 57 % (v/v).

Indikation: Gelenkschmerzen (3).

Dosierung: D, 3 bis 4 x täglich 10 Tropfen. Es empfiehlt sich, in der ersten Woche 3 x täglich 7 Tropfen einzunehmen.

Calcium carbonicum

Arzneimittelbild: Wichtiges Konstitutionsmittel. Äußerlich meist stark gebaut bis dick, mit blondem Haar, blauen

Augen und einer hellen Haut. Ißt auffallend gern Eier. Eine Person dieses Typs weist in den ersten Lebensmonaten einen säuerlich riechenden Schweiß und eventuell säuerlichen Durchfall auf. Die Fontanellen schließen sich spät, und die Kinder beginnen spät zu laufen. Im Kleinkindalter fallen das blasse Äußere und der relativ dicke Bauch auf. Solche Kinde erkälten sich schnell und sind sehr empfindlich gegen Nässe. Sie schwitzen viel, vor allem an der Stirn, und die Füße sind immer klamm und kalt. Erbliche Veranlagung zu entzündlichen Reaktionen der Haut und Schleimhäute. In der Pubertät Neigung zu Fettsucht. In der Adoleszenz Abneigung gegen seelische und körperliche Anstrengungen mit großem Eß- und Schlafbedürfnis. Im mittleren Alter Gewichtszunahme durch Fettsucht und schlechte Entwässerung. Vor allem Gallenblase, Nieren und Wirbelsäule sind Organe, die häufig Beschwerden machen.

Indikationen: Brustentwicklung, zu geringe (7). Muttermilch, zuwenig (5). Muttermilch, zuviel (5). Eßverhalten, abweichendes (5). Menstruation, zu kurzer oder zu langer Zyklus (2). Menstruation, zu starke (2). Orgasmus, Kopfschmerzen beim (4). Gebärmutterpolypen (6). Prämenstruelles Syndrom (2). Rückenschmerzen (5). Erbrechen in der Schwangerschaft (5). Weißfluß (6).

Potenzen und Dosierungen: **T**, D6, 3 x täglich 1–2 Tabletten; **T**, D12, 2 x täglich 1–2 Tabletten.

Calcivitan similiaplex

Zusammensetzung: Calcium carbonicum Ø, Calcium fluoratum D10, Calcium phosphoricum D4, Vitamin D, Vitamin-A-Acetat, Vitamin C.

Indikation: Haarausfall (8).

Dosierung: **T**, 3 x täglich eine Tablette.

Calcium phosphoricum

Arzneimittelbild: Die Person, die auf dieses Mittel an-
spricht, hat eine lang aufgeschossene, schlanke oder magere
Gestalt, braunes bis rötliches Haar und braune Augen. Sie
ist schnell müde und häufig unruhig, hat mangelnden Appetit, ist häufig erkältet und leidet regelmäßig unter Hals-
entzündungen und/oder vergrößerten Mandeln. Neigung zu
Durchfall und Gelenkschmerzen. Kopfschmerzen bei Anspannung. Neigung zu Polypen. Bauchschmerzen um den
Nabel.

Indikation: Gebärmutterpolypen (6).

Potenz und Dosierung: **T**, D6, 3 x täglich 1–2 Tabletten.

Calendula extern DHU

Zusammensetzung: Per 100 g: Calendula Ø 60 g und Alkohol ad 100 g, Alkoholgehalt 70 % (v/v).

Indikationen: Akne (8). Brustdrüsenentzündung (7). Narben (8). Striae (8). Schrunden der Brustwarzen (5, 7). Brust-
pflege (7). Sonnenbrand (8). Sonnenekzem (8).

Darreichungsform: Nach Bedarf äußerlich anwenden.

Calendula Salbe DHU

Zusammensetzung: Per 100 g: Calendula Ø 10 g, Salbengrundlage gemäß HAB 1 mit Adeps lanae, Vaselinum album, Paraffinum subliquidum und Aqua purificata ad 100 g.

Indikationen: Beschädigtes Gewebe nach der Geburt (5).
Bläschen (8). Brustdrüsenentzündung (7). Ekzem (8).
Schrunde (8). Narben (8). Zehennagel, eingewachsener (8).
Weißfluß (6).

Anwendungsform: Nach Bedarf äußerlich anwenden.

Cantharis

Arzneimittelbild: Brennende Schmerzen. Brennendes Gefühl in Blase, harnableitenden Wegen, Magen, Eingewei-

den und Mund. Häufiger Harndrang. Überempfindlichkeit und Reizbarkeit. Die Haut fühlt sich brennend an und zeigt einen roten Ausschlag. Starke Magenschmerzen; Durst, jedoch Verschlechterung durch Trinken.

Verschlechterung durch Trinken von kaltem Wasser. Besserung durch Wärme, Ruhe und Reiben an der schmerzenden Stelle.

Indikationen: Blasenentzündung (6). Harnableitende Wege, Beschwerden der (3). Sonnenbrand (8).

Potenz und Dosierung: **K**, D6, 3 x täglich 10–20 Kügelchen.

Carbo vegetabilis

Arzneimittelbild: Schlechte Durchblutung. Pickel, vor allem am Rücken. Eingeweidegeräusche, Blähungen, Aufstoßen, das kurzfristig Erleichterung verschafft. Aufgeblähter Unterleib. Brennendes Gefühl im Magen. Schwermut.

Verschlechterung durch fette Nahrung, am Abend, bei feuchtwarmem Wetter. Besserung durch Kühle.

Indikation: Akne (8).

Potenz und Dosierung: **T**, D6, 3 x täglich 1–2 Tabletten.

Carduus marianus Pentarkan

Zusammensetzung: Carduus marianus Ø 30 g., Fel tauri D2 10 g, Acidum hydrofluoricum D5, Aurum chloratum natronatum D4 Ø, Quassia D1, Ethanol/Acqua ad 100 g, Alkoholgehalt 50 % (v/v).

Indikation: Verstopfung (3).

Dosierung: 3 x täglich 10 Tropfen.

Causticum

Arzneimittelbild: Mangelnde Kontrolle über Schließmuskel und/oder Enddarm. Trockener Husten nach kaltem Wind. Großer Durst. Angespannte Nerven und ängstliche Gedanken. Zittern und Frösteln vor Kälte und Schwäche. Gelenkschmerzen. Hat keinen Spaß am Verkehr; Harnabgang beim Husten, Niesen und Laufen. Kribbeln auf der Haut, »wie wenn Ameisen darüber laufen«. Hornartige Warzen an den Fingerspitzen. Abscheu gegen Süßes und Fleisch, Vorliebe für geräucherte Speisen.

Verschlechterung durch trockene Winterkälte und am Morgen. Besserung bei nassem Wetter und durch ein warmes Bett.

Indikationen: Anorgasmie (4). Gelenkschmerzen (3). Inkontinenz (6). Widerwillen gegen Sex (4). Harnableitende Wege, Beschwerden der (3). Senkung (6). Warzen (8).

Potenz und Dosierung: **T**, D6, 3 x täglich 1–2 Tabletten.

Chamomilla

Arzneimittelbild: Überempfindlich gegen Gerüche und Schmerzen. Schnell irritiert; Wutanfälle oder hemmungsloses Weinen. Eigensinnig. Auffällig: Bei Beschwerden ist die eine Seite (Brust) rot, die andere blaß. Krampfartige Hustenanfälle. Bauchkrämpfe, grünlicher Durchfall. Ohrenschmerzen. Viel Schwitzen, vor allem unter den Kleidern. Oft ein Kindermittel.

Verschlechterung durch Wärme, durch warmes Essen und Trinken. Besserung durch Trinken von kaltem Wasser.

Indikationen: Brüste, Schmerzen in den (7). Stillen, Schmerzen beim (5).

Potenz und Dosierung: **T**, D6, 3 x täglich 1–2 Tabletten.

China

Arzneimittelbild: Müdigkeit, Schläfrigkeit, Appetitlosigkeit. Blasse Haut, fiebrig, übermäßig starke Schweißabsonderung. Darmträgheit; Essen liegt wie ein Stein im Magen. Gelegentlich Durchfall nach dem Essen. Blutandrang zum Kopf, Ohrensausen, Schwindel.

Indikation: Müdigkeit nach der Geburt (5).
Potenz und Dosierung: **T**, D6, 3 x täglich 1–2 Tabletten.

Chininum arsenicosum

Arzneimittelbild: Wechselfieber, Darmbeschwerden, Appetitlosigkeit, Schwächegefühl. Leiser Kopfschmerz. Schlaflosigkeit durch Nervosität. Kalte Hände, Füße und Knie.
Indikation: Müdigkeit (8).
Potenz und Dosierung: **T**, D4, 3 x täglich 1–2 Tabletten.

Cimicifuga

Arzneimittelbild: Typ: die depressive Frau (häufig mit Nackenschmerzen) in den Wechseljahren. Im Verhalten finden sich Depressivität, Nervosität, Erregung oder Unruhe. Weiterhin sind für Cimicifuga die Gelenk-, Muskel- oder Nervenschmerzen typisch. Das Klimakterium zieht sich lange hin, die Regelblutung ist schwach und dunkel mit Blutgerinnseln. Weiterhin findet man Migräne (linksseitig), die manchmal von den Halswirbeln ausstrahlt (Nackenschmerzen), Schlaflosigkeit und ein leeres Gefühl im Magen mit Appetitmangel.
Die Beschwerden verschlimmern sich durch Kälte und Feuchtigkeit, am Morgen und während der Menstruation. Sie bessern sich im Freien, nach ein wenig Essen und durch Wärme.
Indikationen: Gelenkschmerzen (3). Kopfschmerzen (3). Psychische Beschwerden (3). Schlaflosigkeit (3).
Potenz und Dosierung: **T**, D3, 3 x täglich 1–2 Tabletten.

Cocculus

Arzneimittelbild: Wirkt auf das Zentrale Nervensystem. Man wird schwunglos, ängstlich und langsam. Schlechte Muskelkoordination, Schwindel, Kopfschmerzen im Hinterkopf. Verstopfte Nase. Nachts ein lastendes Gefühl auf der

Brust und Reizhusten. Widerwillen gegen Essen, vor allem Saures. Aufgeblähter Leib; Aufstoßen bringt Erleichterung. Verschlechterung durch Autofahren und Fliegen. Besserung durch ruhiges Sitzen oder Liegen.
Indikation: Schwindel (5).
Potenz und Dosierung: **T**, D4, 3 x täglich 1– 2 Tabletten.

Coffea
Arzneimittelbild: Nervös und überaktiv, kreisende Gedanken, die zu Schlaflosigkeit führen. Herzklopfen und Beklemmung. Zahnschmerzen, Besserung durch das Trinken von kaltem Wasser. Heftige, stechende Kopfschmerzen, die durch Lärm und Gerüche verschlimmert werden. Trockenes, heißes Gesicht mit geröteten Wangen. Großer Hunger. Kann enge Kleidung nicht ertragen.
Indikation: Schlaflosigkeit (3, 5).
Potenz und Dosierung: **T**, D3, 3 x täglich 1–2 Tabletten.

Collinsonia canadensis
Arzneimittelbild: Schmerzende Hämorrhoiden, Verstopfung. Aufgeblähter Bauch. Juckreiz im Afterbereich. Teilweise Wechsel zwischen Verstopfung und Durchfall. Starke Blähungen.
Verschlechterung durch die geringste Aufregung oder Gefühlsbewegung. Besserung durch Wärme.
Indikationen: Hämorrhoiden (5). Verstopfung (5).
Potenz und Dosierung: **D**, D3, 3 x täglich 5–10 Tropfen.

Colocynthis
Arzneimittelbild: Quälende Krampfschmerzen in Bauch, Rücken oder Gliedmaßen.
Verschlechterung durch Erkältung und nachts, durch Wut und Ärger. Der Schmerz läßt nach, wenn sich der Patient in Richtung des Schmerzes krümmt; er klappt also bei Bauch-

schmerzen nach vorne, krümmt seinen Rücken in Richtung des Schmerzes. Auch Druck auf die schmerzende Stelle erleichtert, ebenso Liegen auf der schmerzenden Seite in einem warmen Bett.

Indikationen: Gallensteine (3). Menstruationsschmerzen (2).

Potenz und Dosierung: **T**, D6, 3 x täglich 1–2 Tabletten.

Conium

Arzneimittelbild: Schwindel, der durch Liegen schlimmer wird, schmerzende und verhärtete Drüsen (vor allem der Brust), Schwächegefühl mit fühlbarem Puls. Widerwille gegen Sex während der Wechseljahre. Appetit auf salzige Speisen und Widerwille gegen Milch.

Besserung durch Bewegung und Wärme.

Indikationen: Schwindel (5). Widerwille gegen Sex (4).

Potenz und Dosierung: **T**, D6, 3 x täglich 1–2 Tabletten.

Curcuma Pentarkan

Zusammensetzung: Per 100 g: Curcuma D1 = Ø 50 g, Berberis D3 10 g, Natrium choleinicum D2, 10 g, Natrium sulfuricum D3 10 g, Cynara scolymus D1, Ethanol Aqua ad 100 g, Alkoholgehalt 68 % (v/v).

Indikationen: Akne (8). Gallensteine (3).

Dosierung: 3 x täglich 10 Tropfen.

Cyclamen Pentarkan

Zusammensetzung: Per 100 g: Cyclamen D3 10 g, Cimicifuga D3, 10 g, Gelsemium D3, Iris D2, Sanguinaria D1 Ø, Ethanol/Aqua ad 100 g, Alkoholgehalt 68 % (v/v).

Indikationen: Kopfschmerzen (3). Kopfschmerzen, hormonal bedingte (2).

Dosierung: 3 x täglich 10 Tropfen. Es empfiehlt sich, in der ersten Woche 3 x täglich 7 Tropfen einzunehmen. Bei schweren Anfällen einige Male stündlich 10 Tropfen.

Dulcamara

Arzneimittelbild: Erkältungsgefühl; Zittern, bellender Husten, verstopfte Nase. Schneidende Schmerzen im Unterleib, wäßriger gelber Durchfall. Brennendes Gefühl beim Wasserlassen. Rauhe, schmerzende Gelenke. Die Haut juckt und weist rote Pünktchen oder Warzen auf den Handflächen auf. Sehr starke Reaktion auf Kälte und Feuchtigkeit. Ein kalter Regenschauer nach einem warmem Sommertag, Waten im Wasser und Schlafen in feuchten, kalten Räumen kann die Ursache ständig wiederkehrender Beschwerden sein, die bei jeder Unterkühlung schlimmer werden. Heilung nur möglich, wenn die Ursache bekämpft wird. Verschlechterung durch Kälte und Feuchtigkeit.
Indikationen: Blasenentzündung (6). Gelenkschmerzen (3). Warzen (8).
Potenz und Dosierung: **T**, D3, 3 x täglich 1–2 Tabletten.

Echinacea angustifolia

Arzneimittelbild: Das »homöopathische Antibiotikum«; mobilisiert die weißen Blutkörperchen.
Verschlechterung durch seelische oder körperliche Anspannungen. Besserung durch ruhiges Sitzen oder Liegen.
Indikationen: Nagelprobleme (8). Nagelbettentzündung (8).
Potenzen und Dosierungen: **D**, D2, 3 x täglich 5–10 Tropfen.

Echinacea Salbe DHU

Zusammensetzung: Per 100 g: Echinacea angustifolia Ø 10 g, Salbengrundlage gemäß HAB 1 mit Adeps lanae, Vaselinum album, Paraffinum subliquidum, Aqua purificata ad 100 g.
Indikationen: Hämorrhoiden (5), Bläschen (8), Hautprobleme, Entzündungen, Fußpilz (8), Nagelprobleme, Nagelbettentzündung (1), Zehennagel, eingewachsener (1).
Anwendungsform: Nach Bedarf äußerlich anwenden.

Ferrum metallicum

Arzneimittelbild: Blasse, häufig blonde Patientin, bei der die Adern deutlich unter der Haut durchscheinen. Schlechte Durchblutung. Krampfadern. Läuft schnell rot an. Kalte Füße. Migräne. Hungrig, dabei ein sehr empfindlicher Magen; schnell Übelkeit oder Durchfall. Durstig, aber auch häufiges Wasserlassen.

Besserung durch eine weite Wanderung.

Indikation: Krampfadern (5).

Potenz und Dosierung : **T**, D6, 3 x täglich 1–2 Tabletten.

Ferrum Pentarkan

Zusammensetzung: Per Tablette: Ferrum metallicum D2, Chininum arsenicosum D5, Cobaltum nitricum D5, Manganum aceticum D5, Acidum phosphoricum D1, Tablettenmasse ad 250 mg.

Indikationen: Beschädigtes Gewebe nach der Geburt (5). Müdigkeit (3). Müdigkeit nach der Geburt (5).

Warnhinweis: Gegenanzeige bei Chinin-Überempfindlichkeit.

Dosierung: **T**, 3 x täglich 1 Tablette.

Fucus vesiculosus

Arzneimittelbild: Enthält reichlich Jod; beeinflußt alle Körperprozesse, an denen Jod beteiligt ist. Kräftigt die Wirkung der Schilddrüse und fördert dadurch die Verbrennung der Nahrung. Hervorquellende Augen, klamme Hände.

Indikation: Übergewicht (8).

Potenz und Dosierung: **D**, D1, 3 x täglich 5–10 Tropfen.

Gelsemium

Arzneimittelbild: Gefühl der Mattigkeit; schmerzende, schlaffe Muskeln, Zittern, Lähmung. Kopfschmerzen aus dem Nacken setzen sich hinter einem der Augen fest. Nervosität; Zittern und Beben, Schlaflosigkeit, tagsüber dumpf und schwindlig.

Verschlechterung durch Aufregung, Rauchen (Kopfschmerzen), Sonne. Besserung durch Hochlagerung des Kopfs, durch frische Luft und Wasserlassen.

Indikation: Kopfschmerzen (3).

Potenz und Dosierung: **K**, D6, 3 x täglich 10–20 Kügelchen.

Graphites

Arzneimittelbild: Wichtiges Konstitutionsmittel: gesetzte bis dicke Menschen, die keine Kälte vertragen und immer wieder unter Verstopfungen und Hautausschlägen leiden. Träge, schwermütige Menschen. Die Hautbeschwerden sind charakteristisch; Haut ist schilferig und trocken, häufig mit Schrunden oder Ekzem in den Hautfalten. Dort, wo Haut und Schleimhäute ineinander übergehen, entstehen Risse, zum Beispiel in den Mundwinkeln. Brüchige Nägel, trockene Haare und Haarausfall. Die Beschwerden beginnen meist auf der linken Körperseite. Die Schleimhäute erkranken, insbesondere diejenigen des Magens (Krämpfe), des Dickdarms (Verstopfung, Eingeweidegeräusche, stinkende Winde) und der Nase (reichlich Absonderungen, beißend). Regelblutung zu spät und zu schwach. Ein Graphites-Typ mag keine Süßigkeiten, salzige Speisen und gekochtes und warmes Essen. Er liebt dagegen Bier.

Die Beschwerden verschlimmern sich durch warme Kleidung.

Indiktionen: Akne (8), Brustentwicklung zu geringe (7). Zellulitis (8), Verkehr, Schmerzen beim (4). Hautprobleme (8). Schrunden (8), Schrunden der Brustwarzen (5, 7). Narben (8), Nagelprobleme (8), Unfruchtbarkeit (6). Weißfluß (6).

Hepar sulfuris

Arzneimittelbild: Wichtiges Konstitutionsmittel: immer kalt und schnell erkältet. Die Betreffende wird leicht wütend. Charakteristisch sind die an den verschiedensten Stellen auftretenden eitrigen Entzündungen: Haut, Schleimhäute oder Lymphdrüsen können das Angriffsziel sein. Niedergeschlagenheit. Berührung wird nicht vertragen. Kopfschmerzen, Nackenschmerzen, Heißhunger und empfindlicher Magen. Rissige Lippen. Akne. Übelriechender Schweiß, heftige Schweißausbrüche trotz ständigen Frierens. Verlangt nach mehr Wärme. Überempfindlich gegen Schmerzen. Mag kein fettes Essen, Vorliebe für saure Speisen. Säuerlicher, stinkender Stuhl. Schmerzender, kratzender Husten bei Kälte oder schon beim Entblößen eines Körperteils.

Verschlechterung durch kalten, trockenen Wind, den geringsten Zug, Berührung und Liegen auf der schmerzenden Seite. Besserung durch Wärme, feuchtes Wetter, nach dem Essen oder durch warme Kleidung.

Indikationen: Akne (8). Brustdrüsenentzündung (7). Zehennagel, eingewachsener (8).

Potenzen und Dosierungen: **T**, D3, 3 x täglich 1–2 Tabletten; **T**, D12, 2 x täglich 1–2 Tabletten.

Hepar sulfuris Pentarkan

Zusammensetzung: Per Tablette: Hepar sulfuris D5, Calcium hypophosphorosum D2, Apis mellifica D5, Echinacea angustifolia D1, Silicea D5, Tablettenmasse ad 250 g.

Indikation: Akne (8).

Dosierung: **T**, 2 x täglich 1 Tablette.

Heuschnupfenmittel DHU

Zusammensetzung: Luffa operculata D4, Galphimia glauca D3, Cardiospermum D3, Tablettenmasse ad 250 mg.

Indikation: Augenprobleme durch Heuschnupfen (8).

Warnhinweis: Nicht anwenden bei schweren Herz- und Gefäßkrankheiten, Krankheiten mit hohem Fieber, aktiver Tuberkulose oder chronischem Asthma.

Dosierung: **T**, bei akutem Heuschnupfen stündlich eine Tablette, bis eine Besserung der Beschwerden eintritt. Mindestens einen Monat vor der Heuschnupfensaison mit 2 x täglich 1 Tablette beginnen.

Hydrastis

Arzneimittelbild: Entzündete oder eiternde Schleimhäute. Fädenziehender, gelbgrüner Schleim im Nasen-Rachen-Raum. Gefühl, als ob man Pfeffer auf der Zunge hätte. Breite gelbe Streifen auf der Zunge. Appetitlosigkeit. Dumpfer Magenschmerz.
Ruhe bessert, Bewegung und Wärme verschlechtern.

Indikation: Verstopfung (3, 5).

Potenz und Dosierung: **D**, D4, 3 x täglich 5–10 Tropfen.

Ignatia

Arzneimittelbild: Wichtiges Konstitutionsmittel: dunkelhaarige, schlanke Frauen, die zur Übertreibung neigen. Überempfindlich und etwas hysterisch, weinerlich und nervös. Paradoxe Reaktionen (zum Beispiel Lachen bei traurigen Nachrichten). Kommt immer wieder auf ihren Kummer zurück. Sehr starke Stimmungsschwankungen. Empfindlich gegen Kaffee und Nikotin. Stechende Kopfschmerzen. Gefühl, einen Pfropf im Hals zu haben. Trockene Hustenanfälle abends und nachts. Beißt sich leicht in Zunge oder Wange. Gähnt viel. Durst bei niedrigen Temperaturen, aber kein Durst bei Hitze. Menstruation zu früh und schmerzhaft. Beschwerden werden durch Kälte und Berührung schlimmer, Besserung bei Wärme und einen ruhigen Spaziergang am Abend.

Indikationen: Anorgasmie (4). Muttermilch, zuwenig (5). Eßverhalten, abweichendes (5). Menstruation, zu kurzer oder zu langer Zyklus (2). Müdigkeit (3). Hitzewallungen (3). Wechseljahre (3). Postpartale Depression (5). Prämenstruelles Syndrom (2). Widerwille gegen Sex (44).
Potenzen und Dosierungen: **T**, D6, 3 x täglich 1–2 Tabletten; **T**, D12, 2 x täglich 1–2 Tabletten.

Ipecacuanha
Arzneimittelbild: Anhaltende Übelkeit mit Erbrechen. Die Patientin ist ständig in Bewegung, was jedoch die Beschwerden verschlimmert. Vor allem abends geht es schlecht. Ihr ist zu warm oder zu kalt. Starke Erkältung, heftiges Niesen, trockene Hustenanfälle, bis die Patientin blau anläuft oder sich übergibt. Blutiger Schleim, rasselnde Lungen. Der Magen ist schnell irritiert, ebenso die Eingeweide; schaumiger, wäßriger oder blutiger Durchfall.
Verschlechterung durch Bewegung und abends.
Indikation: Erbrechen in der Schwangerschaft (5).
Potenz und Dosierung: **T**, D6, 3 x täglich 1–2 Tabletten.

Iris
Arzneimittelbild: Stechende Migräne; vor allem in der rechten Schläfe, Verschlimmerung durch Bewegung des Kopfs. »Wochenendmigräne«; Kopfschmerz tritt in Zeiten der Ruhe und Entspannung auf. Unruhige Gedärme, Sodbrennen, Übelkeit und Erbrechen.
Verschlechterung durch Ruhe und Entspannung.
Indikation: Kopfschmerzen (3).
Potenz und Dosierung: **T**, D6, 3 x täglich 1–2 Tabletten.

Kreosotum
Arzneimittelbild: Eine Person dieses Typs bricht schnell in Tränen aus, die Augen tränen leicht. Nach jeder Aufregung

zittert der ganze Körper. Vor allem die Schleimhäute sind
betroffen: Entzündungen, Schwellungen. Es wird eine zähe,
stinkende Flüssigkeit abgesondert. Speisen werden schlecht
verdaut; Übelkeit. Die Menstruation geht mit Krämpfen
einher, Weißfluß ist scharf und beißend.
Verschlechterung durch Liegen und während der Menstruation. Besserung durch (schnelle) Bewegung und durch Wärme.
Indikationen: Weißfluß (6). Erbrechen in der Schwangerschaft (5).
Potenz und Dosierung: **T**, D6, 3 x täglich 1–2 Tabletten.

Lac defloratum

Arzneimittelbild: Wenig Muttermilch. Die stillende Mutter
hat eine Abneigung gegen Milch. Kopfschmerzen. Verstopfung.
Indikationen: Muttermilch, zuwenig (5). Pflege der Brüste (7).
Potenz und Dosierung: **K**, D6, 3 x täglich 10–20 Kügelchen.

Lachesis

Arzneimittelbild: Konstitutionsmittel: Eine Person des La-
chesis-Typs übertreibt, ist aufgeregt und geschwätzig,
krankhaft eifersüchtig, argwöhnisch, selbstmitleidig und
spricht gehässig über andere. Linksseitiges Mittel! Verträgt
keine Berührung oder beengende Kleidung, vor allem nicht
an Hals und Taille. Geschwollenes Zahnfleisch. Hitzewall-
lungen wechseln mit Schüttelfrost ab. Reizhusten, empfindlicher Hals, Entzündungen der Mundschleimhaut. Schluk-
ken (außer von festen Speisen) ist schmerzhaft. Schwindel.
Tagsüber schläfrig, nachts Schlaflosigkeit. Überempfindliche Haut; Verletzung und Pusteln zeigen blaurote Ränder.
Verschlechterung durch Wärme und Sonne, nasses Wetter,
Ruhe und Schlaf, am Morgen. Besserung durch Bewegung

und Ausscheidungen (Schwitzen, Wasserlassen oder Stuhlgang).

Indikationen: Herzklopfen (3). Kopfschmerzen (3). Hitzewallungen (3). Psychische Beschwerden (3). Schlaflosigkeit (3). Wechseljahre (3).

Potenzen und Dosierungen: **T**, D6, 3 x täglich 1–2 Tabletten; **T**, D12, 2 x täglich 1–2 Tabletten.

Lycopodium

Arzneimittelbild: Konstitutionsmittel: Eine Person dieses Typs ist auffahrend (regt sich über Kleinigkeiten auf). Schnell im Denken, aber weniger gutes Gedächtnis. Mageres oder sogar dürres Äußeres, aber ein dicker (aufgetriebener) Bauch. Sieht im späteren Alter frühzeitig alt aus und ergraut früh. Eine Lycopodium-Patientin ist müde und reizbar, auch wenn sie dies hinter einem scheinbar ruhigen Äußeren verbirgt. Vor allem Hypochonder (die in jeder kleinen Beschwerde eine schreckliche Krankheit sehen) sind häufig Lycopodium-Typen. Das Mittel wirkt insbesondere auf Leber und Nieren sowie auf das Lymphsystem. Da die Leber unzureichend funktioniert, entsteht ein hoher Harnsäurespiegel, was zu Nieren- oder Gallensteinen führen kann. Unruhige Eingeweide, Rumoren, plötzlicher Hunger, der jedoch nach wenigen Bissen schon wieder gestillt ist. Abneigung gegen Fleisch, Fett, Kohl, Zwiebeln und Austern werden nicht vertragen. Lungenentzündung, Halsentzündung (kann nicht mehr schlucken). Magenkrämpfe und Verstopfung.

Verschlechterung durch Wärme, Schlaf zwischen vier Uhr nachmittags und acht Uhr abends. Besserung durch warme Getränke, Süßes, kalte und frische Luft.

Indikationen: Orgasmus, Kopfschmerzen beim (4). Prämenstruelles Syndrom (2). Widerwillen gegen Sex (4).

Potenz und Dosierung: **T**, D6, 3 x täglich 1–2 Tabletten.

Magnesium phosphoricum Pentarkan

Zusammensetzung: Per Tablette: Magnesium phosphoricum D2, Chamomilla D2, Colocynthis D3, Potentilla anserina Ø, Aesculus D1, Tablettenmasse ad 250 mg.
Indikation: Menstruationsbeschwerden (2).
Dosierung: **T**, 3 x täglich 1 Tablette.

Mercurius solubilis

Arzneimittelbild: Wichtiges Konstitutionsmittel: Eine Person dieses Typs ist ängstlich, zittrig und hektisch. Jagende Gedanken. Klebriger Schweiß, der nicht erleichtert, aber um so übler riecht. Bleiches Gesicht. Die Haut ist anfällig für Ausschläge; insbesondere für übelriechende, nässende Erkrankungen mit Blut und Eiter. Starker Juckreiz. Häufiger Stuhldrang. Sodbrennen. Geschwollene Zunge (weißer Belag, Zahnabdrücke) und geschwollenes Zahnfleisch (neigt zu Blutungen). Grünlicher Stuhl, schleimig oder blutig.
Verschlechterung durch Bewegung, vor allem im Freien bei kaltem und nassem oder heißem Wetter, durch Liegen (vor allem rechts unmöglich) und in der Nacht. Besserung durch Ruhe und Trinken (Fruchtsaft).
Indikation: Sodbrennen (5).
Potenz und Dosierung: **T**, D12, 2 x täglich 1–2 Tabletten.

Millefolium

Arzneimittelbild: Hellrote Blutungen durch Verletzungen. Zu starker Blutverlust bei der Regelblutung. Venenstauungen und Krampfadern.
Indikation: Menstruation, zu starke (2).
Potenz und Dosierung: **D**, D1, 3 x täglich 5–10 Tropfen.

Millefolium Pentarkan

Zusammensetzung: Per 100 g: Millefolium Ø 30 g, Sabina D3, 10 g, Tormentilla Ø 30 g, Erigeron canadensis D1,

Senecio, Ethanol/Acqua ad 100 g, Alkoholgehalt 64 % (v/v).
Indikation: Menstruation, zu starke (2).
Warnhinweis: Nicht in den ersten drei Monaten der Schwangerschaft benutzen.
Dosierung: **D**, 3 x täglich 15 Tropfen.

Natrium muriaticum

Arzneimittelbild: Wichtiges Konstitutionsmittel: melancholische, eifersüchtige und reizbare Person. Mager und blaß; auffällig ist der magere Hals. Frißt Ärger in sich hinein, kann nicht weinen, will keinen Trost. Widerwillen gegen Sex, trockene Scheide. Trockene, aufgesprungene Lippen. Schleimhäute sind ausgetrocknet oder produzieren reichlich Schleim. Guter Appetit; Abneigung gegen Brot und Fett, Vorliebe für salzige Speisen. Schmerzen längs der Wirbelsäule. Müde und schläfrig. Schüchtern; kann in Gegenwart anderer kein Wasser lassen. Jucken und Ausschlag. Verschlechterung durch Wärme, am Meer, Bewegung, morgens um zehn Uhr und Essen. Besserung durch ruhiges Liegen auf dem Rücken, Schwitzen, kalte Kompressen.
Indikationen: Anorgasmie (4). Bläschen (8). Verkehr, Schmerzen beim (4). Unfruchtbarkeit (6). Postpartale Depression (5). Prämenstruelles Syndrom (2). Sexuelle Probleme (3). Widerwillen gegen Sex (4). Scheide, trockene (4). Vaginismus und Krämpfe (4). Senkung (6). Weißfluß (6).
Potenzen und Dosierungen: **T**, D6, 3 x täglich 1–2 Tabletten; **T**, D12, 2 x täglich 1–2 Tabletten.

Natrium sulfuricum

Arzneimittelbild: Melancholische Person. Zunge ist mit einer graugrünen oder braunen Schicht bedeckt. Frühjahrsekzem. Zellulitis. Verdauungsbeschwerden. Schmerzen an der rechten Seite des Dickdarms. Blähungen im Bauch, stinkende Winde, Durchfall mit Krämpfen. Rheumatische Gliederschmerzen.

Verschlechterung durch Feuchtigkeit, Ruhe, Liegen auf der linken Seite. Besserung durch trockenes Wetter und festen Druck auf die schmerzende Stelle.

Indikation: Zellulitis (8).

Potenz und Dosierung: **T**, D6, 3 x täglich 1–2 Tabletten.

Nux vomica

Arzneimittelbild: Wichtiges Konstitutionsmittel: reizbare Person, schnell wütend, ärgert sich über alles, ehrgeizig; »Workaholic«. Kehrt zu Hause meist die freundliche und milde Seite ihres Charakters heraus. Ein typischer Abendmensch; fühlt sich morgens verkatert. Empfindlich gegen Kritik. Verlangen nach Stimulanzien (Kaffee, Alkohol, Nikotin), die aber schlecht vertragen werden. Schlechter Atem durch verdorbenen Magen; Übelkeit und Erbrechen, Völlegefühl und Schmerzen im Unterleib. Verstopfung mit vergeblichem Stuhldrang. Unruhiger Schlaf, am Morgen launisch. Schwere Arme und Beine, Muskelkrämpfe bei Schreck (erschrickt sehr schnell). Eiskalte Hände und Füße, gerötetes und warmes Gesicht, fröstelt.

Indikationen: Sodbrennen (5). Müdigkeit (3). Prämenstruelles Syndrom (3). Rückenbeschwerden (5). Verstopfung (3) Erbrechen in der Schwangerschaft (5).

Potenz und Dosierung: **T**, D6, 3 x täglich 1–2 Tabletten.

Okoubaka

Arzneimittelbild: Entzündung von Magen und Dünndarm durch den Genuß ungewohnter Speisen.

Indikation: Durchfall (5).

Potenz und Dosierung: **T**, D2, 3 x täglich 1–2 Tabletten.

Phosphorus

Arzneimittelbild: Wichtiges Konstitutionsmittel: lang aufgeschossener Typ; offen, spontan, liebt Gesellschaft und Spiele. Mittel bei Überlastung: lustlos, melancholisch, müde, überreizte Sinne, sehr schreckhaft. Brennendes Gefühl, brennende Schmerzen, vor allem längs der Wirbelsäule. Kleinere Wunden bluten stark. Jede Anstrengung führt zu Herzklopfen, Reizhusten. Zerfurchte und rauhe Zunge. Sodbrennen, schleimiger und blutiger Durchfall, blutiges Erbrochenes. Kopfschmerzen durch Nervosität. Schlaffe oder zitternde Gliedmaßen.

Verschlechterung durch Gewitter, Schlafen auf der linken Seite, nach Mitternacht, seelischer und körperlicher Anspannung. Besserung durch Schlaf.

Indikationen: Anorgasmie (4). Muttermilch, zuviel (5). Gebärmutterpolypen (6).

Potenzen und Dosierungen: **D**, D6, 3 x täglich 5–10 Tropfen; **T**, D12, 2 x täglich 1–2 Tabletten.

Phytolacca

Arzneimittelbild: Wirkt vor allem auf den Hals, die Drüsen und das Stütz- und Bindegewebe, vor allem der Brüste. Rheumatische Muskel- und Gelenkschmerzen. Die Haut juckt und zeigt häufig Ausschläge. Brustentzündung; Brüste fühlen sich hart und schmerzhaft an.

Verschlechterung durch kaltes und nasses Wetter, Bewegung, nachts, Druck auf den Hals. Besserung durch Liegen.

Indikationen: Brüste, schmerzende (2, 7). Brustdrüsenentzündung (7). Muttermilch, zuviel (5). Stillen: Milchstauung (5). Stillen, Schmerzen beim (5). Schrunden der Brustwarzen (5, 7).

Potenzen und Dosierungen: **T**, D3, 3 x täglich 1–2 Tabletten; **T**, D6, 3 x täglich 1–2 Tabletten; **T**, D12, 2 x täglich 1–2 Tabletten.

Platinum metallicum

Arzneimittelbild: Eine Person dieses Typs ist depressiv, aber auch hochmütig. Starkes Bedürfnis nach Sex, aber gleichzeitig sexuelle Probleme. Starke Stimmungsschwankungen. Spricht viel über sich selbst, lacht bei ernsten Anlässen. Gefühl, als ob Ameisen über die Haut liefen. Verträgt keinen Trost.

Indikationen: Anorgasmie (4). Postpartale Depression (5). Vaginismus und Krämpfe (4). Senkung (6).

Potenz und Dosierung: **T**, D12, 2 x täglich 1–2 Tabletten.

Podophyllum peltatum

Arzneimittelbild: Nichtschmerzende, geschwollene Hämorrhoiden mit Darmstörungen; Verstopfung oder Diarrhöe, manchmal auch beide Extreme im Wechsel. Schmerzen im Unterleib. Belegte Zunge, großer Durst. Sodbrennen. Erbrechen von Bitterem. Magenkrämpfe. Verschlechterung durch Berührung und am Morgen.

Indikation: Hämorrhoiden (5).

Potenzen und Dosierungen: **T**, D4, 3 x täglich 1–2 Tabletten; **T**, D12, 3 x täglich 1–2 Tabletten.

Pulsatilla

Arzneimittelbild: Wichtiges Konstitutionsmittel: blonde Frauen (oder weibliche Männer) mit blauen Augen, rundlichen Formen und hellem Teint. Von weichem, überempfindlichem und nachgiebigem Wesen. Eine Person dieses Typs weint schnell, lacht aber auch bald wieder. Die Muskeln fühlen sich schlaff an. Ekel vor Fettigem; überempfindlich gegen Fett und Süßes, Völlegefühl nach dem Essen. Sodbrennen. Diarrhoe im Wechsel mit Verstopfung. Nicht durstig, aber doch trockener Mund und trockene Lippen. Warm, hat aber kalte Hände, Füße und eine kalte Stirn. Vor allem um die Zeit der Regelblutung Frösteln und Hitzewallungen im schnellen Wechsel. Die Regelblutung kommt zu spät und ist zu schwach trotz der heftigen und wechselnden Stimmungen, die der Regelblutung vorausgehen. Cremiger Weißfluß; alle Ausscheidungen sind cremig, weiß oder gelb-grün und mild. Die Haut ist rot und juckt, und man leidet immer wieder unter Flüssigkeitsbläschen, die rasch aufplatzen. Möchte den Kopf hoch lagern; ein Kissen genügt nicht. Abends Angst vor dem Alleinsein (Dunkelheit, Geister). Rechtsseitige Kopfschmerzen, Kopfschmerzen durch Überarbeitung. Entzündete Augenlider. Nasenkatarrh; Verstopfung des rechten Nasenlochs. Trockener Husten abends und nachts, lockerer Husten mit reichlich Schleim am Morgen.

Verschlechterung der Beschwerden durch Ruhe, im Bett, in einem warmen Zimmer, abends, nachts, und nach dem Essen. Besserung durch Bewegung an der frischen Luft und durch Kälte.

Indikationen: Muttermilch, zuwenig (5). Muttermilch, zuviel (5). Zyklus, Wiederherstellung des normalen (5). Durchfall (5). Eßverhalten, abweichendes (5). Haarwuchs, unerwünschter (8). Menstruation, zu kurzer oder zu langer Zyklus (2). Menstruation, Ausbleiben der ersten (2). Unfruchtbarkeit (6). Postpartale Depression (5). Prämenstruelles Syndrom (2). Vaginismus und Krämpfe (4). Weißfluß (6). Erbrechen in der Schwangerschaft (5).

Potenzen und Dosierungen: **T**, D6, 3 x täglich 1–2 Tabletten; **T**, D12, 2 x täglich 1–2 Tabletten.

Quassia

Arzneimittelbild: Wirkt innerlich vor allem auf die Leber. Magenschmerzen mit Blähungen und Sodbrennen. Ständiger und unkontrollierbarer Harndrang.

Indikation: Nagelprobleme (8).

Potenz und Dosierung/Anwendungsform: **D**, D1 = Ø, 1 x
täglich die Nägel einreiben (äußerliche Anwendung).

Rhus toxicodendron

Arzneimittelbild: Hautausschlag, Quaddeln und Bläschen,
Ekzem, Warzen; juckendes und brennendes Gefühl. Gelenke, Muskeln und Sehnen schmerzen. Schmerzende Brüste.
Unruhe; kann nicht im Bett bleiben, bewegt sich unaufhörlich. Alpträume, Angst, Durchfall. Zunge ist bräunlich be-
schlagen mit einer feuerroten Spitze. Der Körper schwitzt
mit einem säuerlichem Gestank. Die Haut schwillt unför-
mig an.
Verschlechterung durch Kälte und feuchtes Wetter und
nachts. Besserung durch trockene Wärme. Charakteristisch:
Beschwerden werden bei den ersten Bewegungen schlimmer, lassen jedoch nach, wenn man die Bewegung fortsetzt.
Indikationen: Bläschen (8), Brüste, Schmerzen in den (7).
Muttermilch, zuviel (5). Stillen, Schmerzen beim (5.) Ekzem (8). Gelenkschmerzen (3). Rückenschmerzen (5). Warzen (8).
Potenz und Dosierung: **T**, D6, 3 x täglich 1–2 Tabletten.

Ruta

Arzneimittelbild: Zerschlagenheit; schmerzende Sehnen,
Gelenke und Nerven. Brennende, gerötete, ermüdete Au-
gen, Augenliderkrämpfe.
Indikation: Senkung (6).
Potenz und Dosierung: **T**, D6, 3 x täglich 1–2 Tabletten.

Sabal serrulatum

Arzneimittelbild: Wirkt auf Blase, Gebärmutter und Eier-
stöcke. Bei Frauen kann der Brustumfang zunehmen.
Indikation: Brustentwicklung, zu geringe (7).
Potenz und Dosierung: **T**, D3, 3 x täglich 1–2 Tabletten.

Sanguinaria

Arzneimittelbild: Blutandrang zum Kopf; feuerrot glühend. Auch die Brust glüht, die Schleimhäute brennen. Das Herz pocht. Erkältung. Alle Ausscheidungen (Harn, Schweiß, Menstruationsblut, Nasenschleim) sind übelriechend. Schwindlig von den Kopfschmerzen, die vom Nacken bis hinter die Augen ziehen und sich meist hinter dem rechten Auge festsetzen (vor allem bei Entspannung, insbesondere am Wochenende). Kopfschmerzen während der Menstruation, heftig pochend. Jede Bewegung verschlimmert. Überempfindlich gegen Geräusche.
Verschlechterung durch Kälte und im Laufe des Tages. Besserung durch Wärme, abends, nachts und in der Dunkelheit.
Indikationen: Herzklopfen (3), Kopfschmerzen (3). Hitzewallungen (3). Wechseljahre (3).
Potenz und Dosierung: **T**, D6, 3 x täglich 1–2 Tabletten.

Sarsaparilla

Arzneimittelbild: Chronische Infekte und Entzündungen, u. a. hartnäckiger Hautausschlag, vor allem am Kopf und den Fingern. Stechende, sich verlagernde Schmerzen. Zitternde Gliedmaßen, Gefühl der Schwere. Harndrang.
Indikation: Schrunden (8).
Potenz und Dosierung: **K**, D6, 3 x täglich 10–20 Kügelchen.

Sepia

Arzneimittelbild: Wichtiges Konstitutionsmittel: vor allem bei Frauen und weiblichen Männern mit braunem Haar und schlanker Erscheinung. Sehr traurig und ängstlich, launisch, weint, wenn er/sie über seine/ihre Beschwerden spricht. Gleichgültig gegenüber geliebten Menschen und Tätigkeiten. Blutstauungen, Hitzewallungen, einmal siedend heiß, dann wieder fröstelnd. Migräne, vor allem in den Wechseljahren. Alle Absonderungen stinken außerordentlich. Starke Absonderungen stinkenden Schweißes bringen keine Erleichterung. Sexuelle Probleme. Die Scheide ist trocken und brennt. Leeregefühl im Magen, jedoch ruft schon der Geruch von Essen Übelkeit hervor. Vor allem Milch, Fett und Fleisch werden nicht vertragen. Beschwerden linksseitig! Nachts Reizhusten. Nervenschmerzen, Gelenk- und Muskelschmerzen.

Verschlechterung morgens und abends, durch Essen, Waschen, Nässe, durch kalte Luft und bei Gewitter. Besserung durch langsames Bewegen, Bettwärme, Schlaf, kalte Bäder und Druck auf die schmerzende Stelle.

Indikationen: Akne (8). Anorgasmie (4). Zyklus, Wiederherstellung des normalen (5). Ekzem (8). Eßverhalten, abweichendes (5). Verkehr, Schmerzen beim (4). Haarwuchs, unerwünschter (8). Kopfschmerzen (3). Kopfschmerzen, hormonal bedingte (2). Unfruchtbarkeit (6). Hitzewallungen (3). Orgasmus, Kopfschmerzen beim (4). Wechseljahre (3). Gebärmutterpolypen (6). Postpartale Depression (5). Prämenstruelles Syndrom (2). Psychische Beschwerden (3). Sexuelle Probleme (3). Widerwillen gegen Sex (4). Schlaflosigkeit (3). Harnwege, Beschwerden der (3). Scheide, trockene (4). Vaginismus und Krämpfe (4). Müdigkeit nach der Geburt (5). Verstopfung (5). Senkung (6). Weißfluß (6). Warzen (8). Erbrechen in der Schwangerschaft (5).

Potenzen und Dosierungen: **T,** D6, 3 x täglich 1–2 Tabletten; **T,** D12, 2 x täglich 1–2 Tabletten.

Silicea

Arzneimittelbild: Wichtiges Konstitutionsmittel: entschlußlose Person, überempfindlich gegen Kritik, Versagensangst und erheblicher Mangel an Selbstvertrauen. Dadurch schnell nervös. Schwitzt vor allem an der Stirn.

Eitrige Entzündungen an der Haut, die mit Narben abheilen. Kleine Wunden heilen schlecht. Kopfschmerzen. Nasenkatarrh, verstopfte oder laufende Nase (beißende Flüssigkeit). Hohler Husten, der den ganzen Körper erschüttert, Rasseln in der Brust. Abneigung gegen warmes Essen, vor allem Fleisch und gekochte Speisen. Durstig, Schluckbeschwerden. Brüchige Nägel. Säuerlicher Schweiß, vor allem nachts. Die eiskalten Füße schwitzen so stark, daß die Zehen erkranken.

Verschlechterung durch Kälte. Besserung durch Wärme. Überempfindlich gegen Licht und laute Geräusche.

Indikationen: Brustdrüsenentzündung (7). Zellulitis (8). Kopfschmerzen (3). Hautprobleme (8). Mastopathie (7). Nagelprobleme (8). Zehennagel, eingewachsener (8). Orgasmus, Kopfschmerzen beim (4). Striae (7, 8). Schrunden der Brustwarzen (5, 7). Brustwarzen, eingesunkene (7). Vaginismus und Krämpfe (4).

Potenzen und Dosierungen: T, D6, 3 x täglich 1–2 Tabletten; T, D12, 2 x täglich 1–2 Tabletten.

Silicea Pentarkan
Zusammensetzung: Per Tablette: Silicea D5, 25 mg, Arnica D2, Calcium fluoratum D5, Bambus D5, Thuja D5, Tablettenmasse ad 250 mg.

Indikationen: Haarausfall (8). Nagelprobleme (8). Nagelverkrümmung (8).

Dosierung: T, 3 x täglich 1 Tablette.

Solidago virga aurea
Arzneimittelbild: Schwierigkeiten beim Wasserlassen, Harn sieht trüb aus, und es zeigt sich ein Niederschlag von feinem, rotem Grieß. Flüssigkeitsansammlung im Körper.

Indikation: Abmagern (8).

Potenz und Dosierung: D, D1, 3 x täglich 5–10 Tropfen.

Staphisagria

Arzneimittelbild: Gereizte Stimmung; Desinteresse, morgens übellaunig, Wutanfälle. Brennendes Gefühl beim Wasserlassen. Beim Husten unwillkürlicher Harnabgang. Unstillbarer Hunger. Eingeweidekrämpfe. Juckende Haut, Schwitzen. Verlangen nach Wein, Branntwein und Tabak. Verschlechterung durch Wutausbrüche und morgens. Besserung durch Ruhe und ein ausgedehntes Frühstück.

Indikationen: Blasenentzündung (6). Verkehr, Schmerzen beim (4). Harnwege, Beschwerden der (3).

Potenz und Dosierung: **K**, D6, 3 x täglich 10–20 Kügelchen.

Sulfur

Arzneimittelbild: Wichtiges Konstitutionsmittel: Eine Person dieses Typs ist mager und hat eine hellgelbe Hautfarbe. Ist melancholisch durch Überlastung oder Krankheit, hat zu nichts Lust, »Menschenhasser«. Tagsüber schläfrig, nachts schlaflos. Pochender Kopfschmerz, Verschlechterung durch Bücken. Brennende Füße, die nachts aus dem Bett gesteckt werden. Gesicht und vor allem die Nase sind glühend rot. Heftiger Schweiß, stinkend. Venöse Stauungen. Starkes Hungergefühl, vor allem morgens gegen elf Uhr und Verlangen nach Süßem. Die Haut ist rauh und schilferig mit stark juckendem Ausschlag und verträgt kein Wasser. Silberschmuck wird schwarz. Abneigung gegen Milch und Fleisch. Liebt gewürzte Speisen.

Verschlechterung nachts im warmen Bett. Besserung bei warmem, trockenem Wetter.

Indikationen: Akne (8). Zyklus, Wiederherstellung des normalen (5). Kopfschmerzen (3). Wechseljahre (3). Schlaflosigkeit (3).

Potenzen und Dosierungen: **T**, D6, 3 x täglich 1–2 Tabletten; **K**, D12, 2 x täglich 10–20 Kügelchen; **K**, D30, 1 x täglich 10–20 Kügelchen.

Symphytum extern DHU

Zusammensetzung: Per 100 g: Symphytum Ø 60 g und Alkohol ad 100 g, Alkoholgehalt 70 % (v/v).

Indikationen: Gelenkschmerzen (3). Rückenschmerzen (5).

Anwendungsform: Nach Bedarf einmassieren.

Tabacum

Arzneimittelbild: Anhaltende Übelkeit ohne Erbrechen. Schwindel, kalter Schweiß, ängstlich, Gleichgewichtsstörungen, Sehstörungen, Ohrensausen, Bauchschmerzen, Durchfall, Juckreiz, Konzentrationsschwäche.

Verschlechterung durch Reisen, Bewegung, Wärme und Rauchen. Besserung durch Erbrechen und frische Luft.

Indikationen: Erbrechen in der Schwangerschaft (8).

Potenz und Dosierung: **D**, D6, 3 x täglich 5–10 Tropfen.

Thuja

Arzneimittelbild: Typisch sind die Hautprobleme, insbesondere Warzen, Gerstenkorn, Feigwarzen, Polypen usw., wobei oft der eklige Geruch auffällt. Schuppen. Kopfschmerzen, als ob ein Nagel in den Kopf geschlagen würde. Eingeweidegeräusche, Blähungen, Durchfall. Wärme wirkt günstig, Feuchtigkeit und Kälte ungünstig.

Indikationen: Nagelprobleme (8), Gebärmutterpolypen (6). Warzen (8).

Potenz und Dosierung: **T**, D6, 3 x täglich 1–2 Tabletten.

Thuja extern DHU

Zusammensetzung: Per 100 g: Thuja Ø 60 g und Alkohol ad 100 g, Alkoholgehalt 70 % (v/v).

Indikation: Warzen (8).

Anwendungsform: Nach Bedarf unverdünnt äußerlich anwenden.

Urtica

Arzneimittelbild: Rote Schwellungen der Haut. Heftiger Juckreiz oder brennendes Gefühl auf der Haut. Rheumatischer Schmerz. Zuwenig Milch beim Stillen.
Verschlechterung durch Wasser, kühle, feuchte Luft, Berührung.
Indikationen: Muttermilch, zuwenig (5). Sonnenbrand (8). Sonnenekzem (8).
Potenz und Dosierung: **T**, D6, 3 x täglich 1–2 Tabletten.

Veratrum album

Arzneimittelbild: Anhaltend wütend oder auch untröstbar traurig, Weinen, Todesangst. Anfälle von Arbeitswut (um die Zeit der Regelblutung), aufgekratzt oder hektisch. Schwindel mit Schweißausbruch. Kalte Schweißperlen auf der Stirn, eiskalte Hände und Füße. Trotzdem Verlangen nach großen Gläsern kalten Wassers, die aber Übelkeit und Erbrechen auslösen. Der Durchfall kann so stark sein, daß es zu Frösteln und Schwäche kommt. Herzklopfen, starker Husten mit Beklemmung. Trockener Mund.
Verschlechterung durch Kälte, kalte Getränke und Bewegung. Besserung durch Ruhe und Wärme.
Indikationen: Schwindel (8). Müdigkeit nach der Geburt (8).
Potenzen und Dosierungen: **T**, D6, 3 x täglich 1–2 Tabletten; **K**, D30, 1 x täglich 10–20 Kügelchen.

Zincum valerianicum

Arzneimittelbild: Kombination von Zincum metallicum und Valeriana: große Ruhelosigkeit, Schlaflosigkeit. »Elektrische Schmerzen« schießen durch die Gliedmaßen. Gefühl der Zusammenziehung im Hals.
Indikation: Schlaflosigkeit (8).
Potenzen und Dosierungen: **T**, D3, 3 x täglich 1–2 Tabletten; **T**, D6, 3 x täglich 1–2 Tabletten.

ANHANG

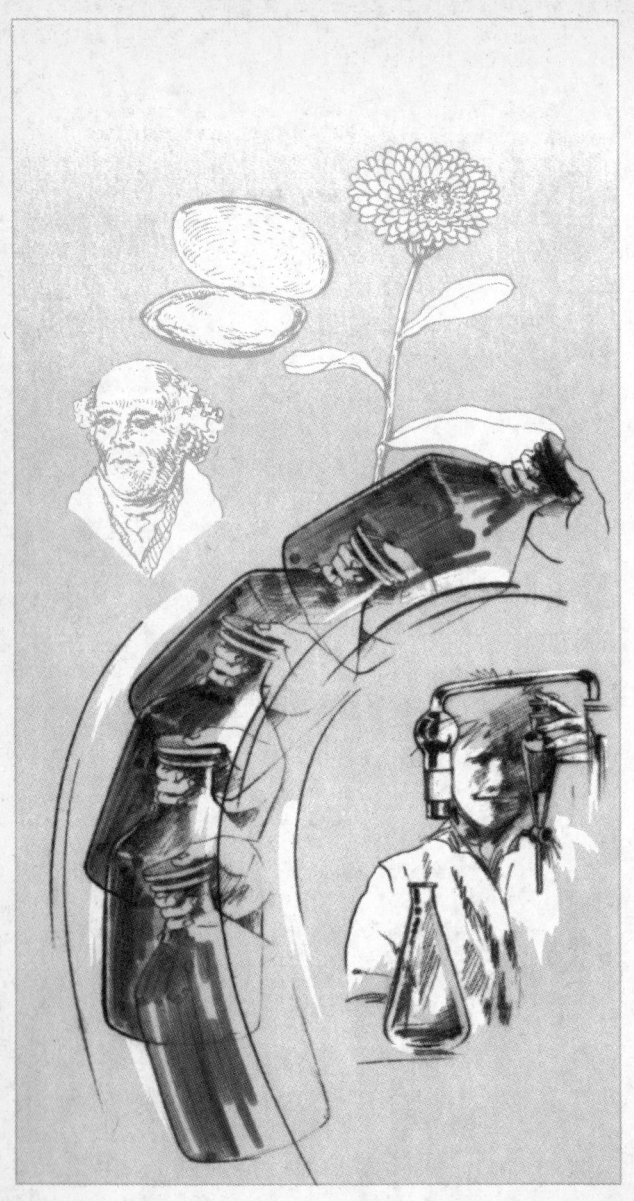

Was ist Homöopathie?

Geschichte

Die Homöopathie ist ein Heilverfahren, das schon erheblich älter ist, als allgemein angenommen wird. Schon vor 2500 Jahren vertrat der Grieche Hippokrates (460–377 v. Chr.), der Vater der Heilkunde, die Meinung, daß der Kranke und nicht die Krankheit behandelt werde müsse. Er ging davon aus, daß Krankheitserscheinungen (»Symptome«) Reaktionen des Körpers sind, um schädliche Einflüsse zu überwinden. Von Hippokrates stammt ursprünglich auch der Gedanke, daß Gleiches mit Gleichem bzw. Ähnliches mit Ähnlichem geheilt werden müsse. Ein Kranker sollte also mit einem Mittel behandelt werden, das bei einem gesunden Menschen dieselben Krankheitserscheinungen hervorruft wie die Krankheit beim Kranken.

Im Zusammenhang mit diesem letzteren Gedanken des Hippokrates kann jetzt auch der Ursprung des Worts »Homöopathie« erklärt werden. Es geht auf die griechischen Wörter *homoios* (»ähnlich, gleichartig«) und *pathos* (»Leid, Schmerz, Krankheit«) zurück.

Der deutsche Arzt Samuel Hahnemann (1755–1843) hat die Homöopathie weiterentwickelt. Er übersetzte den Gedanken des Hippokrates, wie in seiner Zeit üblich, mit »Similia similibus curentur« in das Lateinische. Dies kann man am besten übersetzen mit: »Ähnliches werde mit Ähnlichem geheilt.«

Prinzipien und Definitionen

Hahnemann unternahm Versuche an sich selbst, an seiner
Familie und an Schülern, wodurch er umfassende Kenntnisse
über die Reaktionen von Menschen auf bestimmte Stoffe
erhielt. Dies sind die bereits genannten Arzneimittelprüfungen
(siehe Erläuterung der Abbildung).

Die Reaktion eines gesunden Menschen auf einen bestimmten
Stoff bezeichnet man als das Arzneimittelbild. Ein solches
Arzneimittelbild ist also nichts anderes als eine Sammlung von
Daten, die sich aus einer Arzneimittelprüfung ergeben. Es ist
eine systematische Beschreibung aller Erscheinungen, die ein
bestimmter unverdünnter Stoff auslöst.

Wenn nun jemand ein Krankheitsbild (= die Gesamtsumme
aller Krankheitserscheinungen bei einem Kranken) aufweist,
das mit einem bestimmten Arzneimittelbild übereinstimmt,
kann nach der »Similiaregel« dieses Arzneimittel den Kranken
heilen.

Die Ergebnisse dieser Prüfungen wurden von Hahnemann
ausführlich beschrieben und bilden noch heute die Grundlage
der Homöopathie. Andere haben später seine Arbeit fortge-
führt, wodurch das Wissen über die homöopathische Heilwei-
se und die homöopathischen Heilmittel immer mehr erweitert
und ausgebaut wurde.

Der Mensch steht im Mittelpunkt

Die Homöopathie ist ein Heilverfahren, bei dem der Mensch
als ganzer im Mittelpunkt steht. Die Behandlung richtet sich
nach dem individuellen Patienten. Jeder Fall wird für sich
betrachtet, weshalb auch die Arzneimittelwahl von den Symptomen abhängt, die bei einem bestimmten Patienten beobachtet werden.

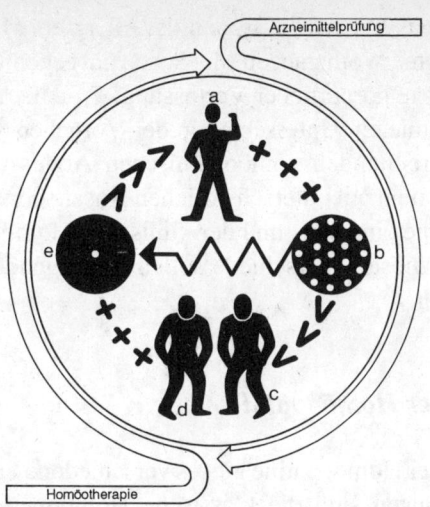

Der rechte Teil des Similiabildes zeigt die Arzneimittelprüfung (= die Untersuchung der Wirkung eines Stoffs auf den gesunden menschlichen Körper). Der gesunde menschliche Körper (a) zeigt nach Einnahme einer bestimmten Dosis des zu untersuchenden Stoffs (b) ein bestimmtes Arzneimittelbild (c). Der linke Teil zeigt anschließend die Homöotherapie (= heilkundliche Behandlung mit homöopathischen Heilmitteln). Ein Krankheitsbild (d), bei dem die Symptome dem Arzneimittelbild (c) entsprechen, kann homöopathisch durch Verabreichung dieses Mittels (b) in potenzierter Form (e) behandelt werden. Dies führt zu Heilung und Gesundheit (a). Das stufenweise Verdünnen und Verschütteln (Potenzieren) des homöopathischen Heilmittels ist durch die Zickzacklinie in der Mitte des Bildes angegeben.

Dies ist auch der Grund, warum bei den Indikationen in diesem Buch unterschiedliche Heilmittel genannt werden: Jeder Mensch reagiert anders auf eine bestimmte Krankheit; das heißt, er weist unterschiedliche Reaktionen auf. Für unterschiedliche Krankheitsbilder muß man aber unterschiedliche homöopathische Mittel anwenden.
Ein homöopathischer Arzt bzw. Heilpraktiker wird bei der Behandlung schwerer und/oder chronischer Erkrankungen

wie Ekzem, asthmatische Bronchitis, Allergien, Migräne oder
Rheuma immer vom ganzen Menschen ausgehen, von dessen
seelischer wie körperlicher Verfassung. Trotzdem besteht im
strengen Sinne ein Unterschied in der Vorgehensweise eines
klassisch arbeitenden homöopathischen Arztes und diesem
Buch. Dies liegt am unterschiedlichen Ansatz der klassischen
Homöopathie einerseits und der klinischen Homöopathie andererseits. Diese Unterschiede sollen im folgenden verdeutlicht werden.

Formen der Homöopathie

Innerhalb der Homöopathie gibt es verschiedene Strömungen.
Die wichtigsten sind die klassische Homöopathie und die
klinische Homöopathie.

Klassische Homöopathie

Die Vertreter der klassischen Homöopathie halten sich strikt
an die Vorschriften Hahnemanns, der letztlich der Vater der
Homöopathie ist. Sie suchen durch intensives Befragen des
Patienten vorzugsweise das Konstitutionsmittel für den Patienten. Konstitution ist die Summe der psychischen und phy-
sisch, angeborenen oder erworbenen Eigenschaften eines
Menschen. Bestimmte Konstitutionen decken sich sehr stark
mit den Bildern bestimmter Arzneimittel, die deshalb Konstitutionsmittel genannt werden. Man spricht zum Beispiel von
einem *Phosphorus-Typ*, wenn dessen Konstitution dem Arzneimittelbild von *Phosphorus* entspricht.
Untersuchungen haben gezeigt, daß Menschen auf die Verabreichung »ihres« Konstitutionsmittels sehr stark reagieren
können. Mit dem genau zum Patienten passenden Konstitutionsmittel sind im Prinzip alle seine Beschwerden oder Leiden zu heilen. Eine solche homöopathische Heilung läuft dann

nach bestimmten Gesetzmäßigkeiten ab, der sogenannten Heringschen Regel:

– »Von oben nach unten« (zuerst werden die Kopfschmerzen heilen, später dann die Blasenentzündung).
– »Von innen nach außen« (wenn der Patient an asthmatischer Bronchitis und Ekzem leidet, wird erst die Lungenerkrankung heilen, bevor eine Besserung des Ekzems eintritt).
– »Zeitlich rückwärts« (erst heilen die jüngst entstandenen Krankheiten, dann die bereits länger bestehenden).

Klinische Homöopathie

Neben Konstitutionsmitteln, die also auf den ganzen Menschen wirken, gibt es auch organotrope Mittel. Dies sind Heilmittel, die vor allem auf ein bestimmtes Organ oder Organsystem wirken, wie *Crataegus* (Herz), *Solidago virga aurea* (Nieren) usw. Mittel, die auf mehrere Organe oder Organsysteme wirken, nennt man Polychreste. Sie können verschiedene Beschwerden günstig beeinflussen. *Pulsatilla* etwa wirkt auf das Nervensystem, die Schleimhäute, Galle und Leber, den Magen-Darm-Kanal und die Gelenke; *Nux vomica* wirkt auf das Nervensystem, den Magen-Darm-Kanal und die Lungen.

Bei harmlosen Beschwerden, bei denen Selbstbehandlung möglich ist, braucht kein homöopathischer Arzt oder Heilpraktiker aufgesucht zu werden. Unmöglich ist es dagegen, selbst das Konstitutionsmittel zu finden. Bei der Selbstmedikation kommt die klinische Homöopathie in Betracht, eine homöopathische Richtung, die spezifischer das tatsächliche Leiden angeht. Dies ist auch die Form von Homöopathie, die dieses Buch vertritt und die für die Selbstbehandlung leichterer Erkrankungen und Beschwerden am geeignetsten ist. In der klinischen Homöopathie wählt man ein organotropes Mittel oder ein Komplexmittel (ein Präparat, das aus mehreren Ein-

zelmitteln zusammengesetzt ist). Für die Wahl des richtigen
Mittels sind hierbei drei Aspekte zu beachten:

– Der Sitz: Wo sitzt der Schmerz, die Empfindung, die Störung?
– Wie fühlt er sich an: klopfend, stechend, brennend, leise
  ziehend usw.?
– Unter welchen Umständen bessert oder verschlechtert sich
  die Beschwerde (feuchtes Wetter, Nebel, Kälte oder Wärme, Liegen oder Gehen, Zeitpunkt, während der Regelblutung)?

Vor allem die Umstände sind meist für die Auswahl des
richtigen Mittels wichtig. Wenn man Einzelmittel (organotrope Mittel) vorzieht, muß man das Gesamtsymptom kennen. Ein solches Gesamtsymptom besteht aus Sitz, Empfindung und Umständen. Also nicht einfach »Kopfweh«, sondern
zum Beispiel »pochender Schmerz an der Stirn, der beim
Bücken schlimmer wird«, oder »stechender linksseitiger
Kopfschmerz, der durch kalte Kompressen besser wird«.
Wenn eine solche genaue Beschreibung der Beschwerde nicht
möglich ist, kann ein Komplexmittel einen Ausweg bieten.

Was ist Selbstmedikation?

Selbstmedikation ist die Behandlung von Beschwerden harmloser und vorübergehender Art mit geeigneten Arzneimitteln. Diese Arzneimittel sind in der Apotheke frei erhältlich. Es braucht also nicht erst ein Arzt eine Diagnose zu stellen und ein Rezept auszustellen.

Homöopathie für Frauen ist ein Handbuch für die homöopathische Selbstmedikation. Dies ist die Selbstbehandlung harmloser Beschwerden und Erkrankungen, um zunächst einmal selbst zu versuchen, eine Heilung herbeizuführen, bevor man zum Arzt geht.

Jede Form der Selbstmedikation ist die logische Fortsetzung der Fürsorge, die man dem eigenen Körper angedeihen läßt. Hierzu zählen zum Beispiel auch

- die Beachtung einer gesunden Ernährung,
- die Vermeidung oder Beschränkung schädlicher Einflüsse auf die Gesundheit durch Genußmittel (Süßigkeiten, Rauchen, Alkohol),
- eine einwandfreie Körperhygiene,
- ausreichend körperliche Bewegung usw.

Selbstmedikation hat mit diesen Maßnahmen gemeinsam, daß es eine persönliche Angelegenheit ist. Man kann sich zwar beim Homöopathen (Arzt, Heilpraktiker, Therapeuten, Apotheker) beraten lassen, doch ist man selbst für die Durchführung verantwortlich.

Die Bekämpfung von Unpäßlichkeiten und harmlosen Erkrankungen und Leiden verbessert die Lebensqualität und kann darüber hinaus der Entstehung ernsthafter Beschwerden vorbeugen. Es ist daher wichtig, daß man mit den Heilmitteln für die Selbstbehandlung in rechter Weise umzugehen lernt. Nach Schätzungen der Weltgesundheitsorganisation der Vereinten Nationen (WHO) könnten 25 Prozent aller Beschwerden, mit denen der Arzt in der Sprechstunde zu tun hat, vom Patienten selbst behandelt werden. Weil die Selbstmedikation Eigenverantwortlichkeit beinhaltet, kommt ihr in der modernen Gesundheitsfürsorge große Bedeutung zu.

Verantwortungsvolle Selbstmedikation

Für eine verantwortungsvolle Selbstmedikation müssen mindestens drei Grundvoraussetzungen gegeben sein:

– Es muß eine Beschwerde oder Unpäßlichkeit vorliegen, die sich für die Selbstbehandlung eignet. Da keine ärztliche Diagnose gestellt wird, muß man gelernt haben, selbst zu erkennen, ob es sich um eine harmlose oder nichtharmlose Erkrankung handelt. Verschiedene Befragungen bei Ärzten haben bestätigt, daß der heutige Mensch hierzu sehr wohl in der Lage ist. Eine Untersuchung bei Hausfrauen hat ergeben, daß im allgemeinen das Problem »selbst behandeln oder zum Arzt gehen« richtig gelöst wird.

– Das ausgewählte *Mittel* muß für die Selbstmedikation geeignet sein. Homöopathische Heilmittel wirken zwar mild und haben grundsätzlich keine Nebenwirkungen, jedoch ist in einigen Fällen (während der Schwangerschaft oder bei bestehender Herz-, Lungen- oder Zuckerkrankheit) nicht jedes Mittel geeignet. Auch sind hohe Potenzen (über D30) nicht für die Selbstmedikation geeignet.

– Die Behandlung muß *vorschriftsgemäß* erfolgen. Das Mittel muß in der richtigen Dosierung, in der richtigen Art und nicht länger – aber auch nicht kürzer – als notwendig angewandt werden. Für eine verantwortungsvolle homöopathische Selbstmedikation ist es wichtig, über die richtige Dosierung und darüber Bescheid zu wissen, wie oft und wie lange das Mittel eingenommen werden muß. Die Anweisungen des Beipackzettels sind zu beachten.

Wenn die Beschwerden nicht innerhalb einer angemessenen Zeit (das heißt bei akuten Beschwerden innerhalb weniger Tage) besser werden, sollte man einen homöopathischen Arzt bzw. Heilpraktiker aufsuchen. In Absprache mit diesem kann dann entschieden werden, ob eine weitere homöopathische Selbstmedikation verantwortet werden kann. Selbstverständlich muß man auch dann, wenn sich eine Gesundheitsstörung nach einiger Zeit als ernsthafter herausstellt, als man zunächst annahm, sofort einen homöopathischen Arzt oder Heilpraktiker aufsuchen.

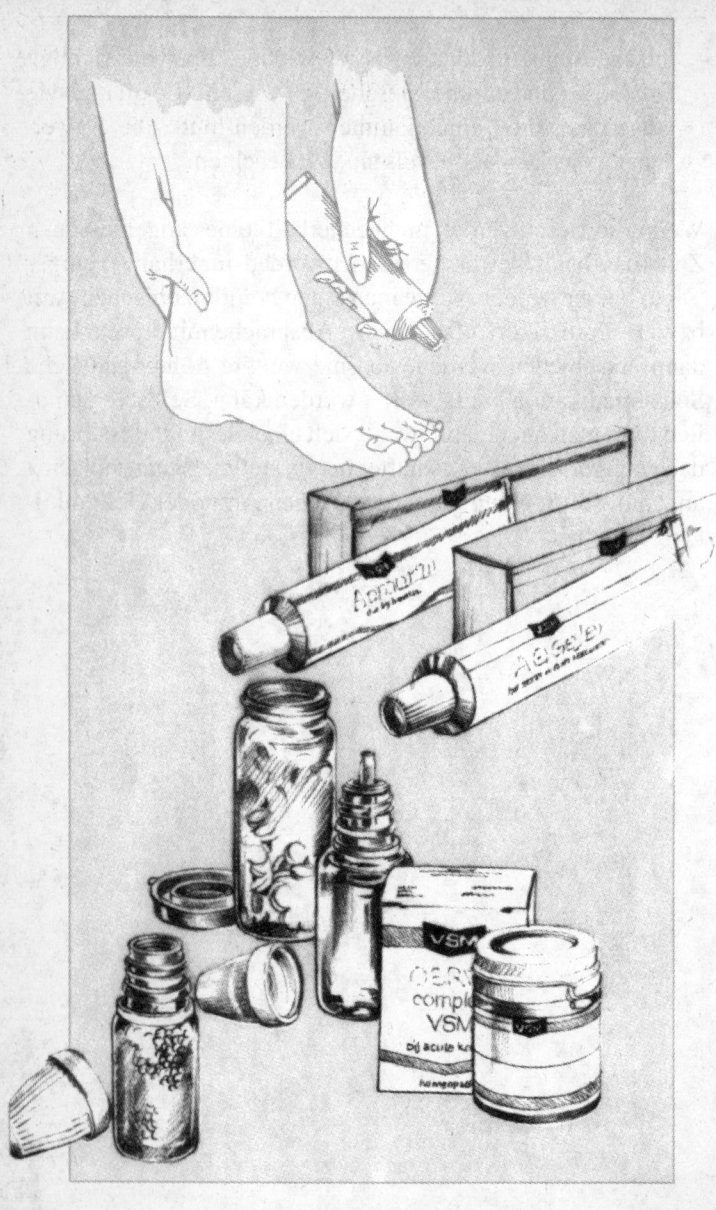

Wie benutzt man homöopathische Heilmittel?

Einzel- und Komplexmittel

Bei den homöopathischen Heilmitteln zum Einnehmen unterscheidet man zwischen Einzelmitteln, die nur ein einziges homöopathisches Mittel (die Ausgangssubstanz) enthalten, und den zusammengesetzten oder Komplexmitteln, die aus mehreren Einzelmitteln bestehen. Im *Homöopathie für Frauen* werden unter anderem Komplexmittel aus der Pentarkan-Serie genannt; diese sind jeweils aus fünf Einzelmitteln zusammengesetzt (*pénte* = »fünf«, *arkein* = »abwehren, schützen, helfen«). Zusammengesetzte Mittel haben ein breites Wirkungsspektrum. So gebraucht man bei Husten zum Beispiel im allgemeinen das Komplexmittel Tussistin (Tabletten oder Hustensirup). Bei Husten mit Erbrechen paßt das Einzelmittel Ipecacuanha besser. Wenn es sich um einen Krampfhusten handelt, paßt wiederum das Mittel Drosera am besten. Man wählt also ein Einzelmittel, wenn die Arzneimittelbeschreibung sehr gut zu den Beschwerden paßt; wenn kein Einzelmittel paßt, wählt man ein Komplexmittel mit breitem Wirkungsspektrum. Einzelmittel sind daran zu erkennen, daß hinter dem Namen stets die Potenzierung angegeben ist (D6, D12, D200).

Potenzen

Unter Potenzieren versteht man das schrittweise Verdünnen der Ausgangssubstanz (des »Urstoffs«) in einem Lösungsmittel (beispielsweise Alkohol oder Milchzucker), wobei kräftig geschüttelt oder verrieben wird. Ziel des Potenzierens ist, die Wirkungskraft eines Mittels zu aktivieren (es »potent zu machen«). Je höher die Potenz, um so gerichteter und um so tiefgreifender wirkt das Mittel.

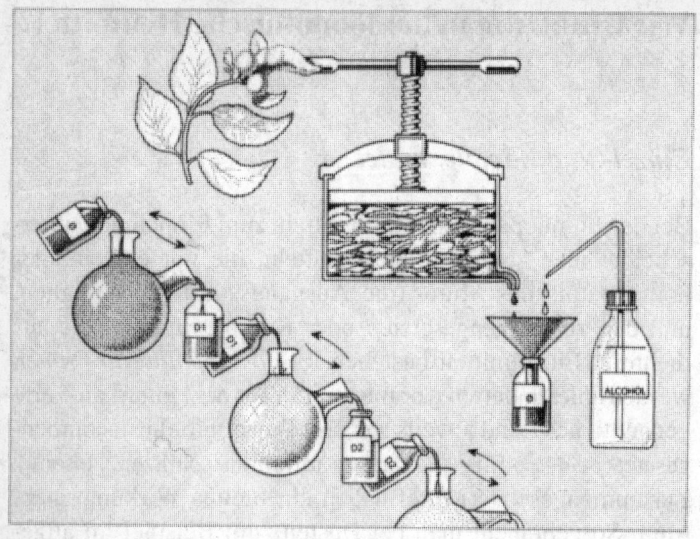

Pflanzen werden mit Alkohol vermahlen und unter hohem Druck ausge-
preßt. So entsteht die Urtinktur Ø, die als Grundlage für die erste dezimale
Verdünnung dient (D1). Für D2 wird ein Teil von D1 mit neun Teilen Alkohol zur D2 verdünnt. Auf die gleiche Weise werden höhere Potenzen zubereitet, manchmal bis hin zur D1000. Nichtlösliche Stoffe wie Minerale
werden nicht mit Alkohol vermahlen, sondern mit Milchzucker verrieben.

Die Potenz eines Mittels wird durch eine Kombination eines
Buchstabens mit einer Ziffer angegeben. Beispiel: Der Code
D3 zeigt an, daß das Mittel dreimal potenziert worden ist,
jeweils im Verhältnis 1 zu 10 (d = dezimal). D-Potenzen sind
die gebräuchlichsten, es gibt allerdings auch andere (zum
Beispiel C = 1:100 und LM = 1:50 000). Eine Urtinktur – sie
wird durch das Zeichen Ø gekennzeichnet – ist die am wenigsten verdünnte flüssige Form eines Mittels. Die Urtinktur
bildet die Grundlage für alle folgenden Potenzen eines Mittels
in den Darreichungsformen Tropfen und Kügelchen.

Darreichungsformen

Homöopathische Heilmittel zum Einnehmen gibt es im Prinzip in drei Darreichungsformen (»Dispensierungsformen«): Tropfen (zubereitet mit 50, 70 oder 90 Prozent Alkohol, in Einzelfällen auch mit Glyzerin), Tabletten (mit Milchzucker zubereitet) und Kügelchen (mit Rohrzucker zubereitet). Einige Komplexmittel und pharmazeutische Spezialitäten werden in Form von Dragees, Lutschtabletten, Sirup usw. geliefert. Die meisten Komplexmittel sind jedoch nur in einer Darreichungsform erhältlich.

Für die äußere Anwendung gibt es unter anderem Tinkturen, Salben, Gelees, Emulsionen (milchige Flüssigkeiten).

Wirksamkeit der homöopathischen Mittel in Kombination mit herkömmlichen Arzneimitteln

Homöopathische Heilmittel können im Prinzip immer zusammen mit allopathischen Medikamenten verwendet werden. Manche allopathischen Medikamente wie zum Beispiel Nebennierenhormone (Kortikosteroide) haben allerdings die Nebenwirkung, daß sie die Abwehrreaktion des Körpers dämpfen. Dadurch behindern sie die Wirkung homöopathischer Mittel, die die körpereigene Abwehrkraft stärken. Bei Einnahme von Kortikosteroiden ist der Gebrauch homöopathischer Mittel nicht sinnvoll.

Weiterhin ist es sinnvoll, allopathische und homöopathische Mittel nicht miteinander einzunehmen, sondern in Absprache mit dem Apotheker oder Arzt einen Einnahmeplan aufzustellen. Eine Möglichkeit ist zum Beispiel, das eine Mittel vor, das andere nach dem Essen einzunehmen.

Anmerkung: Stellen Sie nie ohne Rücksprache mit dem betreffenden Arzt die Einnahme eines von ihm verordneten Medikaments ein.

Die Erfahrung hat gezeigt, daß Menschen, die nur selten oder nie zur Allopathie greifen, besser und schneller auf homöopathische Mittel reagieren, als Menschen, die regelmäßig allopathische Medikamente einnehmen. Erstere können sich deshalb an die in diesem Buch genannten niedrigeren Dosen halten. Wenn angegeben ist: »3 x täglich 1–2 Tabletten«, dann reicht für sie dreimal täglich eine Tablette. Menschen, die in der Vergangenheit große Mengen allopathischer Medikamente eingenommen haben oder diese noch einnehmen, sollten am besten die maximalen Dosen der homöopathischen Heilmittel zu sich nehmen. Wenn also angegeben ist: »2 x täglich 5–10 Tropfen«, sollten sie zweimal täglich 10 Tropfen einnehmen.

Bei Zuckerkranken ist ein normaler Gebrauch homöopathischer Mittel unbedenklich. Die hierbei aufgenommene Menge Zucker oder Alkohol ist minimal. Wer täglich sechs große Tabletten (250 mg) einnimmt, nimmt 600 mg Glukose auf. Bei einer Dosierung von 6 x 20 Tropfen nimmt man 3 ml reinen Alkohol auf. Dies sind die maximalen Dosierungen; in den meisten Fällen handelt es sich also um kleine Mengen, die für Zuckerpatienten ungefährlich sind.

Haltbarkeit

Im allgemeinen gelten folgende Regeln: Höchstens *drei Jahre* haltbar sind *Komplexmittel* und Mittel zur äußeren Anwendung; höchstens *fünf Jahre* haltbar sind *Einzelmittel*.

Haltbar bedeutet hier, daß die Mittel wirksam bleiben, insofern sie gut verschlossen in der Originalverpackung aufbewahrt werden. Die Erhaltung der Wirksamkeit kann stark von der Art der Aufbewahrung abhängig sein. Am besten lagert man die Mittel dunkel, trocken und bei Zimmertemperatur (also bei 15 bis 25 Grad).

Eine kleine Anzahl von Mitteln besteht aus instabilen, reaktiven oder flüchtigen Verbindungen (zum Beispiel *Hepar sulfuris* und *Phosphorus*). Niedrigere Potenzen (bis einschließlich D6) dieser letztgenannten Mittel sind maximal ein Jahr haltbar. Das Verfallsdatum ist in jedem Fall auf dem Etikett oder auf der Verpackung angegeben.

Übrigens wirken viele homöopathische Mittel auch nach Ablauf des Verfallsdatums und können ohne Gefahr benutzt werden. Wenn Sie über den Zustand eines Mittels im Zweifel sind, fragen Sie Ihren Apotheker oder Homöopathen.

Dosierung und Dosis

Falls vom homöopathischen Arzt oder Heilpraktiker nicht anders verschrieben wurde, sollte man sich an folgende Dosierungen halten:

Potenzen D1 bis D6	3 x täglich 1 Dosis
Potenz D12	2 x täglich 1 Dosis
Potenz D30	1 x täglich 1 Dosis

Unter 1 Dosis wird verstanden:

bei Tropfen (Dilution)	5–10 Tropfen
bei Tabletten	1– 2 Tabletten
bei Kügelchen (Globuli)	10–20 Kügelchen

Wie lange einnehmen?

Akute Krankheiten: Je akuter die Krankheit, um so öfter muß man das gewählte homöopathische Mittel einnehmen – von dreimal täglich bis in sehr akuten Fällen mehrmals stündlich oder sogar alle zehn Minuten eine Dosis. Bei Nachlassen der Beschwerden kann man die Dosis halbieren und nach dem Aufhören der Beschwerden die Einnahme beenden.

Chronische Krankheiten: Bei einer chronischen Krankheit ist es nicht zu empfehlen, auf eigene Faust herumzudoktern, vielmehr sollte man in solchen Fällen stets einen homöopathischen Arzt bzw. Heilpraktiker heranziehen!

Anmerkung: Wenn nach einigen Tagen keine Besserung eingetreten ist – je akuter die Krankheit, desto schneller muß das (richtig gewählte) homöopathische Mittel helfen! –, sollte die Einnahme des Mittels nicht länger fortgesetzt werden. Möglicherweise paßt es nicht! Wenden Sie sich bitte auch in solchen Fällen an einen homöopathischen Arzt oder Heilpraktiker.

Besserung und Verschlechterung

Sobald die Beschwerden deutlich nachlassen, kann man die Dosierung halbieren. Werden die Beschwerden nach Einnahme des Mittels stärker (homöopathische »Erstverschlimmerung«), so ist dies meist ein Zeichen dafür, daß das gewählte Mittel richtig ist, jedoch in einer zu hohen Dosierung oder in der falschen Potenz eingenommen wird. Unterbrechen Sie in einem solchen Falle die Einnahme, bis eine Besserung des Zustandes eintritt. Anschließend können Sie erneut mit einer niedrigeren Dosis beginnen. Ziehen Sie eventuell einen homöopathischen Arzt oder Heilpraktiker zu Rate.

Einnahme

Homöopathische Heilmittel sollten möglichst auf saubere, »nüchterne« Mundschleimhäute eingenommen werden, das heißt mindestens eine Viertelstunde bis eine halbe Stunde vor oder nach den Mahlzeiten. Damit ist nicht gemeint, daß man eine Viertelstunde vor oder nach der Einnahme etwas essen sollte; vielmehr geht es nur darum, daß das homöopathische Heilmittel von einer sauberen Mundschleimhaut absorbiert wird. Dies geht nur, wenn die Mundschleimhaut nicht mit etwas anderem »beschäftigt« ist (zum Beispiel mit Essen, Trinken oder Rauchen).

Tropfen kann man einfach aus dem Fläschchen in den Mund tropfen lassen oder eventuell mit einem Löffel Wasser einnehmen. Bei Brechreiz sollte man die Tropfen am besten unmittelbar auf die Zunge fallen lassen.

Sowohl Tropfen wie auch Kügelchen und Tabletten sollte man möglichst lange im Mund behalten; dies fördert die Aufnahme über die Mundschleimhaut.

Verwendung homöopathischer Heilmittel während der Schwangerschaft

Obwohl homöopathische Heilmittel im allgemeinen als besonders ungefährlich bekannt sind, ist es immer sinnvoll, mit einem sachkundigen Arzt darüber zu sprechen, ob ein bestimmtes Mittel während der Schwangerschaft risikolos eingenommen werden kann. Vor allem in den ersten drei Monaten der Schwangerschaft raten wir, sowenig Heilmittel wie möglich zu benutzen, weil dies die Entwicklungsphase der Frucht ist.

Von einigen der in der Homöopathie verwendeten Pflanzen wird vermutet, daß sie in stark konzentrierter Form einen möglicherweise nachteiligen Effekt auf Ungeborene haben könnten. Um jedes Risiko auszuschließen, muß beispielsweise vom Gebrauch der Komplexmittel *Conium Pentarkan, Millefolium Pentarkan* und *Symphytum Pentarkan* in den ersten drei Monaten der Schwangerschaft abgeraten werden. Auch manche Einzelmittel, etwa *Symphytum,* sollten in dieser Zeit sicherheitshalber nicht in niedrigeren Potenzen als D6 eingenommen werden. Während der Schwangerschaft und beim Stillen wird allgemein empfohlen, möglichst die Potenzen D6 oder D12 zu gebrauchen.

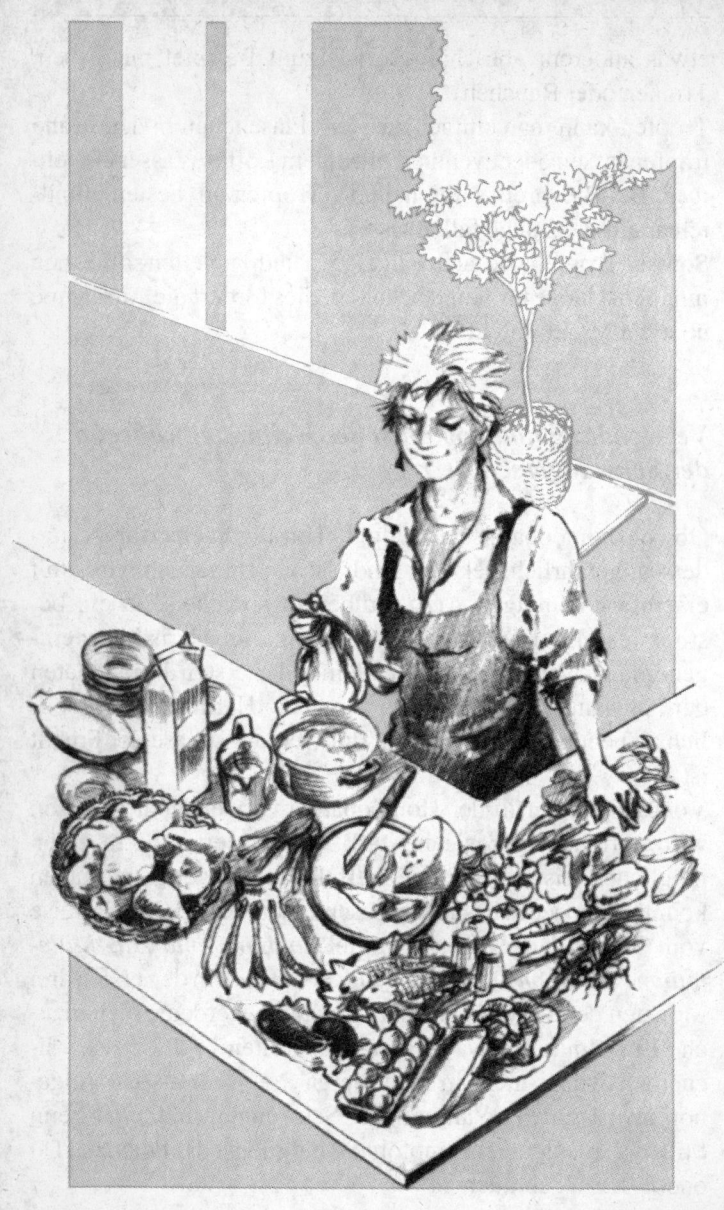

Ernährung und Gesundheit

Eine Reihe bekannter Wohlstandskrankheiten oder -beschwerden (wie zum Beispiel Verstopfung, Gallensteine, Hämorrhoiden, Blinddarmentzündung und Dickdarmkrebs) werden zumindest zum Teil durch einen Mangel an unverdaulichen Stoffen (Ballaststoffen) in unserer modernen, raffinierten und denaturierten Nahrung verursacht. Das Mehl für die Bereitung von Weißbrot enthält weder den Keimling, der reichlich Vitamine aus der B-Gruppe enthält, noch die Kleie, die den Dickdarm füllt und dadurch den Stuhlgang erleichtert.

Unsere Ernährung enthält zuviel Eiweiß aus Fleisch und Milchprodukten. Wir essen zuviel Fett: etwa 100 Gramm, während ein Erwachsener nur 30 bis 60 Gramm Fett pro Tag benötigt. Zuviel Fett bedeutet ein erhöhtes Risiko für Brust-, Lungen- und Dickdarmkrebs.

Weiterhin enthält unsere Nahrung zuviel Zucker und damit auch zuviel Kilojoule oder Kalorien. Für den Abbau von Zucker wird Vitamin B_1 benötigt; wer viel Zucker ißt, verbraucht auch viel Vitamin B_1.

Raffinierte Speisen enthalten wenig Vitamine, Minerale und Spurenelemente. Alle diese Stoffe braucht aber unser Körper für die Abwehr von Bakterien, Viren und Krebs und für eine gute Verdauung. Auch Gemüse, bei dessen Anbau viel Kunstdünger verwendet wird, enthält weniger Minerale und Spurenelemente und dafür um so mehr Nitrat.

Wir benutzen auch vielfach zuviel Kochsalz, das Flüssigkeit im Körper bindet, wodurch der Blutdruck steigen kann. Außerdem wird im allgemeinen (zu)viel Kaffee getrunken. Das im Kaffee enthaltene Coffein macht nervös, führt zu Herzklopfen, Schlaflosigkeit, Bluthochdruck und beeinträchtigt die Wirkung mancher homöopathischer Heilmittel.

Viele Menschen essen zu schnell, weshalb die Nahrung nicht
richtig gekaut und zuwenig Speichel erzeugt wird. Deshalb gelangt zuwenig Amylase in den Speisebrei, ein Enzym, das bereits im Mund die Stärke zerlegt. Dadurch werden Magen und
Darm zusätzlich belastet. Trinken Sie beim Essen nicht zuviel;
dies verdünnt die Magensäfte, die die Nahrung abbauen müssen.

Allgemeine Ernährungsratschläge

Eine ausgewogene Ernährung enthält ausreichend Eiweiß,
Kohlehydrate, Fette, Vitamine, Minerale und Spurenelemente,
so daß das Kind sich zu einem Erwachsenen entwickeln kann
und der Körper des Erwachsenen eine gute Verfassung hat.
Essen Sie ausreichend frisches Gemüse (im Idealfall vom
eigenen Garten), da es zu jeder Jahreszeit genau die Stoffe
enthält, die wir gerade brauchen. Im Sommer essen wir vorzugsweise Salat, frischen Spinat und Endivien. Im Winter
versorgen wir uns mit den benötigten Stoffen aus Kohl (enthält
viel Vitamin C), Rosenkohl, Zwiebeln, Bohnen und Erbsen.
Beginnen Sie die Mahlzeit regelmäßig mit Rohkost (Salat)
oder Obst, zum Beispiel in Form eines Fruchtcocktails.
Geben Sie in Suppe, Salate oder zum Gemüse im Sommer
frische, im Winter getrocknete Kräuter. Gewürze wie Schnitt-
lauch, Basilikum, Petersilie, Bohnenkraut, Salbei, Sellerie und
Thymian enthalten reichlich Vitamine und Minerale und för-
dern die Verdauung. Kochen Sie zum Beispiel mit frischen
Erbsen und Bohnen immer etwas Bohnenkraut mit, das Blähungen vorbeugt. Gewürzkräuter kann man leicht selbst an
einem sonnigen Platz ziehen, sogar auf dem Balkon oder auf
der Fensterbank.
Eiweiße (Proteine) spielen ein wichtige Rolle für den Aufbau
der Muskeln, der Abwehrstoffe und des roten Blutfarbstoffs.
Der Eiweißbedarf kann aus pflanzlichen wie aus tierischen

Proteinen gedeckt werden, deren Zusammensetzung sich in wenigen, aber wichtigen Punkten unterscheidet, insbesondere was die essentiellen Aminosäuren betrifft. Die Eiweiße werden im Darm in kleinere Bestandteile zerlegt, die Aminosäuren, die in der Leber wieder zu den Eiweißmolekülen aufgebaut werden, die der Körper braucht (menschliche Eiweiße).

Kohlehydrate sind Stoffe wie Stärke und Zucker, die unser Körper als Brennstoff braucht, um die Muskeln mit Energie zu versorgen. Stärke wird in Mund und Eingeweiden zu einem Zucker zerlegt (Glukose), der in den Muskeln verbrannt oder, wenn ein Überschuß vorhanden ist, in der Leber wieder aufgebaut und in Form von Glykogen als Brennstoffreserve gespeichert wird.

Fette dienen zum Schutz von Organen, als Isolierung in der Haut gegen die Kälte und als Brennstoffreserve. Die Fette in der Nahrung werden im Darm ebenfalls in kleinere Bestandteile zerlegt, die in der Leber wieder zu menschlichen Fetten aufgebaut werden.

Vitamine spielen eine wichtige Rolle für den Stoffwechsel, das heißt für Zerlegung und Aufbau der Eiweiße, Kohlehydrate und Fette. Weiteres hierzu siehe im Abschnitt »Vitamine«.

Minerale sind beispielsweise Calcium (Kalk), das in die Knochen eingebaut wird, und Eisen, das sich im roten Blutfarbstoff findet. Spurenelemente sind beispielsweise Selen, Zink, Gold, Silber, Brom, Aluminium, Strontium, Nickel, Zinn und Arsen. Spurenelemente kommen in sehr geringen Mengen in unserem Körper vor. (Weiteres hierzu siehe im Abschnitt »Minerale«).

Vitamine

In unserem Jahrhundert hat man entdeckt, welche Rolle die Vitamine in der Ernährung spielen. Sie haben eine wichtige Funktion für viele chemische Abläufe in unserem Körper.

Daher sind sie wesentlich für den Schutz gegen Krankheiten und für ein gesundes Wachstum und eine gesunde Entwicklung. Die meisten Vitamine kann der Körper nicht selbst herstellen, weshalb sie über die Nahrung zugeführt werden müssen. Eine vollwertige und ausgeglichene Ernährung ist daher für unsere Gesundheit von großer Bedeutung, da anderenfalls Mangelzustände auftreten können.

Man kennt heute etwa vierzig verschiedene Vitamine. Diese brauchen nicht sämtlich in unserer täglichen Nahrung enthalten sein; nur etwa fünfzehn Vitamine werden jeden Tag benötigt. Da die Vitamine zufällig entdeckt wurden, bekamen sie zunächst eine komplizierte alphabetische Bezeichnung (A, B_1, B_2, C usw.). Heute wird immer häufiger die chemische Bezeichnung benutzt, und sie sind auch synthetisch herstellbar. Die täglich benötigten Vitamine lassen sich in zwei Gruppen gliedern: die fettlöslichen Vitamine (A, D, E und K) und die wasserlöslichen Vitamine (C und der Vitamin-B-Komplex).

Vitamin A (Retinol) ist wichtig für die Bildung von Knochensubstanz und für den Zahnschmelz und das Dentin unseres Gebisses; es spielt eine Rolle für die Fähigkeit, bei Dämmerlicht zu sehen, und für die Krebsabwehr, insbesondere Schleimhautkrebs. Dieses Vitamin ist für Kinder im ersten Lebensjahr besonders wichtig. Vitamin A ist enthalten in Butter, Milch, Eiern, Karotten, Grünkohl, Lebertran und Heilbutt, Provitamin Karotin in Karotten und Tomaten.

Der *Vitamin-B-Komplex* besteht aus Vitamin B_1 (Thiamin), B_2 (Riboflavin), Nikotinamid, Folsäure, Pantothensäure, Vitamin B_6 (Pyridoxin), Biotin (Vitamin H) und Vitamin B_{12} (Cobalaminen). Da dieser Komplex wasserlöslicher Vitamine meist gemeinsam vorkommt, sind seine Vitamine in der Wirkung sehr ähnlich. Umstritten ist die Existenz der Vitamine B_3, B_4, B_5, B_{13} und B_{14}.

Vitamin C (Ascorbinsäure) regelt die Bildung von Knorpel, Knochensubstanz und Dentin, ist an der Erzeugung roter Blut-

körperchen und an der Heilung von Wunden oder Knochen-
brüchen beteiligt. Ob Vitamin C auch vorbeugend gegen Erkältungen wirkt, ist bis heute nicht wissenschaftlich bewiesen.
Vitamin C ist enthalten in frischem Obst (Kiwis, Erdbeeren,
Zitrusfrüchte, Tomaten), frischem Gemüse (Kresse, Paprika,
Grünkohl) und Muttermilch. Länger dauerndes Kochen zer-
stört dieses Vitamin. Wer viel raucht oder viel Alkohol trinkt,
braucht mehr Vitamin C. Jede Zigarette entzieht dem Körper
2,5 Milligramm Vitamin C.

Vitamin D (Calciferol) unterstützt die Verdauung durch die
Aufnahme bestimmter Minerale, unter anderem Kalk und
Phosphor. Weiterhin ist dieses Vitamin wichtig für die Mine-
ralisation der Knochen sowie für die Krebsabwehr. Vitamin D
ist enthalten in Milch, Eiern, Butter und Lebertran. Außerdem
wird es bei Sonnenbestrahlung in der Haut erzeugt.

Vitamin E (Tocopherol) ist an der Heilung von Hautverletzun-
gen beteiligt und spielt eine Rolle für die Fruchtbarkeit, die
Steuerung der Menstruation und den Blutdruck. Es kräftigt die
Muskeln, senkt den Sauerstoffbedarf und steigert die Energie.
Vitamin E befindet sich in Getreidekeimlingen, kaltgepreßten
Ölen, Salat, Spinat, Kresse, Nüssen, Eiern und Vollkornbrot.

Vitamin K (Phyllochinon) wird für die Blutgerinnung benötigt.
Dieses Vitamin ist enthalten in grünem Gemüse (Spinat, Kohl,
Grünkohl), wird aber auch von den Darmbakterien gebildet.

Minerale und Spurenelemente

Einige Minerale und Spurenelemente haben eine physiologi-
sche Bedeutung (man nennt sie essentielle Spurenelemente
bzw. unentbehrliche Mineralstoffe), ein Entzug würde Man-
gelerscheinungen hervorrufen. Im folgenden ist eine Auswahl
an Stoffen zusammengestellt, in der die jeweilige Aufgabe und
das Vorkommen des Minerals aufgezählt sind.

Eisen ist ein wichtiger Bestandteil der roten Blutkörperchen, über die der Körper Sauerstoff aus den Lungen aufnimmt und zu den Körperzellen transportiert. Eisen ist enthalten in Apfelkraut, Fisch, Fleisch, Tee, Eiern, Leber, Bohnen, Hafermehl und grünem Gemüse,

Fluor findet sich in unseren Knochen, unserem Gebiß, in der Haut und in der Schilddrüse. Es beugt Zahnkaries vor. Fluor ist enthalten in Seefisch und chinesischem Tee. Wenn Ihr Kind eine Veranlagung zu einem schlechten Gebiß hat, kann man – in Absprache mit dem Arzt – gegebenenfalls zeitweilig Fluortabletten geben (neben Kinderzahnpasta mit Fluor). Fluortabletten sollten jedoch immer mit Vorsicht eingesetzt werden, da Natriumfluorid giftig ist und eine Rolle bei der Entstehung von Krebs spielen kann!

Jod brauchen wir für eine einwandfreie Funktion unserer Schilddrüse. Jod ist enthalten in Schalentieren, Seefisch, bestimmten Sorten von Tafelsalz und in Gemüse, das von jodhaltigem Boden stammt.

Kalium steht hinsichtlich seiner Funktion in einem Zusammenhang mit den obengenannten Muskelwirkungen von Natrium und Chlor. Kalium ist enthalten in Bohnen, Nüssen, Aprikosen und Apfelkraut.

Kalk (Kalzium) spielt eine Rolle für die Bildung von Knochen und des Gebisses, eine einwandfreie Funktion der Muskeln und die Blutgerinnung. Der Körper eines erwachsenen Menschen enthält etwa 1 bis 1,5 Kilogramm Kalzium, das sich praktisch insgesamt in den Knochen befindet. Kalzium ist enthalten in Käse, Milch, Fisch, Nüssen, einigem grünem Gemüse (Grünkohl) und in hartem Leitungswasser.

Magnesium hat ähnliche Funktionen wie Kalzium und wirkt entspannend. Magnesium ist enthalten in Kleie und Getreidekeimen, in Vollkornbrot, Milchprodukten, Bohnen, Nüssen, einigen Gemüsesorten, Fisch, Schalentieren und Schokolade.

Natrium und *Chlor* regulieren den Flüssigkeitshaushalt, das Säure-Basen-Gleichgewicht und die Muskelfunktion. Diese Minerale treten gemeinsam in Form von Kochsalz auf und sind auch in tierischem Eiweiß enthalten. Unsere normale tägliche Ernährung stellt die Versorgung ohne weiteres sicher; lediglich bei warmem Wetter wird viel Salz ausgeschieden. Achtung: Zuviel Natrium (in Form von Salz) ist pures Gift.

Phosphor ist für den Energietransport in unserem Körper wichtig. Die Funktion des Phosphors hängt eng mit derjenigen des Kalziums zusammen. Phosphor ist enthalten in Getreide, Milchprodukten, Käse, Nüssen, Fleisch und Bohnen.

Schwefel wirkt auf das Hormon Insulin, das den Blutzuckerspiegel reguliert, und auf unser Haar. Die wichtigsten Quellen für Schwefel sind tierische Eiweiße, jedoch ist er auch in Grünkohl, Rosenkohl, allen Kohlarten, Lauch, Salat und Spargel enthalten.

Selen spielt möglicherweise eine Rolle bei der Abwehr von Brustkrebs, von Bedingungen, die die Entstehung eines Herzinfarkts begünstigen, von Rheuma und grauem Star. Selen ist enthalten in Getreideprodukten, Nüssen, Spargel, Knoblauch, Fisch, Schalentieren und Eiern.

Mineralien, die wir in noch geringeren Mengen benötigen, sind Kupfer, Chrom (wichtig für den Zuckerstoffwechsel), Kobalt, Mangan und Molybdän.

Die Mahlzeitenscheibe

Für die Zusammenstellung einer richtigen Ernährung kann die »Mahlzeitenscheibe« dienen (siehe Abbildung nächste Seite). Diese teilt den »Warenkorb« in vier Fächer, wobei folgende Grundregel gilt: »Eine Mahlzeit ist erst vollständig, wenn sie aus jedem Fach etwas enthält.«

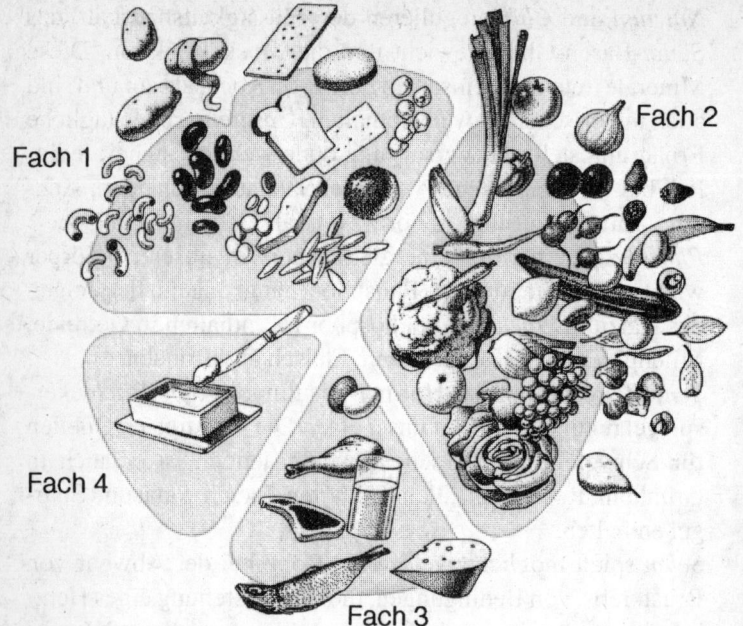

Die Mahlzeitenscheibe teilt den »Warenkorb« in vier Fächer

Fach 1: Kartoffeln, Getreideprodukte und Hülsenfrüchte

Vollkornbrot und Vollkornteigwaren, Naturreis, Hirse, Müsli, Buchweizen, Kartoffeln, Erbsen und Bohnen. Diese Gruppe enthält vor allem Kohlehydrate, pflanzliche Eiweiße und Vitamine aus der B-Gruppe.

Fach 2: Obst und Gemüse

Diese Nahrungsmittel spenden vor allem Vitamine, Minerale und Spurenelemente. Essen Sie möglichst viel *frisches* Gemüse, das man kurz in wenig Wasser gart, damit die Vitamine erhalten bleiben. Fügen Sie sehr wenig Salz hinzu. Essen Sie gut gewaschenes Obst wie Äpfel und Birnen mit der Schale zwischendurch oder vor einer Mahlzeit.

Fach 3: Fleisch, Eier und Molkereiprodukte

Fleisch, Fisch, Geflügel, Eier, Milch, Buttermilch, Joghurt, Pudding und Quark. Diese Nahrungsmittel enthalten tierische Eiweiße. Fleisch liefert daneben Eisen. Milchprodukte enthalten Calcium (Kalk). Innerhalb dieses Fachs muß für Abwechslung gesorgt werden. Diese Nahrungsmittel enthalten tierische Eiweiße und Fette mit gesättigten Fettsäuren (insbesondere Schweinefleisch). Fette Fischarten wie Sardinen, (Brat-)Hering, gedünstete Makrelen, Lachs und Aal enthalten Fischöle, die eine günstige Wirkung auf Herz und Blutgefäße und bei Rheuma haben. Essen Sie daher möglichst einmal pro Woche fetten und einmal mageren Fisch, gedünstet, gebacken oder gegrillt. Essen Sie gelegentlich mehrmals pro Woche Eier statt Fleisch – täglich Fleisch ist unbedingt zu vermeiden, und dafür, daß der Genuß von Eiern den Cholesterinspiegel des Blutes erhöht, gibt es bisher keinen Beweis. Statt Fleisch kann man auch Sojaprodukte essen; man erhält sie im Reformhaus, doch haben heute auch schon viele Supermärkte Sojaprodukte im Sortiment.

Milchprodukte enthalten Calcium (Kalk) und Eiweiße in einer günstigen Kombination von Aminosäuren. Saure Milchprodukte sind viel leichter verdaulich als süße; nehmen Sie daher vor allem Buttermilch und Joghurt mit rechtsdrehender Milchsäure zu sich.

Fach 4: Fette

Butter, Margarine, pflanzliche Öle. Fettreiche Produkte enthalten Vitamin A und D sowie mehrfach ungesättigte Fettsäuren. Sie liefern Energie. Diese Produkte sind allerdings auch sehr kalorienreich. Man sollte daher täglich höchstens 60 Gramm Fett und Öl zu sich nehmen.

Ein homöopathischer Arzt oder Heilpraktiker wird in manchen Fällen empfehlen, bestimmte Nahrungsmittel in den Speise-

zettel aufzunehmen und andere zu streichen oder weniger
davon zu sich zu nehmen; halten Sie sich in diesem Fall streng
an die Anweisung des Arztes bzw. Heilpraktikers.

Vegetarische Kost

Für viele Menschen sind Fleisch, Geflügel oder Fisch Haupt-
bestandteil einer warmen Mahlzeit. Im Restaurant wählt man
auf der Speisekarte immer zuerst Fleisch oder Fisch. Immer
mehr Menschen, vor allem jüngere, essen jedoch kein Fleisch
und keinen Fisch mehr. Gründe hierfür können sein:

– Bedenken gegen die fleischerzeugende Industrie und die
  Qualität von Fleisch oder Fisch (Hormone, Antibiotika),
– die Eiweißvergeudung, die mit der Viehzucht zur Fleisch-
  erzeugung verbunden ist (zum Beispiel Sojabohnen, die
  hochwertige Eiweiße für den Menschen enthalten, werden
  an Schweine und Kühe verfüttert; das Fleisch dieser Tiere
  liefert Eiweiße viel geringerer Qualität),
– Fleisch ist relativ teuer, und der tägliche Genuß ist ungesund,
– aus ethischen Gründen (das Töten von – meist jungen –
  Tieren wegen ihres Fleisches).

Wenn man weder Fleisch noch Fisch ißt, spricht man von
vegetarischer Ernährung. Innerhalb des Vegetariertums lassen
sich mehrere Varianten unterscheiden:

– Lacto-Ovo-Vegetarismus: Die Nahrung umfaßt sowohl
  pflanzliche als auch Milchprodukte und Eier, nur kein
  Fleisch und keinen Fisch.
– Lacto-Vegetarismus: Die Nahrung umfaßt Gemüse und
  Milchprodukte, jedoch keine Eier.

– Strenger Vegetarismus: Die Nahrung enthält überhaupt keine tierischen Produkte, das heißt also auch keine Milchprodukte oder Eier.

Für eine ausgewogene Ernährung ist es nicht notwendig, Fleisch oder Fisch zu essen. Eine abwechslungsreiche lactovo- oder lactovegetarische Ernährung enthält selbst für Kinder in der Wachstumsphase genügend Eiweiße, Kohlehydrate, Fette, Vitamine, Minerale (Kalk und Eisen) und Spurenelemente.

Bei streng vegetarischer Kost müssen die Getreidearten und Hülsenfrüchte in genügender Vielfalt und in bestimmten Kombinationen gegessen werden, da sonst ein Mangel an bestimmten essentiellen Aminosäuren entstehen kann. Weiterhin kann ein Mangel an Vitamin B_{12} entstehen, das nur in tierischen Produkten vorhanden ist.

Eine vegetarische Ernährung bringt viele Vorteile für die Gesundheit mit sich:

– weniger Cholesterin im Blut,
– weniger Neigung zu Fettsucht,
– bessere Durchblutung der Haargefäße in verschiedenen Geweben,
– in der Regel einen niedrigeren Blutdruck,
– weniger Gefährdung durch Erkrankungen der Herzkranzgefäße (Herzinfarkt) und der Blutgefäße im Gehirn (Schlaganfall),
– geringeres Risiko von Krebs, Knochenerweichung (Osteoporose) und Nieren- und/oder Gallensteinen,
– regelmäßigen, problemlosen Stuhlgang.

Ernährung in der Schwangerschaft

Der wachsende Embryo muß über das Blut der werdenden Mutter mit allen notwendigen Aufbaustoffen ausreichend versorgt werden. Das bedeutet, daß man während der Schwangerschaft sowie während der Stillzeit sich besonders bewußt ernähren muß. Bedenken Sie, daß sich das Baby mit allem auseinandersetzen muß, was Sie selbst zu sich nehmen. Die ersten Monate sind für die Entwicklung der Frucht besonders wichtig. In dieser Zeit werden alle Organe und Körperfunktionen ausgebildet, weshalb schon eine geringe Schädigung weitreichende Folgen haben kann.

Vor allem in den ersten drei bis vier Schwangerschaftsmonaten kann der Genuß von Alkohol zu einer Schädigung der Frucht führen. Vom Genuß alkoholischer Getränke muß daher in der ersten Hälfte der Schwangerschaft unbedingt abgeraten werden. Hinzu kommen die indirekten negativen Folgen des Alkohols, der entwässernd und gefäßerweiternd wirkt, die Leber stark belastet und zu einem erhöhten Bedarf an Vitamin B führt. Am besten ist es, während der Schwangerschaft überhaupt auf Alkohol zu verzichten.

Wenn Sie rauchen, hören Sie damit am besten schon zu dem Zeitpunkt auf, zu dem Sie wissen, daß Sie ein Kind möchten. Dann haben Sie die Entzugserscheinungen schon hinter sich, wenn Sie schwanger werden. Raucherinnen haben ein doppelt so hohes Risiko einer Fehl- oder Frühgeburt. Die Sterblichkeit von Babys, deren Mutter raucht oder während der Schwangerschaft wieder zu rauchen beginnt, liegt etwa 30 Prozent über derjenigen von Babys von Nichtraucherinnen. Rauchen erhöht den Blutdruck mit allen damit verbundenen Gefahren für das Kind, das möglicherweise schlechter mit mütterlichem Blut versorgt wird; auch die Muttermilch wird dadurch beeinträchtigt. Wenn Sie weiterrauchen wollen, sollten Sie wissen, daß schon drei Zigaretten täglich zu einem geringeren Geburtsgewicht des Babys führen können. Sie sollten sich wirklich fragen, ob der Genuß einer Zigarette die Risiken für das Kind aufwiegt.

Während der Schwangerschaft ist eine gute Versorgung mit Kalk und Eisen wichtig. Da für die Bildung der kindlichen Organe zusätzliche Aufbaustoffe benötigt werden, kann es bei der Mutter leicht zu einer Unterversorgung kommen. Versuchen Sie den Genuß zuckerhaltiger Nahrungsmittel einzuschränken (Süßigkeiten, Kuchen, Gebäck, Eis, Desserts, Marmelade usw.). Zusätzliches Eisen kann man zum Beispiel durch mehr Apfelkraut, Tee, Erbsen, Bohnen oder Sojabohnen zuführen. Mit zusätzlichem Kalk versorgt man sich zum Beispiel aus Käse, Tee, Kohlrüben, Grünkohl, Spinat, Buttermilch oder Brokkoli. Weiterhin sollte man täglich bewußt aus allen Fächern der Mahlzeitenscheibe essen; nehmen Sie täglich frisches Obst und frisches Gemüse (gegebenenfalls aus der Tiefkühltruhe) zu sich. Seien Sie zurückhaltend mit »reizenden« Substanzen wie Coffein in Kaffee, starkem Tee und Cola und mit Kakao. Die meisten dieser Produkte sind heute auch koffeinfrei erhältlich.

Ernährung und Knochenentkalkung

Für Frauen ist eine ausreichende Versorgung mit Kalk wichtig, um das Risiko einer späteren Knochenentkalkung zu vermindern. Zucker, Kaffee, Alkohol und viele Eiweiße (Fleisch und Wurstwaren, Fisch und Quark) steigern die Kalkausscheidung, wodurch ein Kalkmangel noch verschärft wird.

Man kann einer schweren Knochenentkalkung vorbeugen, indem man täglich zwei Glas Buttermilch trinkt, einen Becher Joghurt mit rechtsdrehender Milchsäure zu sich nimmt und mindestens ein Käsebrot ißt. Gute Kalkquellen für Menschen, die keine Milchprodukte vertragen oder mögen, sind Sesamsamen, Kresse, Kohlrüben, Mandeln, Haselnüsse, Paranüsse, Grünkohl, Sojabohnen oder Tofu, Kichererbsen, Spinat, Chinakohl und Sonnenblumenkerne.

Um sicherzustellen, daß der Körper nicht zuviel Kalk ausscheidet, sollte man nur wenig Zucker zu sich nehmen und täglich höchstens drei Tassen (also keine Kännchen!) Kaffee trinken. Nehmen Sie auch nicht mehr als zwei Gläschen Alkohol täglich zu sich, und schränken Sie den Genuß tierischen Eiweißes ein. Essen Sie weniger oft und weniger große Mengen Fleisch (insbesondere kein Schweinefleisch, das häufig fett ist). Nehmen Sie in den Wintermonaten täglich einen Löffel Lebertran ein. Lebertran enthält reichlich Vitamin A und D und Stoffe, die unsere Abwehr kräftigen, auch gegen Krebs. Fetter Fisch enthält ebenfalls Vitamin D. Essen Sie daher mindestens einmal pro Woche 100 Gramm fetten Fisch (Hering, Brathering, Makrele, Sardinen, Lachs, Aal).

Ernährung und Cholesterinspiegel

Es ist zwar möglich, den Cholesterinspiegel des Blutes durch eine geeignete Diät zu senken, doch ist dies schwierig und oft nicht erfolgreich. Der Zusammenhang zwischen dem Cholesterinspiegel des Bluts und fetter cholesterinreicher Nahrung (Schweinefleisch, Eigelb und Sahne) scheint weniger direkt zu sein, als man bisher annahm. Es weist jedoch vieles darauf hin, daß eine fett- und cholesterinreiche Ernährung ungesund ist; es besteht ein erhöhtes Risiko für Brust-, Dickdarm- und Lungenkrebs. Ein erhöhter Cholesterinspiegel kann erblich bedingt sein, beruht jedoch in den meisten Fällen auf falscher Ernährung: zu reichliches Essen, zuviel tierisches Fett und zu wenige faserreiche Nahrungsmittel.

Die Zellwände faserreicher Lebensmittel wie Grapefruit, Getreide, Kartoffeln, Nüsse, Hülsenfrüchte, Zwiebeln und Kohl enthalten die Substanz Pektin, das cholesterinsenkend wirkt. Geben Sie regelmäßig eine Zehe Knoblauch unter das Gemüse. Vorteilhaft ist die Verwendung pflanzlicher Öle mit mehrfach ungesättigten Fettsäuren und Linolsäure, zum Beispiel Sonnenblumen-, Mais- und Olivenöl. Olivenöl, das überwiegend aus einfachen ungesättigten Fettsäuren besteht, hat eine bessere cholesterinsenkende Wirkung als Sonnenblumenöl. Zudem hat Olivenöl eine günstige Wirkung für die Vorbeugung und Heilung von Brustkrebs.

Fette Fischarten wie Sardinen, Hering, Brathering, Makrelen, Lachs und Aal senken ebenfalls den Cholesterinspiegel. Essen Sie daher ein- bis zweimal wöchentlich statt Fleisch fetten Fisch. Braten Sie den Fisch in pflanzlichem Öl. Essen Sie ruhig regelmäßig ein Ei, vor allem dann, wenn Sie kein Fleisch essen. Es gibt bisher keinen überzeugenden Beweis dafür, daß der Genuß von Eiern den Cholesterinspiegel des Blutes erhöht. Eigelb enthält Lecithin, das das Cholesterin flüssig hält. Verzichten Sie unbedingt auf Innereien wie Leber und Nieren, da dieses Fleisch sehr viel Cholesterin enthält.

Der Genuß von fünf bis sechs Tassen Kaffee pro Tag läßt den Cholesterinspiegel ansteigen. Schränken Sie den Kaffeekonsum daher auf höchstens drei Tassen täglich ein. Kaffee ist ein Gemisch aus etwa 500 verschiedenen chemischen Substanzen, die der Körper sämtlich verarbeiten und ausscheiden muß. Dadurch belastet Kaffee die Leber, die Bauchspeicheldrüse und die Nieren. Koffeinfreier Kaffee ist besser, enthält aber immer noch 499 sonstige Stoffe ... Tee senkt den Cholesterinspiegel. Auch Langlauf scheint eine senkende Wirkung zu haben. Stellen Sie daher bei einem zu hohen Cholesterinspiegel um auf Vollkorn- und Knäckebrot mit Diätmargarine, Zwiebeln, Kohl, Karotten, Nüssen, Knoblauch und Sonnenblumen-, Mais- oder Olivenöl.

Ernährung und Krebs

Wichtige Risikofaktoren für die Entstehung von Krebs sind
die Ernährung, Rauchen und Strahlungseinflüsse. Erwiesenermaßen ungünstige Wirkung haben zu hoher Fettkonsum und
zu reichliches Essen (zuviel Kalorien/Joule), wodurch Übergewicht entsteht. Übergewicht spielt eine Rolle für die Entstehung von Gefäßkrankheiten, aber auch für bestimmte Krebsarten, unter anderem Brustkrebs und Gebärmutterkrebs.
Weiterhin ist Rauchen in etwa 30 Prozent der Fälle die Ursache
für Krebs. Rauchen und Passivrauchen belasten den Körper
mit krebserregenden Stoffen; gefürchtet sind die Entstehung
von Lungenkrebs, Kehlkopfkrebs und Mundkrebs. Beenden
Sie das Rauchen und das Passivrauchen; nehmen Sie es nicht
länger hin, daß in Ihrer Anwesenheit geraucht wird: Niemand
hat das Recht, in dieser Weise Ihre Gesundheit zu gefährden.
Auch der Genuß von Alkohol spielt eine Rolle: Möglicherweise greift Alkohol die Schleimhäute in Hals und Speiseröhre an,
wodurch krebserregende Stoffe leichter in den Körper gelangen können.
Achten Sie auf eine gesunde, vollwertige Ernährung. Nehmen
Sie täglich nicht mehr als 30 bis 60 Gramm Fett zu sich. Essen
Sie tierische Fette (Butter) und pflanzliche Öle (am besten
Olivenöl). Schränken Sie den Salzverbrauch ein, und verwenden Sie vorzugsweise saure Molkereiprodukte wie Butter-
milch und Joghurt mit rechtsdrehender Milchsäure. Rosen-
kohl, Brokkoli und andere Kohlarten sind reich an Indolen.
Dies sind wichtige Stoffe, die krebserregende Stoffe in unserer
Ernährung vernichten. Essen Sie im Winter Kohl und Rosen-
kohl (beides kurz gegart), im Sommer Brokkoli.
Vitamin D, das in der Haut unter dem Einfluß des Sonnenlichts
erzeugt wird, steigert die Abwehr gegen Krebs und hemmt das
Wachstum von Brustkrebszellen. Achten Sie darauf, daß die
Haut genügend Vitamin D erzeugt, indem Sie in der Sonne

spazierengehen, radfahren oder sitzen. Das Sonnenbaden jedoch nicht übertreiben, da hierdurch wiederum Hautkrebs entstehen kann. Auch das Mineral Selen kann möglicherweise die Entstehung von Krebs hemmen. Reich an Selen sind Vollkornprodukte, Brot, Fisch, Fleisch, Milch und Eier.

Eine Verunreinigung von Nahrungsmitteln kommt trotz strenger Kontrollen immer wieder vor. Die Nahrungsmittel können durch Insektizide und Pestizide (Gemüse, Obst, Getreide), Tiermedikamente (Fleisch), Schwermetalle (Fisch, Schalentiere) usw. belastet sein. Auch verschimmelte Nahrung kann krebserzeugende Stoffe enthalten. Beschränken Sie die Menge an Schadstoffen, die Sie aufnehmen, indem Sie Gemüse, Kartoffeln und Obst stets gut waschen oder schälen. Werfen Sie verschimmelte Lebensmittel immer weg, da das Entfernen des Schimmels nicht genügt. Essen Sie nicht zu oft Aal oder anderen Süßwasserfisch, vor allem nicht aus den großen Flüssen. Essen Sie höchstens zweimal pro Monat Innereien wie Leber oder Nieren, oder verzichten Sie am besten ganz darauf.

Auch die Zubereitung von Nahrung muß sorgfältig erfolgen. Fleisch, das teilweise verbrannt ist (Braten, gegrilltes Huhn, getoastetes Brot), kann in den verkohlten Teilen krebserregende Stoffe enthalten. Schaben Sie den schwarzen Rand stets ab. Beim Grillen auf Holzkohlenglut besteht ebenfalls die Gefahr des Verbrennens oder der Ablagerung von Schadstoffen auf dem Grillgut. Einige Regeln für sicheres Grillen: Beginnen Sie erst, wenn eine gute Glut vorhanden ist (keine Flammen mehr), verwenden Sie zum Anzünden niemals Petroleum (Anzünder oder Spiritus), setzen Sie den Grillrost hoch genug, so daß nichts verbrennen kann (25 bis 40 Millimeter über dem Feuer), und nehmen Sie kein fettes Fleisch, das tropfen kann. Auch für das Fritieren von Speisen gibt es Sicherheitsregeln: Erhitzen Sie das Öl und das Fett nicht über 180 Grad, und erhitzen Sie es möglichst kurz. Wenn im Fett Bratreste zurückbleiben, muß

es abgesiebt werden; man darf es höchstens sechs- bis sieben-
mal verwenden und muß es dann vollständig ersetzen.

Falsche Ernährungsgewohnheiten spielen wohl auch eine
wichtige Rolle für die Entstehung von Brustkrebs. Gute Ernährungsgewohnheiten können oft bei der Heilung von Brustkrebs helfen.

Erklärung wichtiger Begriffe

Akute Erkrankung
Eine Krankheit, die plötzlich auftritt, mit raschem Verlauf und heftigen Symptomen (zum Beispiel echte Grippe). Viele Krankheiten können durch verspätete oder unzureichende Behandlung chronisch werden, etwa Bronchitis oder Mittelohrentzündung.

Allopathie
Bezeichnung für die an den Universitäten gelehrte Medizin, die »Schulmedizin«.

Androgen
Vom Mann stammend; beispielsweise androgene Substanz: eine Substanz, die bei der Frau männliche Merkmale hervorruft, etwa Testosteron.

Anfangsverschlechterung (Erstverschlimmerung)
Gelegentlich tritt in den ersten Tagen der Einnahme eines Mittels eine Verschlimmerung der Symptome auf (»homöopathische Erstverschlimmerung«). Dies ist ein Zeichen dafür, daß das Mittel »anschlägt«, die angewandte Potenz und/oder Dosierung aber zu hoch ist. In diesem Fall sollten Sie die Dosis halbieren oder das Mittel einen oder zwei Tage absetzen.

Arzneimittelbild
Das Wirkungsbild einer Substanz auf den gesunden menschlichen Körper; alle Reaktionen, die ein bestimmtes Mittel bei Testpersonen hervorruft.

Arzneimittelprobe

Untersuchung der Wirkung einer Substanz auf den gesunden menschlichen Körper.

Bakterielle Entzündungen

Entzündungen mit dicken, gelblichgrünen Absonderungen, teilweise mit Blutschlieren. Wenn sich Bakterien einmal festgesetzt haben, kann eine Entzündung rasch um sich greifen.

Bakterien

Mikroorganismen, die erheblich größer sind als ein Virus und praktisch überall leben. Viele Arten sind harmlos. Sie können sich ungeschlechtlich durch Querteilung fortpflanzen und sich in dieser Weise außerordentlich schnell vermehren. Bei einer schweren Infektion können sie mit Antibiotika bekämpft werden.

Chronische Erkrankungen

Eine langwierige Krankheit, die immer wieder auftritt. Durch verspätete oder ungeeignete Behandlung kann eine akute Erkrankung in eine chronische Krankheit übergehen, zum Beispiel Bronchitis oder Mittelohrentzündung.

Darreichungsform

Die Form, in der ein Arzneimittel verabreicht wird, beispielsweise Tabletten, Kügelchen, Tropfen, Zäpfchen, Salbe oder Tinktur (für die äußere Anwendung).

Dosierung

Gibt an, wie oft am Tag eine Dosis einzunehmen, ist zum Beispiel 3 x täglich.

Dosis

Die einzunehmende Menge eines Arzneimittels, beispielsweise 2 Tabletten, 15 Kügelchen, 10 Tropfen.

Empfängnisverhütung

Die Anwendung von Mitteln oder Verfahren beim Geschlechtsverkehr, die das Risiko einer Schwangerschaft
möglichst gering halten.

Erstverschlimmerung siehe Anfangsverschlechterung.

Gynäkologe

Frauenarzt; Spezialist für Geburtshilfe und Frauenkrank-
heiten.

Indikation

Krankheitserscheinung, die den Anlaß gibt, ein bestimmtes
Mittel zu verordnen.

Infektion

Ansteckung mit Krankheitserregern.

Konstitution

Die Summe der körperlichen und seelischen, angeborenen
und erworbenen Eigenschaften des Menschen.

Konstitutionsmittel

Untersuchungen haben gezeigt, daß bestimmte Menschen
auf ein bestimmtes Mittel sehr stark ansprechen. Aufgrund
dessen hat man eine Unterscheidung zwischen verschiedenen Konstitutionen vorgenommen, der Summe der psychischen und physischen, angeborenen oder erworbenen Eigenschaften eines Menschen. Bestimmte Konstitutionen
passen sehr gut zu bestimmten Arzneimittelbildern. Diese

Arzneimittel nennt man deshalb Konstitutionsmittel. Mit
dem genau zu dem betreffenden Patienten passenden Konstitutionsmittel kann man im Prinzip alle Krankheiten oder
Beschwerden eines Patienten heilen, sofern keine Organe
dauernd geschädigt sind.

Krankheitsbild
Die Summe aller Symptome, die ein Kranker zeigt oder bei
sich beobachtet.

Kürettage
Ausschabung: ein operativer Eingriff, bei dem ein Teil der
Gebärmutterschleimhaut entfernt wird.

Modalitäten
Die Umstände, unter denen eine Beschwerde abklingt oder
sich verschlimmert (zum Beispiel Witterungsverhältnisse,
Tageszeit, Ruhe oder Bewegung, Essen oder Trinken usw.).

Oganotrop
Neben den Konstitutionsmitteln, die auf den gesamten
Menschen wirken, gibt es auch organotrope Mittel, Heilmit-
tel, die lokal auf ein bestimmtes Organ wirken. So wirkt
etwa *Crataegus* auf das Herz, *Solidago virga aurea* auf die
Nieren usw.

Pilze
Pflanzliche Mikroorganismen, erheblich größer als Bakterien; einige Pilzarten können beim Menschen krankheits-
erregend wirken.

Polychrest
Mittel, das auf verschiedene Organe oder Organsysteme
wirkt. Kann bei vielerlei Beschwerden günstig wirken;

Pulsatilla beispielsweise wirkt auf das Nervensystem, die Schleimhäute, Galle und Leber, den Magen-Darm-Kanal und die Gelenke.

Potenzieren

Die stufenweise Verdünnung und Verschüttelung des homöopathischen Heilmittels, wodurch die Heilkraft einer Substanz gesteigert wird.

Simile-Gesetz

Similia similibus curentur (»Ähnliches werde mit Ähnlichem geheilt«).

Viren

Die kleinsten Mikroorganismen, die praktisch alle lebenden Organismen befallen können, Mensch, Tier, Pflanze und sogar Bakterien. Sie können in eine Zelle eindringen und sich deren Fortpflanzungssystem in der Weise zunutze machen, daß innerhalb kurzer Zeit Hunderte neuer Viren gebildet werden. Die Zelle geht bei diesem Prozeß zugrunde und platzt auf, wobei die Viren entweichen und in neue Zellen eindringen können. Gegen Viren sind Antibiotika wirkungslos.

Literaturverzeichnis

William Boericke: *Homöopathische Mittel und ihre Wirkungen – Materia Medica und Repertorium,* Verlag Grundlagen und Praxis, Leer [3]1986

Samuel Hahnemann: *Organon der Heilkunst,* Stuttgart 1982 (Nachdruck Haug Verlag, Heidelberg)

L. P. Huijsen: *Der Homöopathie-Führer,* Knaur-Taschenbuch 76012

Kents Repertorium, Haug Verlag, Heidelberg [9]1986

Hermann Leduc: *Kranke Kinder homöopathisch behandeln,* Droemer Knaur Verlag, München 1990

Julius Mezger: *Gesichtete homöopathische Arzneimittellehre* (2 Bde.), Haug Verlag, Heidelberg [6]1985

Ravi und Carola Roy: *Selbstheilung durch Homöopathie,* Knaur-Taschenbuch 76011

Werner Stumpf: *Homöopathie – Anleitung zur Selbstbehandlung,* Gräfe und Unzer, München 1990

Dana Ullman: *Homöopathie – die sanfte Heilkunst,* Knaur-Taschenbuch 76001

Georgos Vithoulkas: *Medizin der Zukunft,* Wenderoth Verlag, Kassel [5]1988

Adreßliste

Aids

Deutsche Aids-Hilfe e. V.
Nestorstraße 8–9
1000 Berlin 31
Ruf 0 30 / 8 96 90 60

Deutsche Aids-Stiftung
»Positiv leben«
Pipinstraße 7
5000 Köln 1
Ruf 02 21 / 24 35 35

Homöopathie

Deutscher Zentralverein
homöopathischer Ärzte
Linkenheimer Landstraße 113
7500 Karlsruhe
Ruf 07 21 / 70 93 66

Homöopathie-Forum
Organisation klassisch homöopathisch
arbeitender Heilpraktiker e. V.
Grubmühler Feldstraße 14 a
8035 Gauting
Ruf 0 89 / 8 50 03 56

Selbsthilfegruppen

Deutsche Arbeitsgemeinschaft
Selbsthilfegruppen
Friedrichstraße 28
6300 Gießen
Ruf 06 41 / 7 02 24 78

Sexualberatung

Pro Familia
Deutsche Gesellschaft für
Sexualberatung und Familienplanung
Cronstettenstraße 30
6000 Frankfurt am Main 1
Ruf 0 69 / 55 09 01

Register

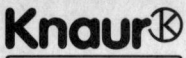

Rüdiger Dahlke

Heilung für Körper und Seele

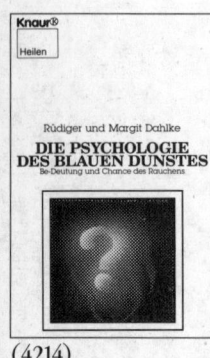

Knaur
Heilen

Rüdiger und Margit Dahlke
DIE PSYCHOLOGIE DES BLAUEN DUNSTES
Be-Deutung und Chance des Rauchens

(4214)

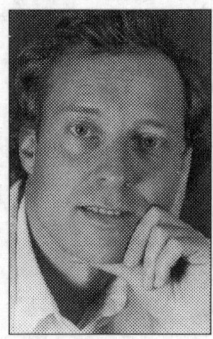

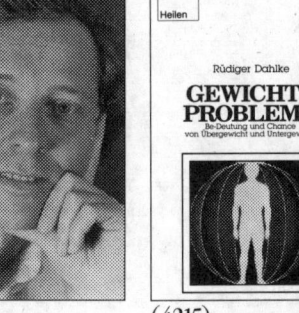

Knaur
Heilen

Rüdiger Dahlke
GEWICHTS PROBLEME
Be-Deutung und Chance
von Übergewicht und Untergewicht

(4215)

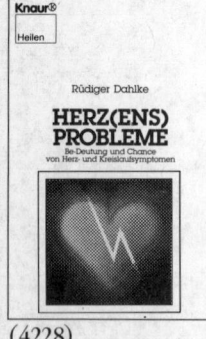

Knaur
Heilen

Rüdiger Dahlke
HERZ(ENS) PROBLEME
Be-Deutung und Chance
von Herz- und Kreislaufsymptomen

(4228)

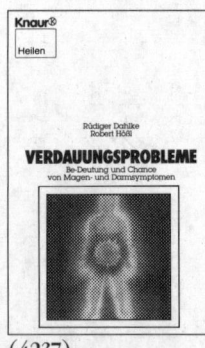

Knaur
Heilen

Rüdiger Dahlke
Robert Hößl
VERDAUUNGSPROBLEME
Be-Deutung und Chance
von Magen- und Darmsymptomen

(4237)

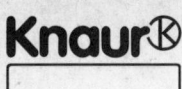
Knaur®

ALTERNATIV HEILEN

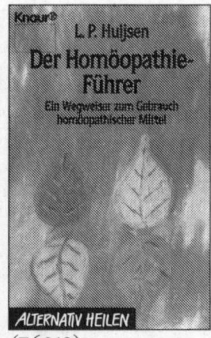

L. P. Huijsen
Der Homöopathie-Führer
Ein Wegweiser zum Gebrauch homöopathischer Mittel
ALTERNATIV HEILEN

(76012)

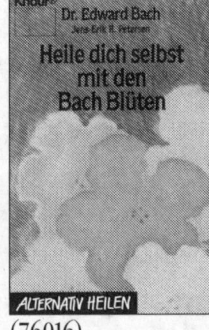

Dr. Edward Bach
Jens-Erik R. Petersen
Heile dich selbst mit den Bach Blüten
ALTERNATIV HEILEN

(76016)

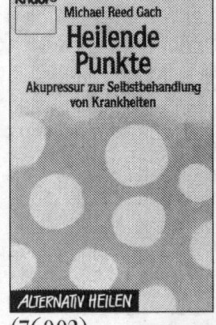

Michael Reed Gach
Heilende Punkte
Akupressur zur Selbstbehandlung von Krankheiten
ALTERNATIV HEILEN

(76002)

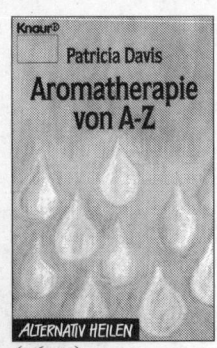

Patricia Davis
Aromatherapie von A-Z
ALTERNATIV HEILEN

(76015)

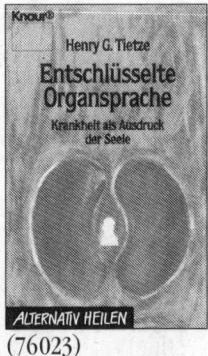

Henry G. Tietze
Entschlüsselte Organsprache
Krankheit als Ausdruck der Seele
ALTERNATIV HEILEN

(76023)

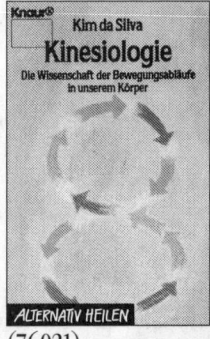

Kim da Silva
Kinesiologie
Die Wissenschaft der Bewegungsabläufe in unserem Körper
ALTERNATIV HEILEN

(76021)

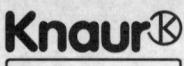
Knaur ®

ALTERNATIV HEILEN

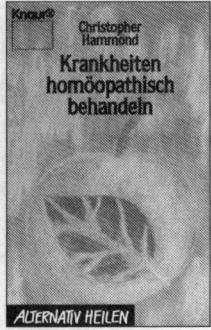

(76013)

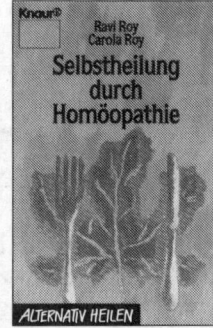

(76011)

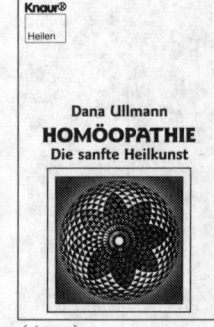

(4258)

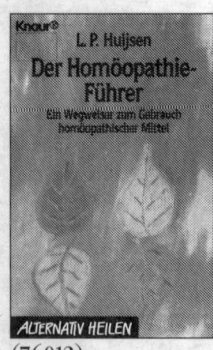

(76012)

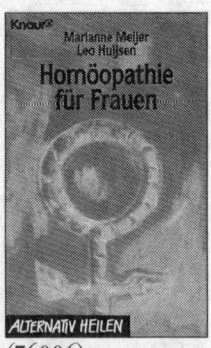

(76006)

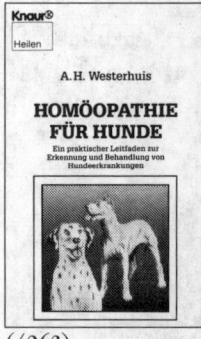

(4263)

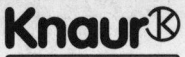

Westliche Wege

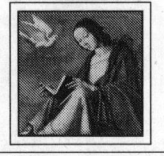

Knaur ®
Esoterik

Oskar Ruf
DIE ESOTERISCHE BEDEUTUNG DES LESENS
Vorwort von Rüdiger Dahlke

(86012)

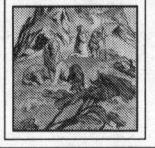

Knaur ®
Esoterik

Oskar Ruf
DIE ESOTERISCHE BEDEUTUNG DER MÄRCHEN
Vorwort von Rüdiger Dahlke

(86007)

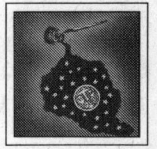

Knaur ®
Esoterik

Natalie Goldberg
DER WEG DES SCHREIBENS
Durch Schreiben zu sich selbst finden

(4275)

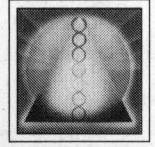

Knaur ®
Esoterik

Charles Breaux
REISE INS BEWUSSTSEIN
Chakras, Tantra und Jungische Psychologie

(4251)

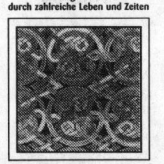

Knaur ®
Esoterik

Charles Breaux
LEBENSLINIEN
Der Weg der Seele durch zahlreiche Leben und Zeiten

(86004)

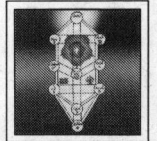

Knaur ®
Esoterik

Kabaleb
EINWEIHUNG
IN DIE MYSTERIEN DES GÖTTLICHEN WERKES

(4269)

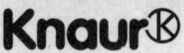
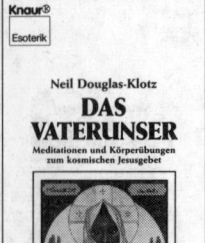
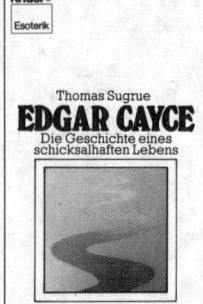
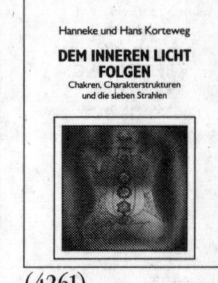
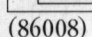
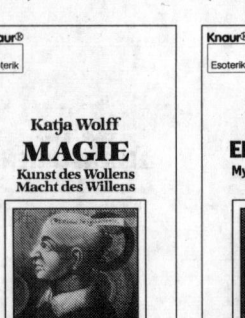
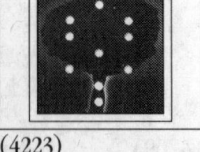
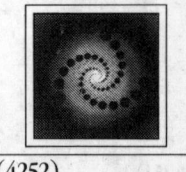